本书由

大连市人民政府资助出版

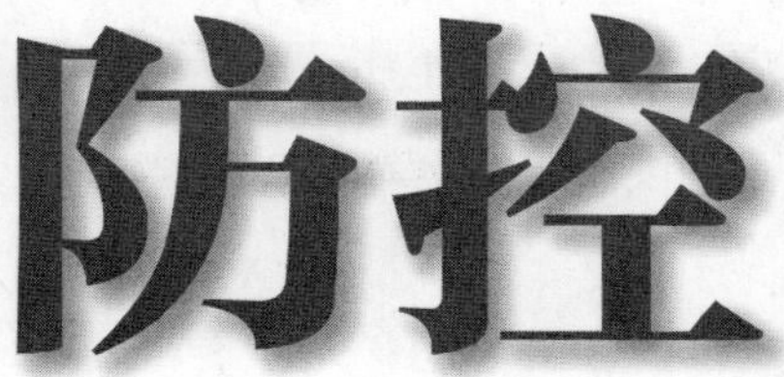

中老年病防控

ZHONGLAONIANBING FANGKONG

方维忠
汪天柱
编著

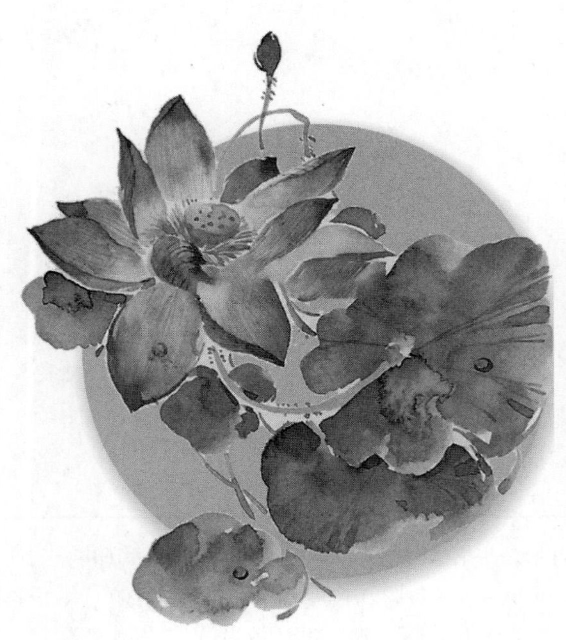

上海科学普及出版社

图书在版编目(CIP)数据

中老年病防控 / 方维忠，汪天柱编著. -- 上海：上海科学普及出版社，2018

ISBN 978-7-5427-7202-2

Ⅰ.①中… Ⅱ.①方… ②汪… Ⅲ.①中年人—疾病—防治②老年病—防治 Ⅳ.① R592.01

中国版本图书馆 CIP 数据核字（2018）第 099299 号

责任编辑 吕 岷

中老年病防控

方维忠 汪天柱 **编著**

上海科学普及出版社出版发行

（上海中山北路 832 号 邮政编码 200070）

http: //www.pspsh.com

各地新华书店经销 苏州越洋印刷有限公司印刷

开本 787×1092 1/16 印张 21 字数 252 000

2018 年 7 月第 1 版 2018 年 7 月第 1 次印刷

ISBN 978-7-5427-7202-2 定价：38.00 元

序
FOREWORD

21 世纪全球人口结构进入老龄化时代。中国老年人口持续快速增长，截至 2015 年末，60 岁及其以上人口已达 2.22 亿人，占总人口的 16.5%。大连市有老年人 136 万人，占全市总人口的 22.9%，人均预期寿命 80.76 岁，人们更加期盼颐养天年。

衰老是不可回避的自然规律，但通过自己的努力和社会支持，衰老也是可以延缓的。

疾病是威胁人们健康与生命的大敌，其中影响最大的是慢性非传染性疾病，发病率占 20%，约有 2.6 亿人受累，其中老年人最甚，慢性病死亡构成占总死亡构成的 85% 以上。

要实现“健康中国”“健康老龄化”，必须把健康摆在优先发展地位，坚持以人民健康为中心，贯彻预防为主的方针，早诊断，早治疗，早康复，进而战胜疾病，维护与保障健康。

方维忠和汪天柱教授是传播健康理念的使者，是大连市预防保健和卫生医疗方面的优秀专家。我们相识、相处 50 多年，深知他俩的济世救人的善德，在职期间为大连市预防保健、疾病防控、儿童医疗保健等工作做出了突出贡献，退休后仍关心健康问题，退而不休，刻苦钻研，紧跟科学前沿，积极探索，辛勤耕耘，深入基层调查研究，进行咨询、义诊、科普宣传、建言献策，并撰写多篇宣教资料和论文，多次获奖，倍受尊敬。耄耋之年又撰写了《中老年病防控》一书，这是集两位专家多年来有关中老年人健康问题思考之精华。我有幸先读，深受启发与教育。本书编辑遵循科学严谨的精神，着眼中国医疗保健的特色和优势，概括介绍了中老年保健养生的方法及注意事项，深入浅出地阐述了具有科学性、知识性、普及性，可作为自我保健时参考，有一定的指导作用，也可作为广大基层卫生工作者的重要参考资料。我相信《中老年病防控》的出版，对于提高中老年人的生活质量大有裨益。

李学文

大连市卫生与健康资深专家

大连市卫生局原局长

大连医科大学原校长

前　言
PREFACE

人口老龄化已是个突出的社会问题。如何抵御疾病、提高中老年人生活质量成为卫生工作者的重要使命。随着中国经济快速发展，同时也带来了慢性病快速发展期，患病率逐年上升，并呈年轻化趋势。目前明确的慢性病患者已超过2.6亿人；而老年慢性病患病人数是其他年龄段人数的4.2倍。据2008年资料，65岁以上慢性病患病率为64.5%（城市为85.18%、农村为52.39%）。慢性病给家庭生活、卫生服务系统和公共财政都带来了巨大压力，对低收入人群影响尤为严重，已成为严重的公共卫生问题和社会问题。

这些问题已引起国家的高度重视，为此，于2016年8月19日专门召开全国卫生与健康大会，并于2016年10月25日印发了《健康中国2030规划纲要》。规划中提出13项战略目标，其中第一项要求平均预期寿命，从2015年的76.34岁到2030年要达到79岁；第八项重大慢性病过早死亡率，2015年为19.1%，2030年比2015年要求降低30%。显然，此后的十多年将是中国防控慢性病最为关键的时期。但愿本书的出版，能为实现规划纲要的伟大战略目标，尽一点微薄之力。

本书按内容分为上篇、中篇、下篇，共32章。

上篇以营养为主，除七大营养素（蛋白质、脂肪、碳水化合物、维生素、矿物质、纤维素和水）外，还有自由基与抗氧化剂、酵素、植物化学素等三篇，共十章。虽然外源性抗氧化剂和植物化学素不是人体必需的营养素，但由于其具有强大的防控疾病功能，实际上已经成为现代营养学重要的组成部分和研究内容，故归纳在内。酵素是近二十年来才兴起的，并引起了营养学界的重视。酵素营养学、食物酵素、酵素疗法、酵素养生等已在国外盛行。

中篇以发病率高、危害性比较大的几种重要的慢性病为主，其中包括心脑血管病、高血压、肥胖症、糖尿病、癌症、阿尔茨海默症（老年痴呆症）、骨质疏松症、痛风、帕金森病等中老年人病的防控等，共十章。

下篇主要包括中老年疾病与发病因素及与防控措施密切相关的内容，如心情决定健康的机理、中老年人心理与免疫、自愈力的认知与启动、高龄老年人的胆固醇应该多少合适、中老年人不可或缺的ω-3、酸碱性体质之争、牛奶的是与非、为什么要以素食为主、失眠与嗜睡对中老年人的伤害，中老年人“五快”“三良”的健康标准、中老年人最重要的健康指标（同型半胱氨酸）等，共十二章。

本书主要特点如下：

1．为什么以“中老年病防控”为主题？因为很多中老年病、慢性病的发生发展是有一个过程的，都与人体衰老和免疫力低下有关。这种“衰老”和“免疫力低下”，实际上从中年就已经开始，且危害人类健康与寿命最大的心脑血管病、癌症、糖尿病等，其发病年龄趋向年轻化，所以防控老年病应从中年就要开始重视。

2．着眼于防控为主。书中尽量详述发病机理和致病危险因素，所引用资料翔实具体，信息量较大。发病机理论述较多、专业性较强，主要是防控措施，使之更具有科学依据，且每一章都有具体可操作的

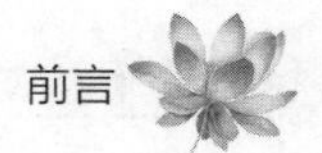

防控措施，具有较强的实用价值。

3．本书与一般科普读物不同，它更侧重于说理和求解，用较多的篇幅回答了为什么。例如，对营养素的摄取，除了告诉你应该吃什么，不吃什么，同时还告诉你为什么。有关发病和致病机理，尽可能用实验数据，并引用流行病学调查结果和实例来说明，使之更具有说服力。

4．涉及有争议的热点问题较多。例如，老年人蛋白质摄入量应该多少更好，牛奶的是与非，荤食与素食，是否需要全民补钙，吃鸡蛋是否要限量，酸碱性体质之争，酸性体质是否与致癌有关，如何评价保健品，营养补充剂的作用，如何认知老年人高血压的标准，如何正确认识胆固醇的利与弊等问题，在学术界有较大分歧，致使广大普通老百姓无所适从、不知可否。本书引述不同观点和论据并参与讨论，以便于读者参考选择。

5．本书主要读者对象为疾病预防控制、健康教育和社区卫生服务中心的全科医师等预防保健的专业技术人员；同时为了提高全民健康素质，对有一定文化基础又渴望健康的中老年朋友，阅读后也会有一定的收获和帮助。

本书得以出版，感谢各界朋友的鼎力支持和鼓励；更感谢大连市人民政府资助出版；感谢大连市卫生与健康资深专家、大连市卫生局原局长、大连医科大学原校长李学文，在百忙中为本书作序；感谢大连大学医学院原院长、主任医师刘英年教授，大连医科大学原研究生部主任、药理学高广猷教授，大连市疾病预防控制中心原毒理科科长刘政主任医师，他们三位专家对本书文稿细心审阅、鼎力推荐资助出版，并在本书出版过程中热情地关怀和指导。

当今是信息时代，科技飞速发展，医疗、预防、保健等学科不断发展，新观点、新概念、新学说等研究成果不断地涌现，加之笔者水平有限，故书中不足或不当之处在所难免，恳请读者批评指正，不胜感激！

方维忠　汪天柱

2018 年 1 月

目　录
CONTENTS

上　篇　营养部分

中 篇 常见中老年人疾病的防控

下 篇 健康与保健

上　篇

营养部分

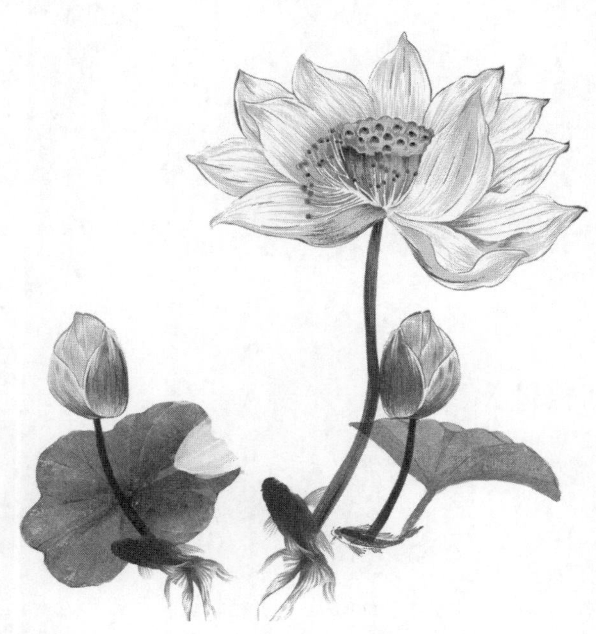

第一章 蛋白质

现在中老年人都比较重视蛋白质的摄取，但是中老年人每日摄取多少合适？是不是越多越好？摄取什么样的蛋白质更好？这些问题很多中老年人并不十分清楚。

01 蛋白质对人体健康有什么影响

蛋白质占人体重量的16%~20%，人体中每个细胞、组织、器官，包括头发、皮肤、肌肉、骨骼、神经、内分泌、免疫细胞、激素、酶类等都是由蛋白质构成。它是维持组织的生长、繁殖、更新、修复、新陈代谢等一切正常生命活动不可或缺的物质，常言道：没有蛋白质就没有生命。

那么，如果人体缺乏蛋白质会有哪些影响呢？① 从人体表相来看，头发干枯、无光泽、易折断、脱发、皮肤松弛、易生皱纹；② 疲倦无力、记忆减退、动作缓慢、表情淡漠、怕冷、易怒、血压偏低；③ 消瘦、体重下降、皮下脂肪减少、肌肉萎缩；④ 水肿，轻者仅限足背、小腿，重者可影响至全身；⑤ 免疫力低下，体弱多病。

随着人民生活水平不断提高，严重的营养缺乏病已很少见到，但是贫穷地区、贫困户的营养状况并不乐观，尤其是中老年人，由于机能衰退，合成蛋白质能力降低，中老年人缺乏蛋白质更应引起重视。

02 中老年人每日需要多少蛋白质

中老年人每日需要多少蛋白质？各国没有统一标准（见表 1）。

表 1　中、美、韩、英等国推荐老年人蛋白质每日需要量

国别	年代	年龄（岁）	男（g）	女（g）
中国	2013	60 ↑	75	65
美国	2005	51 ↑	56	46
韩国	2005	50 ↑	40~50	35~45
英国	2008	成人	44	35

从表 1 所见，中国推荐量最高，英国最低，中国男性比英国男性高 41.3%、女性高 44.6%；与近邻韩国相比，男性平均高 40%、女性高 38.5%。学者们建议蛋白质摄入量也有三种不同的主张：即按每日每千克体重 1~1.5 g、1~1.2 g、0.8 g。如以 60 kg 体重计算，最高蛋白质摄入量可达 90 g/d，最低为 48 g/d，二者相差近 1 倍。

上述数据差距如此之大，到底哪个国家或哪个学者推荐的量更为合适呢？

其实道理很简单，需要多少量是根据人体每日损耗多少而决定的。研究表明，人体每日约有 3% 的蛋白质参与代谢，一般成人每日正常代谢损耗 20~30 g 蛋白质，所以理论上一个人每日补充 20~30 g 蛋白质就可满足需要，但是由于受蛋白质消化、吸收、利用率的影响，故日常生活中每日蛋白质实际需要量应大于这个理论值。参照英国和

韩国的推荐量、联合国卫生组织建议蛋白质每日需要量，可占总能量的 10%。中国推荐中老年人男性每日需要总能量 1 900 kcal 的 10%，相当于蛋白质 47.5 g；女性总能量 1 700 kcal 的 10%，相当于蛋白质 42.5 g。故笔者建议中老年人每日蛋白质需要量以每千克体重 0.8 g 比较合适，如 60 kg 体重者每日为 48 g。

03 蛋白质越多越好吗

由于早期科学家认识的局限性、片面性，普遍过度强调蛋白质对人体健康的好处，而忽视过量蛋白质的害处。例如早期（1831—1908 年）德国科学家卡尔·沃特发现每日的蛋白质只需要 48.5 g，但他还是建议每日摄入的蛋白质应达到 118 g，甚至认为蛋白质太好了，吃多少都不为过。虽然已过去 100 多年，受传统观念的影响，现今持这种观点者依然大有人在。

大量科研成果表明，蛋白质并不是越多越好，过量了反而有害。多余的蛋白质在体内并不能贮存，在补偿体内损耗后多余的蛋白质只能通过肾脏分解后排出体外。这一过程带来两方面的身体危害：一是加重肾脏负担，尤其中老年人的肾脏正常功能已逐渐衰退，过多的蛋白质必然加重肾功衰退而引发肾病；二是蛋白质代谢后可产生氨类、尿素、肌酐、酮酸类等有毒废物，经再吸收入血导致自身中毒，损害肝脏。

高蛋白质可引发痛风，尤其肉类、海鲜、豆类等属高嘌呤食物，代谢后产生大量尿酸，如不能及时排出体外，可以尿酸盐形式积存于关节腔内引起急性炎症反应，严重者甚至可导致肾功能衰竭、尿毒症。

过多蛋白质可导致骨质疏松。有研究证实，如每日摄入蛋白质

42 g、钙 400 mg，可保持正钙平衡（即骨形成大于钙丢失）；如每日摄入蛋白质 100 g、钙 400 mg，却会出现负钙平衡（钙丢失大于骨形成）；生活在北极圈的爱斯基摩人以鱼为食，每日摄入蛋白质高达 250~400 g、摄入钙超过 2 000 mg，其骨质疏松发病率是世界之冠，原因是蛋白质含磷、硫、氮等酸性物质较多，为了中和酸只能动用骨骼中的钙，故而导致骨质疏松。

04 人体需要什么样的蛋白质

构成人体的蛋白质尽管种类繁多，却都是由 25 种氨基酸按不同种类、比率、数量组成，其中有 8 种氨基酸（包括异亮氨酸、亮氨酸、赖氨酸、蛋氨酸、苯丙氨酸、苏氨酸、色氨酸、缬氨酸）在人体内不能合成，必须从食物中摄取，故称为必需氨基酸，其余 17 种氨基酸在人体内可以合成，称为非必需氨基酸。

人体从食物中摄取的蛋白质的质量和功效，取决于 8 种必需氨基酸的种类、含量和比例关系，即种类全、含量高、比例合适者就属于优质蛋白质。优质蛋白质可分为动物性蛋白质，如肉、禽、鱼、蛋、奶；植物性蛋白质，如豆类及其制品、花生、黑芝麻、紫菜等。请参阅表 2。

表 2　每百克动植物食物中优质蛋白质含量和必需氨基酸含量

食物种类	优质蛋白质（g）	必需氨基酸（mg）							
		异亮氨酸	亮氨酸	赖氨酸	蛋氨酸	苯丙氨酸	苏氨酸	色氨酸	缬氨酸
黄豆	36.3	1 922	2 924	2 330	399	1 912	1 488	472	1 990
豆腐	10.2	461	754	586	147	507	386	169	463
黑芝麻	18.5	693	1 273	587	556	804	695	367	948

（续表）

食物种类	优质蛋白质（g）	必需氨基酸（mg）							
		异亮氨酸	亮氨酸	赖氨酸	蛋氨酸	苯丙氨酸	苏氨酸	色氨酸	缬氨酸
花生	25.7	859	1 658	891	275	1 253	643	237	1 012
紫菜	26.2	670	1 813	1 066	647	1 041	1 082	391	1 349
瘦猪肉	25.5	931	1 711	1 536	424	898	935	270	1 060
牛肉	19.9	888	1 595	1 733	487	817	913	219	978
鲅鱼	19.6	861	1 474	1 603	381	717	833	241	962
鸡蛋	12.9	629	1 046	850	363	622	577	222	699
牛奶	2.9	115	245	207	65	113	101	28	134

那么，哪种动植物蛋白质对健康更好呢？按传统观念，普遍认为动物性蛋白质比植物性蛋白质好，所以绝大多数中老年人都喜欢摄入好吃又有营养的动物性蛋白质。虽然动物性蛋白质的吸收和利用率比植物性蛋白质要好，但从表 2 中可以发现：植物性蛋白质中的 8 种必需氨基酸的含量、比例，并不亚于动物性蛋白质。

随着科技进步，国内外大量研究证实：过量动物性蛋白质对人体健康的危害远远大于植物性蛋白质。例如动物性蛋白质中蛋氨酸含量远高于植物性蛋白质质中的含量；而蛋氨酸代谢中间产物的同型半胱氨酸却是心脑血管病的高危因素。胆固醇可致高血压、高脂血症，它存在于所有动物性食物中，而植物性食物中却没有。中老年人慢性病（包括心脑血管病、糖尿病、肥胖症、癌症等）的发病率与动物性食品（尤其肉类、奶类）的消费量呈显著正相关。有人专门对食过多动物性蛋白质的危害进行研究，得出结论是：适量动物性蛋白质对健康有益，过量有害，故建议摄入动物性蛋白质占总蛋白质的 10%~20% 为宜。

有人说不吃肉类、奶类会引起消瘦、不长肌肉、没劲、免疫力低下等，研究表明这是没有科学根据的。以笔者为例，本人坚持素食为主已有 12 年，拒食肉类、奶类，每日吃 1 个鸡蛋，每周 1~2 次鱼虾，其余以豆类及其制品、黑芝麻、坚干果（花生、杏仁、榛子、核桃等）为主，并坚持每餐七八分饱。今年已 87 岁，年年体检结果：除听力视力下降、轻度前列腺肥大外，其他均正常。每日坚持走路 3~4 km，体重控制在 65 kg 左右，已连续五年没有感冒，深感以素食为主获益匪浅。

05 中老年人摄入蛋白质的指导原则

（1）每日蛋白质摄入量：以每千克体重 0.8 g 或总能量的 10% 为宜；

（2）动物性食品：每日 1 个鸡蛋（约 7 g 蛋白质），每周 1~2 次鱼类；

（3）尽量限制肉类和奶类，愿吃肉者每周 1~2 次（少量），以不受激素、抗生素等污染的瘦肉为宜；愿意喝奶又没有过敏症者，每日喝一袋奶（250 ml）或喝酸奶、舒化奶；

（4）植物性蛋白质质：每日以豆类及其制品（如豆腐、豆腐干、豆腐皮、豆浆、豆芽和花生等干果类）为主；

（5）健康中老年人的正常饮食中，若蛋白质量已足够，则不必额外过多地补充蛋白质。

第二章

脂　　肪

01 脂肪及脂肪酸分类

脂肪是人体非常重要的营养物质，是产生能量的高手（9 kcal/g）。脂类包括两部分，一类是脂肪，由一分子甘油、三分子脂肪酸组成，约占95%；另一类是类脂，包括磷、胆固醇、脂溶性维生素、脂蛋白等。类脂只占5%，因其常与脂肪同在，故常把类脂通称为脂肪。

脂肪是由脂肪酸组成的，根据脂肪酸分子结构的不同，脂肪酸分为：① 饱和脂肪酸：主要特点一是分子碳键上没有双键，故比较稳定；二是在动物性油脂中含量较高，植物性油脂中含量较低；② 单不饱和脂肪酸：在碳原子间只有一个不饱和双键，以前称为油酸（因主要成分为油酸）；③ 多不饱和脂肪酸：在碳原子间有两个以上不饱和双键（2~7 个）。

02 什么是必需脂肪酸

必需脂肪酸是指在人的生命中起重要生理作用，在人体内不能合成，必须从膳食中摄取的脂肪酸。它们主要存在于多不饱和脂肪酸的亚油酸和 α- 亚麻酸中。

亚油酸在酶（脱饱和碳链延长酶）的催化下转化为 γ- 亚麻酸和花生四烯酸，统称为 ω-6 系多不饱和脂肪酸；α- 亚麻酸在上述同一种酶的催化下，转化成 EPA（二十碳五烯酸）和 DHA（二十二碳六烯酸），统称为 ω-3 系多不饱和脂肪酸。

03 脂肪酸的功能

（1）饱和脂肪酸

主要功能除提供热量外，它能促进人体对胆固醇的吸收。对胆固醇应有一个全面正确的了解，特别是中老年人，只知道它是高血脂、高血压、心脑血管病的祸首，并不知道它也是维持生命绝对不可缺少的重要物质。它是制造人体细胞膜、肝脏等重要脏器的组成部分，还有保护神经系统的功能。如果缺乏脂肪酸会导致一系列的健康问题。

在正常条件下，胆固醇从膳食中得到的多，人体内合成者少，一般处于平衡状态。但是如果过多摄入饱和脂肪酸和含饱和脂肪酸的食物，并超过了人体调节能力，必然会引发高胆固醇血症，所以胆固醇也是一把双刃剑，它是人体必需的重要物质，但摄入过多又是祸害。

（2）单不饱和脂肪酸

它的主要功能是预防动脉硬化。已知胆固醇有两种，一种是高密度脂蛋白胆固醇（HDL），也称好胆固醇，因为它有清除血管内沉积物的功能，被称为血管清道夫或冠心病的保护因子；另一种是低密度脂蛋白胆固醇（LDL），也称坏胆固醇，它是心脑血管病的真正祸首。

研究表明单不饱和脂肪酸中的油酸，在降低血清总胆固醇和 LDL

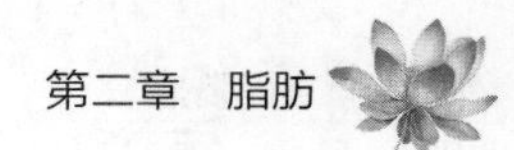

时，HDL 却没有降低，这是油酸具有的降低 LDL 含量、保持 HDL 含量的独特功能。

（3）亚油酸（ω-6 系）

衍生物之一的花生四烯酸，对维持细胞膜和亚细胞膜的结构和功能具有重要作用；另一种衍生物 γ- 亚麻酸是生成前列腺素的前体。前列腺素对调节血压、控制炎症以及促进细胞增殖、降低胆固醇等均有重要作用。

人体很少发生亚油酸缺乏，相反却发现普遍摄入过量。由于亚油酸很不稳定，受热后易氧化形成脂质过氧化物，它是心脑血管病、癌症的重要危险因素之一。

（4）α- 亚麻酸（ω-3 系）

α- 亚麻酸进入人体后在酶（脱饱和酶碳链延长酶）的催化下，转化为 EPA（二十碳五烯酸）被誉为“血脂管家”，转化为 DPA（二十二碳五烯酸）被誉为“血管清道夫”，二者均具有防止动脉粥样硬化作用；转化为 DHA（二十二碳六烯酸）有“脑黄金”的美称，具有保护心脑细胞、提高记忆力、预防痴呆等功能。

04 如何均衡、合理地摄取脂肪

中国营养学会建议每日每人脂肪摄入量不超过总能量的 30%，而日本、泰国、菲律宾等国建议脂肪摄入量占总能量的 20%，英国却超过 35%。

有研究证实膳食中脂肪摄入量低的国家与脂肪相关的疾病发病率，远比脂肪摄入量高的国家低，故现今普遍认为每日脂肪摄入量占总能量的 20% 为宜。

至于饱和、单不饱和与多不饱和脂肪酸三者之间的比例，绝大多数权威机构认为各占 1/3 较为合适，而 ω–6 系和 ω–3 系之间的比例更为重要。研究证实，这二者在体内的许多生理功能是相互制约而达到整体平衡。ω–6 和 ω–3 在体内共争同一种酶（脱饱和碳链延长酶）才能转换生成各自具有功能的衍生物，如 ω–6 过多，必然会削弱 ω–3 的转化，故中国营养学会参照各国标准制订了 ω–6 与 ω–3 之间的配比为 4:1，有的国家规定为 3:1 或 2:1。

然而，非常令人遗憾的是现实生活中，这二者的比例却严重失衡。随着生活水平的提高，中国人的 ω–6 与 ω–3 之间的比例已高达 20:1，甚至是 30:1，亚油酸严重超标，而 α– 亚麻酸严重不足，这是人们要面对的迫切需要解决的问题。

05 选择什么样的食用油为好

人体所需脂肪约有 50% 来源于食用油，其余来源于含脂肪酸高的各种动植物，如肉、蛋、奶、豆类、坚果类（花生、核桃、杏仁、葵花籽）等。为了控制脂肪摄入总量，必须适当限制这些食物的摄入。

市场上食用油种类繁多，许多人不知如何选择，表 3 所列几种食用油可供参考。

表 3　几种食用油中各种脂肪酸含量的组成比较表（%）

种类	饱和脂肪酸	单不饱和脂肪酸	亚油酸	α– 亚麻酸
紫苏油	4.1	17.2	15.8	60.8
亚麻油	10	23.2	15.2	51.7~57
大豆油	10~13	20~25	50~55	5~9
花生油	17~18	50~68	22~28	0~1

（续表）

种类	饱和脂肪酸	单不饱和脂肪酸	亚油酸	α- 亚麻酸
橄榄油	9~11	84~86	4~7	1.0
菜籽油	5~10	70~80	5~10	0~1
玉米油	10~13	23~30	56~60	1.0

大豆油是北方人的常用油，所含各种脂肪酸相对比较均衡，尤其α- 亚麻酸含量比绝大多数植物油都高，不含胆固醇，却有丰富的维生素 E 和卵磷脂，对预防心脑血管病、保护大脑均有很好的功效。

花生油、橄榄油和菜籽油均是单不饱和脂肪酸代表性食物，它们都具有降低血浆总胆固醇和坏胆固醇含量，却不降低好胆固醇的作用，从而保护心脑血管不受伤害。

表 3 所列的紫苏油、亚麻油（也称胡麻油），其 α- 亚麻酸含量最高，而 α- 亚麻酸是人体中最缺少的脂肪酸，如用 4 份大豆油或用 6 份花生油与 1 份紫苏油配比，其 ω-6 与 ω-3 之比就可达到 4:1。亚麻油含 α- 亚麻酸的量平均为 54.4%，它也是与其他油类（含 α- 亚麻酸少的油类）混合搭配的理想油类。

反式脂肪酸是植物油经氢化（加氢）过程产生的，对人体可产生广泛危害，是导致肥胖症、心脑血管病、糖尿病、肿瘤、阿尔茨海默症（痴呆症）等最重要的因素之一。市场上反式脂肪酸商品名称有氢化植物油、植物奶油、植物脂肪、超酥油等。含有反式脂肪酸的食物有人造黄油、奶油蛋糕、饼干、炸面包圈、巧克力、色拉酱、炸薯条、炸鸡块等，所有上述油类和食品都不宜购买和食用，尤其老年人更应慎防大脑机能衰退而导致痴呆。

动物性深海鱼油或鱼类中没有 α- 亚麻酸，只有其后体 EPA 和 DHA，约占鱼油中的 20%。由于在碳原子间有 4~7 个长链不饱和双键，故极易氧化，产生过氧化物自由基，作为日常补充剂有一定局限。

油脂最大弱点是易氧化，稳定性是饱和脂肪酸最好，其次是单不饱和脂肪酸，最不稳定的是多不饱和脂肪酸。煎炸食物最好用橄榄油、花生油、菜籽油，不用多不饱和脂肪酸油类。

06 膳食中摄取脂肪的指导原则

（1）膳食中每日摄取脂肪量，限制在总能量的20%~30%为宜；

（2）饱和脂肪酸、单不饱和脂肪酸和多不饱和脂肪酸之比以1:1:1为好；

（3）亚油酸与α-亚麻酸之比应为4:1或3:1，能达到2:1更好；

（4）花生油、大豆油、橄榄油、菜籽油等是可供选择的日常食用油；

（5）紫苏油、亚麻油与其他油类搭配最为理想；

（6）拒绝反式脂肪酸油及其加工的一切食品。

第三章

碳水化合物

01 分 类

碳水化合物是由碳、氢、氧三种元素组成，根据其化学结构和性质的不同可分为单糖、双糖和多糖。

（1）单糖

包括葡萄糖、果糖、半乳糖，它们不用消化液可直接被人体吸收。葡萄糖一般以游离态存在于葡萄、香蕉、柿子等多种水果中。果糖广泛存在于各种水果中，甜味高、口感好。半乳糖主要在乳汁中，在肠道内吸收率最高。

（2）双糖

又称寡糖，由 2~10 个单糖分子聚合而成，其中包括蔗糖、麦芽糖和乳糖。蔗糖类包括红糖、白糖、冰糖，广泛分布于植物中，以甘蔗、甜菜含量最多。麦芽糖存在于各种谷类的发芽种子中，以大麦芽中最多，因而得名。乳糖在哺乳动物乳汁中，含量为 5%~8%，能被乳酸菌发酵而生成乳酸。成年人由于乳糖酶活性降低，不能消化乳糖而引起对牛乳的不耐受性，出现恶心、腹胀、腹泻等症状。

（3）多糖

是 10 个以上（数百甚至数千）单糖分子脱水缩合而成的大分子化合物，广泛存在于植物界，常见的淀粉、糊精即属于此类。人类主食米、麦、玉米、高粱米中约含 80% 的淀粉。

02 碳水化合物的主要功能

碳水化合物是生命绝对不可缺少的营养物质。主要功能：一是提供人体生命活动所需的 65% 能量；二是构成组织细胞的重要成分，主要以蛋白质多糖形式存在于细胞膜、细胞器膜及细胞间质中；三是节省蛋白质，如碳水化合物充足就不会消耗蛋白质产生热量；还有保肝、护脑和对抗产生酮体等作用。

随着生活水平的提高，很多中国人原本以谷类为主，逐渐改为以高脂肪、高蛋白质为主的饮食习惯，因而少吃、不吃碳水化合物主食，这给健康带来极大危害。不吃碳水化合物主食就可能动员体内脂肪来分解供能，导致产生酮体，严重者有发生高酮酸血症的风险。美国一项研究显示一周不吃碳水化合物，就会出现记忆、认知能力受损的情况，这是因为脑细胞不能储存葡萄糖，必须不间断地得到供应才行。

03 保持血糖平衡

血糖平衡是保持一个人精力和控制体重的重要因素。一般当血糖太高时，会把多余的葡萄糖转化为糖原，暂时存在肝脏和肌肉中，或转存在脂肪中作为长期能量储备。当血糖太低时会出现一系列症状，如疲乏、注意力降低、易怒、紧张、沮丧、出汗、头痛等。不能维持

血糖平衡者占 20%~30%，这些人血糖可能升得过高，随后又可能降得过低，结果几年后，体重增加，精力减退。

糖尿病是血糖不平衡的极端表现形式，当人体内不能分泌足够的胰岛素时，血糖必然升高，同时与吃了过多的甜食和升糖指数（Gl）高的食物有关。

血糖指数（Gl）是用某种食物 50 g 与标准（葡萄糖）食物 50 g，在餐后 2 小时生成血糖的百分比来表示，百分比越大，说明生成血糖越快、越强。研究表明尽管含有等量的碳水化合物，因食物种类、原料配方和加工烹调方法的不同，其血糖反应也不同，如膳食纤维、蛋白质、脂肪的 Gl 值都相对较低。想要保持血糖平衡就要选择慢速升糖食物，多吃那些 Gl 值小于 50 以下的食物（见表 4）。当然还要考虑到限制进食量的问题。

表 4　部分食物的血糖指数（GI）比较表

快速生糖食物	%	慢速生糖食物	%
葡萄糖	100	燕麦	55
白小麦面包	100	甜玉米	55
小麦馒头	88.1	猕猴桃	52
大米饭	88	玉米粥	50.9
小麦面条	81.6	黑米	42.3
烙饼	79.6	鲜葡萄	43
油条	74.9	梨	38
西瓜	72	苹果	36
全麦面包	69	桃子	28
葡萄干	64	柚子	25
香蕉	62	花生	24

（续表）

快速生糖食物	%	慢速生糖食物	%
菠萝	60	果糖	20
芒果	55	大豆	15

04 主食原则

食物多样、谷类为主、粗细搭配。

谷薯类有大米、糙米、黑米、玉米、高粱米、燕麦片、薏苡仁、甘薯、马铃薯等；豆类有黄豆、黑豆、豌豆、绿豆、红豆等。

强调食物多样化是因为各种食物中的营养素种类和含量各有不同，多种食物混合搭配可起到营养均衡效果。例如谷类食物中的赖氨酸含量较低，如把含赖氨酸低的玉米粉，配上10%赖氨酸含量高的黄豆粉做成饼子，就可以极大地提高营养价值。

粗细搭配是因为精加工食品营养素损失太多，粗加工可保留大部分营养成分，二者搭配可以互补，见表5可一目了然。在制作标准粉的过程中，小麦皮和胚中的大部分营养素被磨掉了，所以它的营养素含量最低。把炒熟的小麦胚粉或麸皮粉混合在芝麻糊或稀饭中，就是一个很好的选择。

表5　小麦加工后每100 g不同部位营养素含量比较表

名称	蛋白（g）	糖（g）	纤维（g）	V_{B_1}（mg）	V_{B_2}（mg）	V_E（mg）	钾（mg）	钙（mg）	镁（mg）	铁（mg）	锌（mg）	硒（μg）
麸皮	15.5	30.0	31.0	0.3	0.30	4.47	862	206	382	9.9	10.85	7.20
小麦胚粉	36.4	38.0	5.6	3.5	0.79	23.20	1 523	85	198	0.6	23.40	65.00
标准粉	11.2	71.5	2.1	0.17	0.08	0.73	128	27	32	2.7	0.97	6.88

05 吃什么样的水果好

对于想防控肥胖和糖尿病的中老年人来说，首先不要因会使血糖升高而拒绝、害怕吃水果，但要有选择性，原则上凡是血糖指数在 50% 以下的水果都可食用。有些水果中虽然是含有以果糖为主的单糖，而血糖指数却只有 20%，也有利于延缓糖的释放。还有一点要注意，即不要单纯地看水果中的含糖量高低，以西瓜为例，虽然含糖量只有 4%，但血糖指数却高达 72%，加上一般食用量较大，也会迅速增高血糖值。选择水果的原则：一是含糖量；二是食用量。水果中的含糖量见表 6。

表 6　几种水果中含糖量的排行表

含糖量（%）	食物名称
4~7	西瓜、草莓、樱桃、菠萝、枇杷、香瓜
8~9	鸭梨、柠檬、鲜椰子、李子、桃子、柚子、橙子、哈密瓜
10~13	苹果、橘子、葡萄、无花果、鲜荔枝
19	柿子、鲜桂圆、香蕉、杨梅、沙果
20~25	鲜枣、红果、海棠、干枣、葡萄干

06 改掉嗜糖的坏习惯

平时我们应尽量避免嗜食白糖、果糖、甜点心、果干、纯果汁等含有浓缩糖的坏习惯。红糖要比白糖好（红糖比白糖的钾含量高 120 倍、钙含量高 26 倍、铁含量高 11 倍、硒含量高 11 倍、锌含量高 5 倍）。

蜂蜜的矿物质含量比精制糖高。大多数的人工甜味剂并不可取，大量摄入甚至可能有损健康。其中，木糖醇是最好的甜味剂之一，它是一种植物性糖，Gl 值很低，对血糖影响较小。

第四章

维生素家族

01 概　述

维生素是维持人体健康所必需的一类营养素，它们不能在人体内合成或者合成量难以满足人体机体需要，所以必须从食物中摄取。维生素每日需要量很少（以 mg、μg 计），但对促进生长发育，维持生理功能等方面却发挥着重要作用。如长期缺乏某种维生素，不仅影响正常的生理功能，甚至会导致相关的各类疾病发生。

维生素是一个大家族，其命名方法，一是按发现时间顺序，以英文字母排序，如维生素 A、B 族维生素、维生素 C、维生素 D、维生素 E 等；二是按化学结构命名，如硫胺素、核黄素等，实际上两种命名常常是相互混用（见表 7）。

表 7　常见维生素的命名对照表

字母命名	结构命名	字母命名	结构命名
维生素 A	视黄醇	维生素 B_{12}	钴胺素、氰钴胺
维生素 B_1	硫胺素	维生素 C	抗坏血酸
维生素 B_2	核黄素	维生素 D	胆钙化醇

（续表）

字母命名	结构命名	字母命名	结构命名
维生素 B_3	烟酸、尼克酸	维生素 E	生育酚
维生素 B_5	泛酸	维生素 M	叶酸
维生素 B_6	吡多素（包括吡多醇、醛、胺）	维生素 K	甲萘醌
维生素 B_7	生物素、辅酶 R	胆碱	属 B 族维生素中的一种

维生素种类很多，按溶解性可分为两大类：一是脂溶性（不溶于水）；二是水溶性（不溶于脂肪）。

脂溶性维生素包括维生素 A、维生素 D、维生素 E、维生素 K、胆碱等，其余大多为水溶性维生素。水溶性维生素进入机体后极少在体内储存，很快会随尿液排出体外，如摄入不足很容易出现维生素缺乏的症状，如摄入量过虽然会随尿液排出体内，但仍易引发各种不良反应。脂溶性维生素进入体内后，如有多余会储存在人体脂肪组织内，少量可随胆汁排出体外。由于体内有一定积存，一般不会引起缺乏症，但是如果胆道梗阻、长期腹泻、脂类吸收不良等也会导致缺乏。当过量摄入脂溶性维生素，使其在体内过多蓄积，则很可能引起中毒。

02 维生素的损耗

蔬菜和水果的品质以及其营养素的高低，与土壤的质量息息相关。土壤中的矿物质帮助植物生长，并制造维生素。现代农业过于依赖人工化肥和杀虫剂，造成土壤养分损失，使植物无法充分合成维生素，导致蔬果中维生素的含量大大降低。

由于上述因素，再加上储存食物时间的长短和包装储存条件的不同，使同样一种蔬果中营养素含量的变化范围大得惊人（见表 8）。

表 8　几种食物每 100 g 中营养素含量的变化范围表

食物	营养素	变化范围	含量单位
胡萝卜	维生素 A	70~18 500	国际单位（RE）
全麦粉	维生素 B_5	0.3~3.3	mg
橙子	维生素 C	0~116	mg
小麦胚芽	维生素 E	3.2~21	国际单位
菠菜	铁	0.1~158	mg
生菜	锰	0.1~16.9	mg

注：摘自英国霍尔福德著、范志红等译《营养圣经》，南海出版社 2008 年版。

从表 8 中所见：同是一个橙子中的维生素 C 含量可以是 0，也可以是 116 mg。有鉴于此，在选择蔬果时，不仅要注意数量，更要注意质量，尽量购买本地的、有机的、应季的新鲜蔬果，并尽快食用。境外进口水果，由于放置时间过长，维生素的损耗可想而知。

烹调是维生素损耗的重要环节。我们所吃的食物，在餐前就可能损失一半以上的维生素，这与所选择食物的储存和烹调方式有关，无论煎、煮、烤、炸或是冷冻都要付出代价。食物存放时间越长，与空气、光线接触越多，维生素 C 剩得越少。维生素 A、维生素 E 也容易被氧化，β- 胡萝卜素更易被氧化。任何一种加热方式都会破坏营养素，破坏程度取决于加工时间和烹调温度，叶子菜一般在烹饪过程中会损失维生素 20%~70%。油炸食物温度高于 200℃时会使脂肪氧化，维生素 A、维生素 C、维生素 E 损失更多。在炖煮食物时，营养素损失率为 20%~50%。

03 几种主要的维生素

（1）维生素 A

维生素 A 有两种形式，一种是维生素 A 醇（只存在于动物性食物中）；另一种是 β- 胡萝卜素，它是维生素 A 前体中活性最强的一种，但它与维生素 A 本身不同，大量摄入也不会中毒。维生素 A 的主要功能：具有降低有害胆固醇含量，减少患心脏病的风险；防止夜盲症和视力减退；强壮骨骼；祛除老年斑；具有抗氧化功能，提高免疫力，有助于抗癌。

富含维生素 A 的食物有鱼肝油、动物肝脏、胡萝卜、黄绿色蔬菜、蛋类、牛奶、黄色水果等。

中国中老年人营养参考摄入量（RNI）为 800 国际单位（RE），最高可耐受量为 2 400 RE。一般认为若一周内三餐都含有大量的动物肝、胡萝卜、菠菜、番薯等，就没必要再补充维生素 A。维生素 A 与 B 族维生素、维生素 D、维生素 E、钙、磷、锌配合使用，则更能充分发挥功效。

（2）维生素 B_1

维生素 B_1 与所有 B 族维生素一样，多余的维生素 B_1 不会储存在体内，而是被完全排出体外，所以必须每日补充。B 族维生素之间有协同作用，如能同时摄取全部 B 族维生素，要比分别摄取效果更好。假如维生素 B_1、维生素 B_2、维生素 B_6 摄取时比例不均的话，效果很低，其最佳比率为 1:1:1。

主要功能：促进生长；助消化；维持神经组织、肌肉、心脏的正常活动；有助于带状疱疹的治疗。

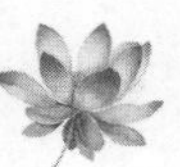

典型维生素 B_1 缺乏症为脚气病，缺乏时主要损害神经血管系统，早期症状有头痛、乏力、烦躁和食欲不振。

富含维生素 B_1 的食物：酵母、米糠、全麦、燕麦、花生、猪肉、大多数蔬菜、牛奶等。

中国 RNl 建议中老年人每日摄入量为 l.3 mg，最高可耐受量（UL）为 50 mg。这种水溶性维生素一般没有副作用，如每日服用超过 5~10 g 时，偶尔会出现发抖、疱疹、水肿、心跳快及过敏等副作用。其最大特点是不耐热，烹调时很容易被破坏。

（3）维生素 B_2

维生素 B_2 又称核黄素，它是 1933 年美国科学家哥尔倍格（Coylebegg）等人从 1 000 多千克牛奶中得到 17 mg 这种物质，后来人们因其分子式上有一个核糖醇，故而命名为核黄素。维生素 B_2 与维生素 B_1 不同的是能耐热、耐酸、耐氧化，最怕光，特别怕紫外线光和碱性物质，在碱性溶液中加热可被破坏。微溶于水，属水溶性维生素。

当机体缺乏时可影响生物氧化，使代谢发生障碍。其病变表现为口腔、眼和外生殖器部位发炎，如口角炎、唇炎、舌炎、眼结膜炎和阴囊炎等。

在人体内以黄素腺嘌呤二核苷酸（FAD）和黄素单核苷酸（FMN）两种形式参与氧化还原反应，起到递氢的作用，是机体中一些重要的氧化还原酶辅基，如琥珀酸脱氢酶、黄嘌呤氧化酶等。

主要功效：

① 参与体内生物氧化与能量代谢，与碳水化合物、蛋白质、核酸和脂肪的代谢有关。可提高机体对蛋白质的利用率，促进生长发育，维护皮肤和细胞膜的完整、保护毛囊及皮脂腺。

② 参与细胞的生长代谢，是机体组织代谢和修复的必需营养素，

如强肝功能，调节肾上腺素的分泌等。

③ 参与维生素 B_6 和烟酸的代谢，是 B 族维生素协同作用的一个典范。FAD 和 FMN 作为辅基参与色氨酸转化为尼克酸，维生素 B_6 转化为磷酸吡多醛的过程。

④ 促进发育和细胞再生，促使皮肤、指甲、头发正常生长；帮助消除口腔内、唇、舌的炎症；增进视力，减轻眼疲劳等。

富含维生素 B_2 的食物有牛奶、动物肝脏与肾脏、酿造酵母、蛋黄、鳝鱼、绿叶蔬菜、胡萝卜、茄子、香菇、紫菜、橘、柑、橙等。

RNI 规定中老年人每日摄入量为 1.4 mg 没有副作用，摄取过多可能引起瘙痒、麻痹、灼热感及刺痛等。

（4）维生素 C

几乎所有的动物每日都能在体内制造相当于 3 000~16 000 mg 的维生素 C，但是豚鼠、蝙蝠、红尾夜莺和灵长类动物，包括人类都必须从食物中摄取。维生素 C 由于具有防坏血酸病的功能，故又称抗坏血酸。

中国 2014 年版 RNI 建议中老年人（50 岁以上）每日最高摄入量为 1 000 mg。抽烟者和中老年人需要更多的维生素 C（一支烟可破坏维生素 C 20~100 mg）。

主要功效：治疗受伤、灼伤、牙龈出血；增强治疗尿路感染的药物疗效；加速降低血液中的胆固醇；预防滤过性病毒和细菌感染；可预防和治疗普通感冒，增强免疫系统；具有抗氧化，防止亚硝胺（致癌物）形成和抗癌作用；有助于减弱许多药物引起的过敏反应；能增强除铁以外的矿物质吸收等。

富含维生素 C 的食物: 柑橘类、苹果、莓类、绿叶蔬菜、番茄、菜花、薯类、辣椒等。新鲜蔬果中含量多，储藏和烹调过程中容易损耗，如

新鲜土豆中维生素C较多，但储藏4个月后仅剩1/2；绿叶菜更易损失，菠菜储存两天就损失2/3。按中餐烹调方法保存率在50%~70%之间。

一般维生素C食入2~3小时后排出体外。人体血液中经常保持高浓度维生素C非常重要，故最好服用长效片剂。维生素C与生物类黄酮、镁和钙同时服用可发挥更大的功效。常服用阿司匹林者应增加维生素C摄入量（因阿司匹林可加速维生素C排出）。服用维生素C过量可能引起草酸及尿酸结石形成（每日喝充足的水可以调节），或引起腹泻、多尿、皮疹等。

（5）维生素B_6

维生素B_6是由吡多醇、吡多醛、吡多胺三种形式的组合，彼此间有密切关系和相互作用。维生素B_6可在肠内由细菌合成，但不能完全满足需要。

主要功能：参与多种酶系代谢、氨基酸、糖原和脂肪酸代谢；还参与多种神经介质（如5-羟色胺、多巴胺、牛磺酸等）的合成；也是制造抗体和红细胞的必需物质；能防止各种神经、皮肤病；缓解呕吐及组织器官老化；减缓夜间肌肉痉挛、腿抽筋、手脚麻痹等手足神经炎等症；天然利尿剂。缺乏者有贫血、脂溢性皮炎、舌炎等症。

富含维生素B_6的食物：啤酒酵母、小麦麸、动物肝肾、蛋类、大豆、甘蓝菜、糙米、燕麦、胡桃、花生等。

中国RNI建议中老年人每日摄入量为1.5 mg。

（6）维生素B_{12}

维生素B_{12}是唯一含有金属元素（钴）的维生素，很难被人体吸收，在吸收时需要与钙结合才有利于人体的机能活动。

主要来源是动物性食物，植物性食物中除少数外都不含维生素B_{12}。

主要功能：促进红细胞的形成和再生，防止贫血，增进体力。缺乏时可导致巨幼红细胞性贫血、高同型半胱氨酸血症和神经系统损害。

富含维生素 B_{12} 的食物：动物肝脏、牛肉、猪肉、蛋、奶、腐乳、藻类等。

中国 RNI 建议中老年人每日摄入 2.4 μg。没有发现有副作用的报告。维生素 B_{12} 与叶酸等 B 族维生素及维生素 A、维生素 C、维生素 E 都有相辅相成的作用。严格素食者可从腐乳和藻类食物中获取维生素 B_{12}。

（7）叶酸

学名叫蝶酰谷氨酸，因与 B 族维生素性质相似，故也称维生素 B_9、维生素 M。叶酸最初是被英国医生露西·维尔斯（Lucie Wells）首先确定的。20 世纪 30 年代，她在印度行医时发现很多孕妇得贫血，当地民间的一种偏方（一种发酵副产品）可治贫血，维尔斯从发酵提取物中分离出维生素 B，确认其是真正起作用的主要成分。

1941 年，一位美国科学家从菠菜叶子中提取了叶酸，故而得名。1946 年科学家又成功地人工合成制造出了叶酸，为黄色结晶，不溶于冷水，但其钠盐很易溶解，属于水溶性维生素。

主要功效：

① 它是参与核酸（DNA）复制过程必需的一种辅酶，没有它，DNA 复制就不能进行，蛋白质也不能合成。

② 缺少叶酸会使红细胞成熟过程受阻，从而导致恶性贫血、白细胞、血小板减少等。临床表现为巨幼红细胞性贫血、舌炎、胃肠功能紊乱、衰弱、苍白、精神萎靡、健忘、失眠等症状。

③ 有助于预防婴儿出生缺陷，主要是神经管畸形，包括脊柱裂和无脑儿等非常严重的先天性缺陷。而新生儿先天性神经管畸形是中国常见的新生儿疾病，约占每年出生总数的 4‰ ~6‰；同时也有助于降低其他类型先天性缺陷的风险，如唇腭裂、先天性心脏病等。

④ 有助于预防孕妇贫血。由于正在发育的胎儿，每日都要进行大量的细胞分裂，需要很多的叶酸，所以孕妇体内叶酸被大量采用，导致叶酸不足而引发恶性贫血，也是孕妇贫血高发的缘由。

⑤ 现代医学研究证明：中老年人如果叶酸不足，会引起动脉粥样硬化、癌症等疾病。近年来研究认为：饮食中缺乏叶酸、维生素 B_6 和维生素 B_{12}，会使血液中同型半胱氨酸含量升高，因而极易损伤血管内皮细胞，促使动脉内膜粥样硬化，形成斑块；补充叶酸可降低冠心病和脑卒中（中风）的发生。

最新研究提示，中老年人应服用比目前推荐量高近 3 倍的叶酸来减少中风、血栓症和冠心病的发生。来自芬兰一项为期 3 年的研究，对 369 例 65—75 岁的男女性受试者接受为期 6 周不同剂量叶酸片治疗后，结果发现：只有服用最大剂量（400~600 μg）的受试者才出现心血管疾病标记因子——同型半胱氨酸水平的降低（该研究结果发表在《医学季刊》上）。

叶酸来源：叶酸分天然的和人工合成的两大部分。天然的广泛存在于各种动植物食物中，如肝脏、蛋类、鱼类、豆类、酵母、坚果、绿叶蔬菜中；而根茎类菜、番茄、洋葱、猪肉中含量甚少。天然的叶酸因食品种类不同、加工处理方法的不同，其吸收率、损耗率差距很大。蔬菜类虽然含大量叶酸，但在加工前就可能损失 50%，再经加热后将会损失 80%~90%，而且生物利用率也较低（45% 左右）。人工合成的叶酸，可数月或数年保持稳定，易于吸收，生物利用率也高（高于天然的 1 倍左右）。

摄入量：中国 2014 年版 RNI 建议 50 岁以上的中老年人每日叶酸摄入量为 400 μg。英国食品与营养政策医学委员会推荐 50 岁以上中老年人，除在饮食中摄取 300 μg 叶酸外，应每日额外补充 200 μg 叶酸，而孕妇每日最好补充 400 μg 叶酸。含叶酸量比较多的食物见表 9。

叶酸摄入量在超出成人需要量 20 倍之内都不会引起中毒，超出部分均从尿中排出。

相互作用：现在大量补充叶酸的方法十分流行，但是单独增加叶酸摄入量，远远不如和其他营养素协同作用的效果好。根据实验结果，单摄入高剂量叶酸可使同型半胱氨酸降 17%，单摄入维生素 B_{12} 可降 19%，同时摄入叶酸、维生素 B_{12} 可降 57%，同时摄入叶酸、维生素 B_{12} 和维生素 B_6 可使同型半胱氨酸降 60%。

减少天然叶酸损耗的方法：

① 吃新鲜蔬菜，不要放置时间太长；

② 最好生吃；

③ 加热时温度要低，加热时间要短。

表 9　含叶酸量比较多的食物表（μg/100 g）

豆类	含量	蔬果类	含量	肉蛋菇干果类	含量
黄豆	181.1	鸡毛菜	165.8	猪肝	425.1
黑豆苗	140.7	芦笋	145.5	鸡腿蘑	351.8
豌豆	99.5	榴莲	116.9	葵花子	304.4
豇豆	75.4	白菜	116.8	榛蘑	288.2
荷兰豆	58.4	甘蓝	113.4	黄蘑	201.5
蚕豆	58.0	油菜	103.9	南瓜子	143.8
腐竹	48.4	韭菜	61.0	乌鸡蛋	118.9

（8）维生素 D

① 维生素 D 的发现及形成。

1913 年美国科学家戴维斯等在鱼肝油中发现一种物质，起名叫维生素 A；后来英国医生梅兰比发现用鱼肝油喂狗不得佝偻病，于是得

出结论：维生素A或其协同因子可以预防佝偻病。1921年科勒梅等人用去掉维生素A的鱼肝油做同样的实验，结果相同，说明抗佝偻病并非维生素A所致，他们把鱼肝油中能抗佝偻病的协同因子命名为维生素D，但是当时还不知道维生素D与其他维生素不同，它只要有紫外线照射，人体自己就可以合成。

维生素D是环戊烷多氢菲类化合物，可由维生素D原经波长为270~300 nm的紫外线激活而成。维生素D原有两种：一是人体皮下细胞中的7–脱氢胆固醇；二是酵母细胞中的麦角固醇，经太阳光紫外线激活转化为维生素D_3（胆钙化醇）和维生素D_2（麦角钙化醇）。

② 维生素D的防病功能。

现在已知维生素D受体遍布全身，包括大脑，它刺激大脑提升情绪的神经激素——血清素。血清素是体内所有神经传递素中最强有力的一种，是控制人体情绪的脑内主要物质，可使人安详、坦然、放松，降低兴奋，使之愉悦而有安全感。还有大量证据确认维生素D能保护身体对抗多种疾病。

一是防癌。现已有2 500多项公开发表的研究证实，无论是阳光照射或是维生素D补充剂，都有助于预防癌症。有研究证实每日补充1 000国际单位（IU）维生素D（相当于25 μg维生素D），将会显著减少乳腺癌、结直肠癌和前列腺癌的患病风险。有大量证据表明身体缺少维生素D的妇女，乳腺癌转移风险高达94%；身体内低浓度维生素D的男性，发生前列腺癌的可能性比有足够维生素D的男性高3倍。此外，血液里高浓度维生素D将提高结肠癌的男性和女性患者生存率，高达50%。

波士顿大学研究人员霍利克博士说，当人暴露在阳光下，或者补充大剂量维生素D，多余的维生素D将会储存在细胞组织里，随时被激活去控制可能会导致癌症的变异细胞增长（引导癌细胞凋亡），并阻止变异细胞的疯狂复制和增长。

二是防控心脏病。资料显示，居住地离热带区域越远或在冬季里，发生心脏病（心梗）的风险越大，这是因较弱的阳光使体内维生素 D 合成减少，并且产生过多的胆固醇，由此造成动脉粥样硬化（斑块形成）和心肌梗死的风险。

维生素 D 还是一种抗炎因子，在减少 C 反应蛋白（CRP，是导致炎症和心脏病的首要标志物）水平方面表现出强大功效，事实上维生素 D 在减少 CRP 水平的能力上，远远超过他汀类药物。

三是对免疫系统疾病的防控。近年来，阳光照射对免疫系统疾病防控的证据越来越多。与癌症和心脏病一样，免疫系统疾病的分布与纬度直接相关，越是远离阳光强烈的赤道区域，疾病的发生率越高。研究认为，季节性的感染，譬如感冒和流感，实际上可能是体内缺少维生素 D，而不一定是病毒活动的加剧。许多研究表明：人体血液中负责杀死有害病毒和细菌的特点是免疫细胞的激活需要维生素 D。

维生素 D 能够激活许多基因，这些基因能控制特定的白细胞生产抑制炎症的化合物（白细胞介素 10），以减弱身体里造成过敏的过激反应。一项新的研究表明：每日补充维生素 D 50 μg 能够降低上呼吸道感染发病率达到惊人的 90%，同时对红斑狼疮、纤维肌瘤、2 型糖尿病、银屑病（牛皮癣）、类风湿关节炎、慢性疲劳综合征以及多发性硬化症等疾病，维生素 D 都表现出强有力的保护性效果。

③ 每日摄入维生素 D 多少才是足够的。

1963 年美国和加拿大权威部门提出，成人维生素 D 建议摄入量（RDA）为 5 μg。2010 年修订标准将维生素 D 摄入量提高到 15 μg，最高安全摄入量（UL）为 100 μg（UL 是指每日摄入的最高量对所有

个体健康无害）。鉴于许多科学证据的分量，行业专家们坚信这个新标准仍然远远落后于优化健康所需要的量。

虽然对维生素 D 的认知在快速发展，但这种重要营养素的慢性缺乏仍然是全世界最普遍的问题。由于大多数国家有关部门对维生素 D 的认识远远跟不上现实，所以至今各国制订的维生素 D 的 RNI（RDA）和 UL 值仍然偏低。

2006 年美国营养责任委员会（CRN）制订维生素 D 的 UL 值为 250 μg。从 2000 年至今，中国维生素 D 的 RNI 为 10 μg UL、UL 值为 20 μg。显然中国的标准更加落后和保守，这限制了维生素 D 补充剂和强化食品的使用剂量，从而无法充分发挥维生素 D 的有益作用。

④ 对维生素 D 毒副作用的评估。

服用维生素 D 过量会发生毒副作用，其表现除血清 25（OH）D 水平增加（理想浓度为 75 nmol/L 或 30 μg/ml）和高钙血症外，其临床表现有疼痛、结膜炎、食欲不振、发烧、发冷、口渴、呕吐、体重减轻等。

有关维生素 D 服用过量有没有标准？有学者认为维生素 D 是脂溶性的可产生蓄积中毒，还有学者认为摄入维生素 D 25 μg/d 就会中毒，摄入 125 μg/d 者肯定中毒（所以中国维生素 D 的 UL 为 20 μg），并警告不要乱吃。

美国 CRN 2006 年已将维生素 D 的 UL 值放宽到 250 μg，并已实施 10 年，说明它是安全可靠的。

⑤ 满足维生素 D 需求量的途径。

满足人体足够量的维生素 D 的途径有三个：

一是晒太阳。太阳光照射是摄取足量维生素 D 的最佳途径，而且既不用担心过量，又不会不足，因为人体可自行调节。有资料介绍，外国人裸体晒太阳 5 分钟就可得到近万个国际单位的维生素 D，所以建议夏季里将手、臂、腿、脚裸露 30 cm，上午 10 时或下午 15 时在太阳光下照射 30 分钟，春秋照射 60 分钟，就可得到足够的维生素 D。

有人担心过度紫外线照射会得皮肤癌，实际上，在同一阳光下的长波紫外线（UVA），特别是中波紫外线（UVB），对不同人种皮肤的敏感度和患皮肤癌的差异相当大。皮肤癌发病最高的是澳大利亚南部，达到 650/10 万；美国高加索人为 165/10 万；中国发病率较低，1994 年上海皮肤癌发病率男性为 1.3/10 万、女性为 1.0/10 万。

由于对维生素 D 的研究越来越深入，各国都已开始修改日光浴危害的警告。

二是摄入维生素 D 补充剂。为了达到健康和防病的需要，建议成人每日维生素 D 摄入量不超过 25 μg 较为合适。

由于冬季阳光弱，紫外线少，尤其是住在 37 纬度以北的地区（包括中国山东、河北、山西、陕西以北），每年 10 月至次年 4 月都更需要补维生素 D。

三是从膳食中输入维生素 D。膳食中含维生素 D 较多的食品：（a）动物肝脏，如鸡、鸭、猪、牛、羊等的肝脏。羊肝含维生素 D 量为 23 mg/100 g。（b）各种富含油脂的鱼类，如鲱鱼、三文鱼、金枪鱼、沙丁鱼、秋刀鱼、鲶鱼等。大马哈鱼含维生素 D 量为 500 IU/100 g、金枪鱼罐头 232 IU/100 g。（c）各种蛋黄，含维生素 D 量 49 IU。（d）各种全脂奶、奶酪、奶油（脱脂奶甚微、舒化奶最高）。奶油含维生素 D 量为 50 IU/100 g。（e）坚果和蕈类含维生素 D 量较多，水果中没有。

（9）维生素 E

维生素 E 是由 8 种生育酚的化合物所组成，其中以 α- 生育酚作用最主要，具有很强的抗氧化功能，也能提高维生素 A 的作用。每日摄取量的 60%~70% 随排泄物排出体外，它与其他脂溶性维生素不一样，在人体内储存时间很短。

主要功能：抗氧化、抗衰老、抗疲劳；局部外伤的外用药和内服药，可防止留下疤痕；有利于减轻腿抽筋和手足僵硬；可降低缺血性心脏病的发病率。

富含维生素 E 的食物：麦芽、大豆、植物油、坚果类、绿叶蔬菜、全麦、粗加工谷类、蛋类等。

中国 RNI 建议中老年人每日摄入量（总 α- 生育酚）为 14 mg。

维生素 E 怕高温、易氧化，不能在零下温度储藏，不能与无机铁（硫酸亚铁）同时服用（会被破坏），若服用可相隔 8 小时以后。

04 RNI 与膳食均衡

营养素参考摄入量（RNI）是中国参考使用的，欧洲、美国和 WHO 是用推荐每日摄入量（RDA）来表示。

RNI 或 RDA 是不同国家的专家，根据预防典型营养缺乏症的相关知识制订的，由于科学家们意见并不一致，所以各国推荐的摄入量之间可以有 10 倍的差异。RDA 并不考虑个体情况，如喝酒、抽烟、生活在污染严重的城市，或女性经前期、绝经期或进行大强度锻炼、精神压力过大时，营养素需求量无疑会增加。

强调膳食均衡是对的，但是大多数人却误以为均衡膳食就可以满足 RNI 的需要。英国 1984 年出版的《贝特曼报告》中指出，超过 85% 的自认为膳食均衡合理的人，都没有满足 RDA 的要求，中国居民营养与健康现状调查报告也证实了这一点。

有鉴于蔬果中维生素含量在储藏、加工、烹调过程中大量损耗，故单从膳食，或认为膳食均衡就能获得足够的维生素和矿物质是不现实的，尤其是中老年人的消化吸收率本来就差，在这种情况下，倡导合理服用维生素制剂，以补充膳食中的不足，有很强的现实意义和针对性。

第五章 人体必需的矿物质

01 概　述

人体内有60多种矿物质元素，约占体重的4%，包括常量元素和微量元素两大类。在人体内含量大于0.01%的无机盐称为常量元素，每日膳食需要量都在100 mg以上，其中必需常量元素有钙、磷、钾、钠、氯、镁、硫7种。在人体内含量小于0.01%的无机盐称为微量元素。

1995年WHO界定必需微量元素包括三大部分：

① 必需微量元素有10种，包括铁、锌、铜、碘、锰、钼、钴、硒、铬、氟。

② 可能必需微量元素有4种，如硅、镍、硼、矾。

③ 具有潜在毒性，但低剂量可能具有人体必需的元素有7种，如铅、镉、汞、砷、铝、锰、锡。

常量元素与微量元素在体内分布极不均匀，如钙和磷绝大部分在骨骼和牙齿中，铁在红细胞中，碘在甲状腺中，钡在脂肪组织中，钴在造血器官中，锌在肌肉组织中等。

02 几种主要的常量元素

（1）钙

人体中含钙量约 1 400 g，99% 存在于骨骼、牙齿中，少数存在于神经、肌肉、血液中，在镁的协同下，钙可使神经、肌肉降低兴奋性。钙还有辅助维护人体酸碱平衡和有助血凝作用。缺钙可引起肌肉抽筋、颤抖或痉挛、紧张、失眠、关节痛等。长期缺钙是导致佝偻病、软骨病、骨质增生、骨质疏松的重要因素。

含钙量较多的食物，见表 10。

表 10　常见含钙量超过 100 mg/100g 的 35 种食物表

食物种类	含量（mg）	食物种类	含量（mg）	食物种类	含量（mg）	食物种类	含量（mg）	食物种类	含量（mg）
黑芝麻	780	黄豆	320	豆腐皮	219	豆腐	164	核桃	132
沙丁鱼	540	炒花生仁	284	苋菜	199	开心果	157	青豆	130
苦荞麦片	470	紫菜	264	豌豆	195	红糖	157	甘蓝	121
草鱼（熏）	448	大头菜	258	小黄鱼	181	圆白菜	156	豆腐（北）	116
带鱼	431	黑豆	250	鲅鱼	178	虎皮豆	156	空心菜	115
豆腐干	352	木耳	247	杏仁	178	芸豆	149	虾皮	991
海带（干）	348	海带（浸）	247	口蘑	169	油菜	148	牛奶	104

中国 RNI 建议中老年人每日摄取钙 1 000 mg。

补钙的原则：既要考虑含钙量，又要考虑吸收率。钙的吸收率与很多因素有关，如缺维生素 D、饮酒、喝咖啡或茶、胃酸缺乏等对钙

平衡均有不利影响。饮食中含过量磷和蛋白质都可导致骨钙流失。蔬菜中含草酸量高者与钙结合为不溶性草酸钙，也影响钙的吸收。

由于广告效应，中老年人都知道要补钙，所以均以各种钙制剂为主进行补充。这种过度依赖钙制剂的方法是不可取的，一方面其吸收率很低（仅20%~30%），另一方面因过量服用还会引发高钙血症、肾结石、血管钙化等。补钙首先要以含钙量高的食物为主较好。

（2）镁

镁在人类生理活动、病理失衡和临床治疗中都占有重要地位。

镁是酶类活化剂，参与体内许多重要代谢过程。在维持骨密度和神经肌肉冲动方面，镁与钙具有协同作用。镁是骨细胞结构的必需元素，促进心脏血管健康，防止钙沉积在组织和血管中。

含镁量高的食物：粗加工谷类、干果、绿叶菜、蛋、鱼、肉、动物肝、乳类、小米、大麦、小麦、豆类等。人体一般不太容易缺镁。

（3）钾与钠

钾是人体中重要的必需矿物质，占人体无机盐总量的5%，主要存在于细胞内约占90%，其余在细胞外，是维持细胞内外渗透压的主要阳离子，参与调节细胞内外酸碱平衡和能量代谢。血钾浓度过低会引起神经肌肉应激性明显降低，导致肌无力，甚至低钾麻痹症等。

人体内钠含量占体重的0.15%，其中仅有9%~10%在细胞内液，其余在细胞外液，构成细胞外液渗透压。

钾与钠的比例关系非常重要，一旦失衡会影响人体各种功能，导致疾病发生。有研究表明体内钾应是钠的至少2倍，而大多数饮食习惯却正好相反，常常是钠高钾低。研究显示：钾钠比例失衡是诱发高血压、冠心病、脑卒中、糖尿病、骨质增生、癌症等疾病的重要因素。

正常细胞内钾钠之比为10:1，而癌细胞内钾钠之比却小于正常细胞中的比例。细胞学研究发现：在癌细胞培养液中增加钾含量，会突然使癌细胞变成正常细胞。

中国 RNI 规定中老年人每日钾摄入量为 2 000 mg，钠为 2 200 mg，钾钠之比为 0.9:1，与国外学者建议的 2:1 相差甚远。而韩国 2005 年推荐的摄入量：钾为 4 700 mg、钠为 1 300 mg，钾钠之比为 3.6:1。

中国一直倡导限盐，要求每人每日 6 g 盐（含钠为 2 400 mg），但实际上摄入的钠远比这个数值要高，尤其北方人喜欢咸食，加上含盐多的食品无处不在，各种咸菜、咸鸭蛋、豆腐乳、调味剂、鱼、肉、蛋、饼干、面包、糕点及各种鱼肉加工食品等都含有很多钠；而含钾最多的蔬果吃得过少，因而造成高钠低钾的局面。特别提示：中老年人随着年龄的增长，细胞内钾很容易从细胞膜渗出，过多排出体外，使钠在细胞内比值相对增高，也是高钠低钾的重要因素。

为了改变高钠低钾为高钾低钠，我们建议：

① 吃低钠盐（氯化钠占 70%、氯化钾占 30%），以每日仍为 6 g 盐计算，钠从 2 400 mg 降至 1 666 mg，同时却多吃了 936 mg 的钾。

② 多吃高钾低钠的食品，可参照表 11 自行选择。

表 11　部分食品中钾和钠含量（mg/100 g）比较表

食物	钾	钠	食物	钾	钠	食物	钾	钠
玉米（黄）	300	2.3	葡萄干	995	19.0	鸡肉	123	47.0
小米	284	4.3	乌枣	498	1.2	干海参	356	4 967.0
小麦粉	124	1.2	枣（干）	5 244	6.2	鲜海参	43	503.0
大米	105	3.8	钙奶饼干	83	112.0	鲅鱼	370	74.0
高粱米	281	6.3	面包	12	652.0	咸鲅鱼	290	5 350.0
黄豆	1 503	2.2	土豆	342	2.7	带鱼	366	246.0
黑豆	1 377	3.0	红薯	130	28.0	牛奶	109	37.0

（续表）

食物	钾	钠	食物	钾	钠	食物	钾	钠
豌豆	332	1.2	黄瓜	102	4.9	绿茶	1 161	28
绿豆	787	3.2	洋葱	147	4.4	黑芝麻	358	8.3
芸豆	112	4.0	茄子	142	5.4	芝麻酱	342	
花生	587	3.6	黑木耳	757	48.5	红糖	240	18.3
豆腐	107	2.3	冬菇	1 155	20.4	蜜橘	177	1.3
豆皮	536	9.4	鸡蛋	121	125.0	樱桃	232	8.0
杏仁	106	7.1	咸鸭蛋	184	2 706	香蕉	256	0.8
榛子	1 244	4.7	猪肉	305	57.0	苹果	119	1.6

03 几种主要的微量元素

（1）铁——氧携带者

铁是血红蛋白的重要组成部分，血红蛋白主要负责向细胞输送氧气，并转运二氧化碳。人体 60% 的铁以血红素的形式存在。肉类中的血红素铁较易于吸收，膳食中的铁吸收率平均约为 10%，各种食物间吸收率有很大差别，动物性比植物性食品中的铁吸收率要高。铁是锌的拮抗物质，提高铁的摄入量就必须增加锌的摄入量，而维生素 C 却能使铁的吸收率大大提高。

铁的功能主要用于血红蛋白的合成，缺铁时主要表现为血液中血红蛋白减少，即缺铁性贫血。中国 RNI 建议中老年人摄入量为 15 mg。

预防缺铁的几项措施：

① 食用含铁丰富、吸收率高的食品，如动物肝脏、肉类、豆类等

（见表 12）。

② 增加膳食中的维生素 C 和锌，并与含铁食物同时摄入。

③ 使用铁质炊具可增加膳食中的铁含量。

表 12　常见食物中铁含量（mg/100 g）和吸收率（%）表

名称	含量(mg)	吸收率(%)	名称	含量(mg)	吸收率(%)
黑木耳	185.0	不详	瘦牛肉	3.2	22
海带	150.0	不详	蛋类	2.7	3.0
猪肝	25.0	22.0	瘦猪肉	2.4	22
鸡血	25.0	不详	大米	2.3	1.0
大豆	11.0	7.0	玉米	1.6	3.0
赤豆	5.2	3.0	鲫鱼	1.3	不详
标准面粉	4.0	5.0	鱼	0.7~1.6	11.0

（2）锌

成人体内含锌 2~3 g，其中 2%~3% 在所有组织中，3%~5% 在红细胞中，其余在血浆中。

锌在人体中具有极其重要的功能，它是人体中 200 多种酶的组成部分，如具有强氧化力的 SOD（超氧化物歧化酶）等。几乎每种重大疾病都与缺锌有关，包括糖尿病和癌症。缺锌时免疫力低下、T 细胞功能受损、胸腺因子活性降低、DNA 合成减少。几种食物中的含锌量（见表 13）。

中国 RNI 中老年人每日摄入量为 11.5 mg。

表 13　几种食物中的含锌量（mg/100 g）

名称	含量(mg)	名称	含量(mg)	名称	含量(mg)	名称	含量(mg)
牡蛎	47.50	猪肝	5.78	猪肉	2.99	杂粮	1.64~2.55
核桃	12.59	大麦	4.36	鸡肝	2.40	鸡肉	1.09

（续表）

名称	含量（mg）	名称	含量（mg）	名称	含量（mg）	名称	含量（mg）
香菇	8.50	蛋黄	3.79	对虾	2.36	鸡蛋	1.10
松子	5.83	牛肉	3.70	鲤鱼	2.08	草鱼	0.87
榛子	5.80	香大米	3.29	鲫鱼	1.94	鸡血	0.45

（3）硒——抗癌矿物质

中国最先发现了缺硒导致的克山病。这是一种在土壤中缺硒区域发生的地方性心肌病。

1973 年 WHO 确认硒为人体必需的微量元素。硒主要是通过与蛋白质特别是与酶蛋白结合发挥抗氧化作用。硒与其他微量元素、维生素具有协同作用，如硒与锌、铜及维生素 E、维生素 C、维生素 A、胡萝卜素等协同，清除体内代谢废物——自由基。硒对有毒元素（如镉、汞、砷、铊等）有拮抗作用；硒能防止镰刀菌（T–2）对心肌细胞、肝细胞和软骨细胞的损害；硒可抗病毒；硒对致癌物质——黄曲霉毒素 B_1（AfB_1）诱导的白细胞 DNA 非程序合成有阻断作用，并可阻止乙型肝炎转为肝癌。

硒是谷胱甘肽过氧化物酶的重要组成部分，硒摄入量增加 10 倍，体内这种酶就会增加 1 倍。由于许多氧化物可诱发癌症，因此谷胱甘肽过氧化物酶的抗癌和抗衰老作用就十分重要；还有保护心血管和心肌的健康、降低心血管病发病率的作用。

概括硒的基本作用：

① 食物源抗氧化剂，能清除体内过多的氧自由基，防止细胞膜脂质过氧化。抗自由基的作用超过维生素 E 和维生素 C 的 300~500 倍。

② 提高整体免疫力，促进人体特异和非特异性免疫、体液免疫和细胞免疫功能，使之处于平衡状态。

③ 防癌、抗癌，是治疗肿瘤较为理想的辅佐剂。

④ 降低血脂、血压，预防动脉粥样硬化，减少血栓形成等。

⑤ 预防病毒性肝炎、肝硬化、脂肪肝、酒精肝、肝癌变等。

⑥ 代替胰岛素功能，激活胰岛细胞正常工作。

⑦ 防衰老，保护视力。

⑧ 防治克山病、大骨节病。

⑨ 硒和金属有很强的亲和力，是一种天然对抗有毒重金属的解毒剂。

中国是缺硒国家，据中国农科院1980年对全国25个省区农作物含硒量调查，严重缺硒地区占29%，缺硒地区占43%，故补硒应引起高度重视。补硒原则：首先应以摄入含硒量比较高的食物为主（见表14），也可适当选用近年开发出的富含硒的各类保健品和食物，如硒酸酯多糖、硒酵母、硒蛋、富硒蘑菇、富硒麦芽、富硒茶叶、富硒大米等。

中国RNI推荐中老年人每日硒摄入量为50 μg，最大耐受量为400 μg。

这里要特别提出警示：硒在人体中不足会引起疾病，如果过量则会引起中毒。如果持续摄入含硒高的食物或补充剂就会出现疾病。急性中毒表现有呕吐、腹痛、呼蒜气、流涎、头发和指甲脱落、皮疹、周围神经炎，严重时可发生呼吸功能紊乱、呼吸衰竭等。还有研究认为，体内硒充足的糖尿病患者，过量补硒会加重病情。

表14　几种含硒量（μg/100 g）较多的食品表

名称	含量（μg）	名称	含量（μg）	名称	含量（μg）	名称	含量（μg）
麸皮	10.49	扁豆	32.00	油菜	13.00	牛肉	19.80
高粱米	9.90	花豆（紫）	74.00	蘑菇（干）	39.20	猪肝	19.00

（续表）

名称	含量（μg）	名称	含量（μg）	名称	含量（μg）	名称	含量（μg）
挂面	11.13	花豆（红）	19.00	白果	14.50	鲅鱼	51.80
小麦胚粉	65.20	豌豆	41.00	南瓜子	27.00	海参	150.00

（4）铜

人体中含铜总量为 100~150 mg。缺铜可影响血红蛋白合成，骨骼结构疏松易碎，心脏、主动脉等大血管中弹性蛋白质含量降低，易发生动脉瘤和血管破裂、脑组织萎缩、神经元减少以及影响激素分泌等生理、生化、病理过程有影响。

中国 RNI 中老年人每日摄入量为 2 mg。

铜广泛存在于各种食物中，如谷类、豆类、坚果、动物肝肾、贝类等。通常成人每日可从膳食中获取铜 2.5~5.0 mg，所以一般不会有缺铜的危险。

如果体内蓄积铜过多，可导致心血管病、增加患风湿性关节炎的风险。所以铜是一把双刃剑，微量有益，过量有害。

04 警惕有毒元素的侵害

英国权威营养学专家霍尔福德（Houlford）创建“最佳营养”概念，它包括两个方面：一是增加营养物质的摄入；二是避免摄入非营养物质及对人体有害的物质。

有毒害的元素包括铝、镉、铅、汞、铜及一些农药、除草剂中的砷。通过对毛发分析检测，发现这些有毒元素随着年龄增长而在体内蓄积，对人体造成伤害。

（1）铝

铝元素是老年痴呆症最重要的致病因素。

铝广泛应用于包装业，很多物品如抗酸剂、牙膏管、除臭剂、铝箔、铝罐、铝锅等都含铝。还发现人体内缺锌越严重，就会吸收更多的铝。铝还会与体内维生素、矿物质结合而阻碍它们的吸收利用。

（2）镉

在体内锌含量低的情况下，镉可在人体内尤以脑、肝、肾内蓄积，并与其他必需矿物质、维生素结合而影响它们的吸收。

吸烟是导致摄入镉的主要原因（包括间接吸烟者），吸烟者只吸入15%的烟，其余部分散布于空气中被附近的人吸入。生长于污染水中的贝类也会蓄积镉。

（3）铅和汞

铅最主要的来源是空气污染，特别是使用含铅汽油的汽车尾气。人体长期蓄积可引起铅蓄积或铅中毒。汞的主要来源是被污染的江、河、湖、海所产的各种水产品或补牙材料中。汞有剧毒，可阻碍大脑正常功能，使人发生神经性、精神性疾病及老年痴呆症等。

对抗各种有毒元素的食品有大蒜、圆葱和鸡蛋中的蛋氨酸和胱氨酸，都可对抗汞、镉、铅的毒性。海藻、褐菜、苹果、胡萝卜和柑橘中所含果胶均可螯合并清除重金属元素。

第六章

膳食纤维

20 世纪 70 年代前曾认为膳食纤维是粗纤维、食物残渣废料，不被消化吸收而排除在营养素之外。自从 1976 年特罗韦尔（Trowell）等学者研究提出食物中膳食纤维含量与某些疾病的发生明显相关后，膳食纤维成为营养学家、流行病学家及食品科学家的研究热点，现在已被列为七大营养素之一。医学研究表明许多疾病的发生与缺少膳食纤维有关，它对人体具有重要的生理功能，对结肠癌、冠心病等许多疾病有防控作用。

01 什么是膳食纤维

膳食纤维一词是 1976 年首由特罗韦尔等学者提出，1999 年将膳食纤维定义为“食物中不能被人体内源酶消化吸收的植物细胞、多糖、木质素及其他物质的总和”，此定义涵盖食物中大量组成成分，包括纤维素、半纤维素、木质素、胶质、寡糖、果胶等。2001 年《美国化学家协会》给膳食纤维的最新定义为：膳食纤维是具有抗消化特点，且在小肠中不能消化的碳水化合物或其他类似物。

02 膳食纤维分类

（1）根据溶解性

分为可溶性和不溶性两种，前者可溶于温水或热水，包括果胶、树脂、葡聚糖、瓜儿果胶、羧甲基纤维素等；后者包括纤维素、半纤维素、木质素和壳聚糖等。水溶性膳食纤维在许多方面比不溶性膳食纤维具有更强的生理功能。

（2）根据不同来源

① 谷薯类：包括小麦、大麦、燕麦、玉米、荞麦、麸皮、红薯、土豆等，其中燕麦被公认为是优质膳食纤维，能显著降低胆固醇含量，有助于防控心脑血管疾病，尤其是麸皮纤维含量最高。

② 豆类：包括大豆、豌豆、蚕豆、黑豆及瓜儿豆胶和刺槐豆胶等。

③ 水果类：包括果渣纤维、果皮纤维、全果纤维和果胶等。水果类纤维一般用于高纤维果汁、果冻及其他果味饮料中。而红果干、桑葚干含纤维量最高。

④ 蔬菜类：包括甜菜、胡萝卜、竹笋、茭白及各种蔬菜粉等。

⑤ 生化合成或转化类纤维：主要包括改性纤维素和聚葡萄糖、水解瓜尔胶、微晶纤维素和抗性糊精等。此类人工合成纤维素功能突出，性能优越，成分明确和纯度高，是膳食纤维类产品中比较受欢迎的品种。

⑥ 其他类：包括真菌类、坚果类等。

03 膳食纤维理化特性

（1）吸水性强

膳食纤维比重小，体积大，其化学结构中又含有很多亲水基因，所以吸水性极强，一般能使体积增大1.5~2.5倍，而小麦纤维吸水后甚至可膨胀10倍。产于四川的魔芋中的葡甘聚糖吸水后可膨胀100倍。由于吸水性可增加人体排便体积和速度，减轻直肠内压力，促进粪便排泄，从而防治便秘。

（2）具有充填剂增大容积的作用

吸水后体积增大，使胃肠道腔充满空间，从而延缓消化排空时间，有饱腹感，可减少食量而达到减肥效果。

（3）具有调整肠道微生物菌群的功能

膳食纤维可被大肠内有益菌群发酵成乙酸、乳酸等有机酸，降低肠道内pH值，促进肠内有益菌——双歧杆菌的生长，防止肠道黏膜萎缩，维持肠道微生物平衡与健康。发酵产生的有机酸，能加快食物在胃肠道的蠕动与消化，促进粪便排出，防止肠内有毒物质刺激肠壁及毒素的过长停留时间，以利防控结肠癌。

（4）对有机化合物有吸附螯合作用

膳食纤维表面有许多活性基因，可以螯合吸附胆固醇和胆汁酸之类有机分子以抑制其吸收，还能吸附肠道内有毒化学物质，或有毒医药品等，一并排出体外。

04 防控疾病功能

（1）防控结肠癌

膳食纤维有降低结肠癌发生风险的结论，已被 WHO 和 FAO（世界粮农组织）等国际专业机构所认可。通过实验研究表明，膳食纤维防结肠癌的机理可能与抑制腐败菌生长有关。结肠中一些腐生菌能产生致癌物质，而肠道中的有益微生物利用膳食纤维产生短链脂肪酸，特别是丁酸能抑制腐生菌生长，从而减少致癌物与结肠接触机会。胆汁中的胆酸和鹅胆酸，可被细菌代谢为次胆汁酸和脱氧胆酸，这两种酸都是致癌剂和致突变剂，而膳食纤维却可束缚胆酸和次胆汁酸将其排出体外。

大量事实证明，结肠癌患者多有严重便秘史，尤其喜好肉食等高蛋白质饮食，又缺少膳食纤维，可使食物残渣在肠道内停留时间从 24 小时延滞到 72 小时。由于蛋白质长时间滞留，并在肠道腐生菌作用下而降解产生致癌物。

膳食纤维一方面因具有强吸水性和膨胀性，促进通便防止便秘；又能在大肠中有益菌作用下产生大量的丁酸，通过抑制肿瘤细胞分化诱导其消亡，还能诱导谷胱甘肽转化酶合成抑制诱变物（如亚硝胺、氮——过氧化物）潜在毒性，从而达到抗癌作用。

（2）防控心脏病

长期实验研究和临床资料证明，血清胆固醇含量的升高会导致心脏病。胆固醇代谢途径主要是通过粪便，而胆汁酸又是胆固醇的代谢产物，由于胆汁酸被膳食纤维吸附排出体外，为了补充胆汁酸的不足，就需要有更多的胆固醇进行代谢，体内胆固醇含量因此显著降低，从而达到防控动脉粥样硬化和冠心病的发生。

（3）防控糖尿病

20世纪70年代有学者发现，使用高碳水化合物加高纤维食物时，血糖得到明显改善，使糖尿病患者胰岛素使用剂量明显减少，甚至完全不使用胰岛素。其降糖作用的机理：① 纤维素对胃肠的机械效应，如增加容积使胃肠排空时间延迟，增加饱腹感，减少糖分的摄入。② 影响小肠吸收，减缓肠中酶促食物消化速率。③ 影响 α-淀粉酶对淀粉的降解作用，延长酶解时间，降低肠液中葡萄糖的吸收速度。④ 膳食纤维阻碍胃肠肽的分泌，故减少对胰岛素分泌的刺激作用，改善了胰岛素抵抗，因此可有效降低餐后血糖。

（4）防控便秘

便秘是成人常见的多发病，中国成人便秘发生率为37%，女性高过男性，老年人便秘更明显高于中青年。便秘原因很多，但膳食中缺少纤维素是不可忽视的最重要因素。膳食纤维改善便秘的机理，因其溶解性不同分为两种：① 水溶性纤维素通便作用机理。因其在肠道内呈溶液状态，有较好的吸水性，且易被肠道细菌酵解产生丁酸、丙酸、乙酸等，能降低肠道菌群发酵后产生的终产物（二氧化碳、氢气、甲烷等气体），亦能刺激肠黏膜促进肠蠕动，从而加快粪便的排出速度。② 不溶性纤维素通便机理。因具有吸水和膨胀性，又不易被酶消化或不易被肠道内微生物酵解，可以形成较多的固体食物残渣，增加粪便质量体积，使粪柔软，易于排出，从而缩短食物残渣在肠内通过的时间，防治便秘。

（5）防控肥胖

肥胖症的发生与饮食缺少膳食纤维、摄入过多的热量密切相关。如果摄入的食物中含丰富的纤维素，将会减少能量的摄入。由于膳食纤维的膨胀性，增加饱腹感而减少食量，加上凝胶纤维的延缓食物消化吸收作用，这就从源头上控制能量过多摄入，从而达到减肥的目的。此外还具有防痔疮、防胆结石等功能。

05 如何补充膳食纤维

（1）膳食纤维的摄入量

中国营养学会建议的膳食纤维素参考摄入量为每日 30g。

（2）补充以天然膳食纤维为佳

膳食纤维的补充，应以含纤维素量较高的天然食物为主。如选择纤维素高的豆、谷、薯类等食品，相互搭配，能比较轻松地满足每日进食 30 g 纤维素的要求。可参考表 15 中所列各类食品，自行选择。

（3）人工纤维片不如天然食品

人工纤维片虽然含纤维量高，但不吃含纤维素高的谷、薯、蔬、果等天然食物，单靠纤维片是无济于事的。市场上的富含纤维的强化食品，如高纤维饼干、高纤维零食等，为了改善口感而添加过多的油脂、糖、香料等添加剂，不仅对防病减肥不利，甚至起反作用。

（4）摄入的禁忌

胃肠功能不好者，不宜过量摄入膳食纤维，一般每日 25~30 g 是安全的，如超量可能刺激胃产生腹胀等不适。

表 15　常见各类食物中的纤维素含量（%）比较表

类别	含量（%）	食物名称
谷薯类	4~10	从多到少：小麦粒、大麦、玉米、荞麦面、薏米面、高粱米、黑米、麦片、燕麦片、土豆、红薯、白薯
豆类	6~15	从多到少：黄豆、青豆、蚕豆、芸豆、豌豆、黑豆、红豆、小豆、绿豆

（续表）

类别	含量（%）	食物名称
菌类	30 以上	发菜、香菇、银耳、木耳、松蘑
坚果	3~14	10 以上：黑芝麻、松子、杏仁 10 以下：白芝麻、核桃、葵花子、花生仁
水果		最多为红果干（50），其次为桑葚干；较多者有樱桃、酸枣、黑枣、大枣、小枣、石榴、苹果、鸭梨
蔬菜		笋类的含量最高，笋干（30~40）。其他含纤维素较多的有蕨菜、菜花、菠菜、南瓜、白菜、油菜

笔者曾用麸皮（含纤维量达 31%），每日两满羹匙放入芝麻糊或稀粥中一起食用，通便效果极佳，而且麸皮中还有含量相当高的钾、钙、镁、铁、锌、硒等常量元素和微量元素，价格又非常低廉。目前笔者已改用（因麸皮不好买）含 ω–3 量高的亚麻籽油，每日服用一羹匙，通便效果同样好。

第七章

水是生命之源、健康之本

俗语说“人可七日无粮，不可一日无水”。从生理学上讲，健康人禁食可以活四周，但禁水一周也坚持不下去。已知成年人体内 70% 是水，而人体脱水的状况会随着年龄的增长而增加，所以中老年人更需要补水。

01 中老年人更需要水

人体水分在胎儿期占 90%、婴幼儿占 80%、成年人占 70%。人体各器官中的水分：血液占 90%、肾脏占 83%、心脏和大脑各占 80%、肌肉占 76%、肝脏占 68%、骨骼和牙齿各占 22%。有资料表明，人体缺水超过 2% 可出现口干、口渴、尿少、精力下降；缺水超过 6% 可出现头晕、心慌、烦躁、无力；超过 8%~15% 会出现酸中毒、昏迷、休克等；超过 20% 就有生命危险。

研究表明人体水分随着年龄增长而递减。科学家曾对 20—30 岁年轻人一组和 65—75 岁身心健康的老年人一组作对照实验，两组人禁水 24 小时后，血液含盐量均增高，失水量都占体重的 2%，随后一小时

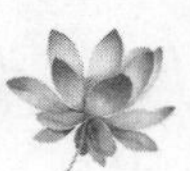

两组人可以自动随意饮水，结果老年人组人均饮水 0.25 kg，年轻人组人均饮水量 0.6 kg。饮水后，年轻人组缺水现象很快消失，老年人组则仍呈缺水状态，这表明老年人机体对脱水不敏感，其脱水症状也较难纠正。

人体整个生命过程中，以老年期含水量最低，一般为体重的 60%。不爱喝水、喝汤者为 60% 以下。有研究指出老年人水分不足很突出，每过 10 年体内水分平均丧失 2~3 kg，而且主要是细胞内脱水。细胞内与细胞外含水量之比，从 1∶1 减少到 0.8∶1。

人体渴感和对水的需求感，随着年龄的增长而越来越弱，这是因为人过中年后，血浆血管紧张素（RA）和肾上腺素水平呈进行性降低，心钠素分泌增加，从而导致钠离子不断丢失，使人体对缺水的口渴感反应降低，因而平时饮水不足，久之造成机体慢性脱水。

人体缺水危害极大，它不仅可以引起人体的生理代谢功能失调，而且也是导致机体衰老的重要原因，如老年人皱纹、老年斑日益增多，皮肤干燥、弹性低，容易视力模糊、口干、便秘等，而更为重要的是易引发各种老年人的慢性病。

02 水与健康和疾病的关系

我们饮水是为了满足细胞功能的需求，饮水量减少会导致细胞内含水量减少，从而影响细胞活力。慢性脱水会引发一系列症状和疾病的产生。美国医学博士 F. 巴特曼（F. Buchtman）在所著《水是最好的药》一书中指出：“如果我们了解了水在身体内具体的运行情况，就会恍然大悟……我们会惊讶地发现许多疾病的病因仅仅是身体缺水。身体缺水造成了水代谢功能紊乱、人体生理功能紊乱，最终导致诸多疾病的产生……而治疗这些疾病的方法简单得令你难以置信，那就是喝足够量的水。”

（1）疼痛与水

身体慢性疼痛（非外伤、非感染），首先要考虑慢性缺水。什么部位疼痛就是什么部位缺水，它包括消化不良性疼痛、风湿性关节痛、心绞痛、腰部痛、偏头痛和持续性头痛等。

（2）肥胖与水

F. 巴特曼博士认为身体脱水是肥胖的根源。人体的饥饿感和口渴感，这两种感觉出现在同样的区域，都是组胺引起的，人们容易将两者混淆。例如贪食症者或肥胖者最有可能是把口渴当作饥饿，就是说本应喝水却选择了进食。过量进食自然会使身体肥胖，防止过量进食，最有效的办法就是养成餐前半小时喝足够量水的习惯。

（3）心脑血管病与水

脑血栓、心律失常、心房纤颤、心肌梗死等都与机体缺水有关。脑梗死、心肌梗死常发生在早晨，就是由于夜尿、皮肤和呼吸排出体液，使血液黏稠度、血小板凝聚力和黏附力增高的原因，一日内清晨血压最高也是这个缘故，所以清晨起床后的第一件事，即喝下一大杯水（500 ml 左右，有心功能障碍者量要减少），及时补充水分不足、稀释血液、扩张血管、降低血压，这是防止心脑血管栓塞的最有效的良方。

（4）高胆固醇与水

人体胆固醇超标固然与摄食高胆固醇食品有关，但这并非绝对，体内缺水也是重要因素。

人体细胞膜呈双层结构，胆固醇是在这双层膜中间制造出来的。胆固醇的一个重要功能是防止细胞内水分外流，当身体严重脱水时，

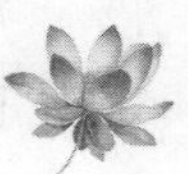

胆固醇会大量增加，以阻挡细胞内水分外流。随着脱水状态的改善，胆固醇的产量则随之降低。

（5）细胞与水

细胞是生命体的最小单位，为了保证细胞活力和与生命攸关的生理生化反应，没有足够的水是难以完成的。细胞所需的各种营养素、矿物质、氧气和排出细胞内代谢产物以及大脑产生的所有激素等，都必须有充足的水才能完成。可见水可以使细胞健康，只有细胞健康才是生命的基础。

03 饮用什么样的水

（1）水质污染和饮用水的标准

饮用水污染的环节太多，例如水源的污染程度远远超过了自来水厂处理能力；管道的二次污染至今尚无有效的解决办法；二次加压水箱（柜）的污染程度更加惊人，故终端用水质量根本无法得到保障。美国曾在自来水中检测到的污染物竟达765种，其中包括有机物苯、酚、四氯化碳、农药、化肥、洗涤剂和重金属汞、铅、镉等，以及砷、氟、亚硝酸盐等。

为了达到饮水安全和健康的要求，中国曾多次修改饮用水标准，新标准从原35项大幅度增加到105项。WHO对饮用水概括了如下几项标准：

① 无毒（无化学污染）、无害（无病原微生物）、无异味。

② 硬度（以碳酸钙计）为50~100 mg/L。

③ 矿物质（钙、镁、钾、钠、硒等）适中。

④ pH值为7.4左右。

⑤ 水含氧等于或大于 7 mg/L。

⑥ 小分子水：5~6 个水分子。

⑦ 生理功能（溶解力、渗透力、扩散力、乳化力、洗净力等）好。

以上 7 项是最为理想、健康的饮用水。

目前市场上流行的饮用水种类繁多，诸如各种净水器处理的水、矿泉水、纯净水、电解离子水以及各种类型的瓶装水、大桶水及各种功能的活化水，如用臭氧、永磁铁、纳米级托马林材料处理的水等，而绝大多数人还是饮用烧开了的自来水。那么究竟哪一种水更好呢？自然是更接近上述 7 项标准者为最好。

（2）为什么要饮小分子水

水是由 2 个氢原子（H）和 1 个氧原子（O）组成的。水分子有好聚团的特性，由 6 个水分子缔合的是小分子团，由 13 个以上缔合的是大分子团。水的分子团越小，能量越大，其渗透力、溶解力、代谢力、乳化力亦越强，活性越高。尤为重要的是人体细胞只能让小分子团（直径 0.5 nm）通过进入细胞内，而大分子团（直径 6 nm）是老化水（甚至几十个分子组成），根本无法进入细胞。这就是为什么强调要饮用小分子团水的根据和理由。

（3）有条件者最好饮用净水器处理过的直饮水

饮用水的温度最好小于 30℃，它正好适合于胃肠道生理机能，无刺激，吸收率也高。美国科学家约翰（John）研究发现，凉开水或生饮活化水，内聚力强，更易透入细胞，且生物活性高。

（4）不喝死水，喝活水

我们已知水分子之间有相互吸引起团的趋势。水如果不经常撞击，不经常处于流动状态，或长期处于静止状态，则水分子越来越会缔合成为大分子团，分子数可高达 30~40 个。研究表明，刚被提取经常撞

击运动的深井水，含亚硝酸盐仅有 0.017 mg/L，但在室温下储存 3 天就上升到 0.914 mg/L，增加了 52 倍。原来不含亚硝酸盐的水，放置 1 天，亚硝酸盐为 0.000 4 mg/L，放置 3 天为 0.11 mg/L，放置 20 天可增加到 0.73 mg/L。其实桶装或瓶装的纯净水、矿泉水等也会因放置时间过长而受到污染。有研究发现，经过饮水机后的桶装水，其常温水样中的微生物污染随时间的延长而上升。一般即使在清洁环境空气中，细菌数也有 4 000 个 /m^3，这些细菌随着桶内水的减少、空气的增加而增多。故饮水一定要喝新鲜、流动的水，不要喝过夜、放置时间过长的水。

（5）饮料和酒精类都不能代替水

咖啡、浓茶、啤酒、碳酸饮料、牛奶、果汁都不能代替水。咖啡、浓茶或可乐等都含有天然刺激物——咖啡因及少量茶碱，均有强烈的利尿作用，从体内排出量远超过摄入量，喝这类饮料不仅无助于体内补水，反而缺水更甚。喝茶是中国的传统文化，茶具有利尿脱水作用，特别是绿茶中含有丰富的营养保健物质，所以，人们还是习惯于喝茶。碳酸饮料等都含有糖分、香精、色素、防腐剂等，故不能代替水。

总之，饮用什么样的水可根据自身的条件和习惯，权衡利弊，进行选择。建议首选净水器处理过的水、功能活化水，其次为温白开水。

04 怎样喝水

（1）不要等口渴时才喝水

长期以来，人们总是认为饮水是为了解渴，口渴才是人体需要水的唯一信号，这种根深蒂固的观念和习惯，已被众人所接受。“不等口渴就要补水”是历经了 22 年研究水分子生理学的美国 F. 巴特曼医学博士提出的。他认为，如果我们没有及时地给身体供应水分，身体在脱水过程中细胞内 66%、细胞外 26%、血液中 8% 的水分会流失，此时（感到口渴之前）体液就会凝缩和黏稠而无法携带能量、蛋白质和酶类供给细胞。因此，为了让所有的细胞充分发挥生理功能，就必须及时补足水分。所谓及时就是在身体已经有脱水征兆而你尚无口渴感觉时就要补水，特别是中老年人对于口渴的感知力，随着年龄的增长而下降，等到口渴时才喝水是晚之又晚了。

（2）应该喝多少水

人对水的需求量与体重、热能消耗成正比，每消耗 1 kcal 热量需 1 ml 水，有学者提出每千克体重需要 30~40 ml 水。正常情况下，人体水分进出是平衡的。有人主张，以每人每日进出水量 2 300 ml 为例，其中进水量包括饮水 1 400 ml、固体食物 700 ml、细胞氧化产生水 200 ml；排水量包括尿 1 400 ml、粪便 100 ml、汗 100 ml、皮肤蒸发 350 ml、呼吸道挥发 350 ml，二者正好进出平衡。现在多主张每日 8 杯水，这种倡议并不准确。这个杯子容量是多少？而且不论男女、身高、体重一律 8 杯水必然造成“旱、涝”不均。笔者建议，每日每千克体重需水量以 30 ml 左右为宜。

（3）需要控制饮水量的人

① 肾病或肾功能不全的患者，因排水、排盐功能障碍，蛋白质大量流失，而使血渗透压下降，若喝水过量会使水肿更加严重。

② 心脏病患者，特别是心力衰竭患者，会因肾脏血流与灌注功能不正常，无法使人体内水分顺利排出，导致全身水肿。过量水会增加心肺负担，甚至发生低钠血症，出现恶心、呕吐、抽搐、昏迷等。

③ 肝功能异常伴有腹水者。

喝水、喝好水、喝足够量、喝适量的水、不要等口渴时才喝水，这是保障人体健康最为有效又最简单的办法。

第八章

自由基与抗氧化剂

自由基是人类健康最凶恶的敌人，抗氧化剂是专门对抗自由基的健康“保护神”。

01 自由基

（1）什么是自由基

自由基是1832年德国化学家冯·李比希（Von Liebig）在化学反应中首先发现并命名的，化学上也称游离基。生物体系中的自由基直至20世纪50年代才得以确认。随着近代生物物理检测技术的发展，许多生命现象的自由基机制被揭示，目前已形成了自由基医学和自由基生物学等新兴学科。自由基理论已渗入医疗预防、卫生保健、疾病衰老等诸多学科，为疾病的病因、发病机理、诊断治疗、疾病预防、抗衰老等开辟了新的途径和发展前景。

什么是自由基？众所周知，物质（包括人体）都是由分子组成的，分子是由原子构成，原子是由带正电的原子核（中子+质子）和带负电的核外层电子组成（原子是中性的）。两个原子组成分子时各出一个电子，成为共价键后则分子很稳定，如果共价键中配对的电子因故缺一个或多一个时，就成为不稳定的自由基。现在公认的定义是任何包含一个未成对电子的原子团、分子或离子均称为自由基。

由于自由基呈现高度不稳定性，具有强烈愿望去抢夺别的物质的一个电子，使自己外围电子配对成为稳定状态，然而如此一来，被抢夺电子的原子（外围电子不配对了）也成了自由基，而它又从其他原子那里以同样方式抢夺电子，如此连锁反应的结果，使体内产生了一连串的自由基。这种抢夺电子的现象，化学上称为氧化。

（2）自由基的来源和形成

自由基的种类繁多，存在的空间无处不在，它们以不同结构和特征在与其他元素结合时发挥不同作用。自由基生成过程复杂多样，加热、燃烧、光照、一种物质与另一种物质接触或任何一种化学反应都会产生自由基。

自由基在生物体内普遍存在，是与生俱来的。按化学结构可分为三种类型：① 半酰类；② 氧中心自由基，也称氧自由基；③ 其他含碳、氮、硫为中心的自由基。人体中氧自由基占 95% 以上，人体每日所吸入的氧气中有 1%~3% 转化为氧自由基。

人体自由基来源：一是外源性；二是内源性。

外源性自由基：如 γ 射线、X 射线、紫外线、汽车尾气的碳化氢、空气烟雾、氟利昂、臭氧、光分解产生的多种碳物质、各种煎炒烹炸食物等均可产生大量自由基。过去对吸烟，只知焦油烟碱、尼古丁、苯并芘的危害，其实危害最大的又难以控制的是大量自由基的存在。还有农药、化肥、抗生素、镇静药、抗结核药、硝基化合物、含酰式抗癌药、类固醇激素以及化学合成食品的添加剂、保健品等，都可成为自由基的来源。

内源性自由基：氧气是人体新陈代谢过程中的最关键物质，是人体

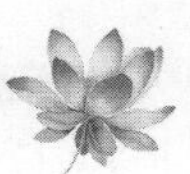

生命活动的第一需要，它在促进新陈代谢生化反应过程中，在细胞内的线粒体、内质网等细胞器中，都可产生氧自由基。机体通过酶促反应和非酶促反应产生的活性氧，能攻击生物膜磷脂中的不饱和脂肪酸，引发自由基连锁，产生脂质过氧化物。此外，工作压力过大、生气上火、抑郁、失眠、过量运动、炎症、高热、应激等因素都可引发人体内产生自由基。

（3）自由基对人体的危害

自由基是一把双刃剑，一般情况下生命活动离不开自由基。人体每时每刻都在运动，每一瞬间都在燃烧能量，而负责传递能量的就是自由基。它还可以杀灭细菌、寄生虫，参与肝脏解毒，促进前列腺素、凝血酶原、胶原蛋白的合成，在调节细胞分裂和生化反应中充当氧化还原的信号因子。

在正常情况下，由于人体具有抵御自由基侵害的抗氧化体系，使自由基在体内不断产生又不断被清除，处于平衡状态，因而对生命是无害的；但是当身体处于免疫力低下时，或内外源性自由基大量生成和侵害时，加之内外源性抗氧化能力减弱，使自由基活动失去控制，生命秩序遭到了破坏，这就必然引发人体出现一系列的健康问题。

大量资料显示，影响人体健康因素中的自由基占 85% 左右，其直接引发肿瘤、心脑血管病、糖尿病、血液病、炎症、衰老及肝、肺、肾、脑、皮肤等疾病，有 100 余种，间接引发的有 6 000 余种。

由于自由基的主要特点是强攻击性、连锁反应性和无专一性，并能快速传递与增殖，几乎与生物体内所有组织器官发生反应，所以在失控的情况下，对人体的损伤是全方位的，是危害人体健康的首恶分子。

自由基对人体的危害：

① 对生物膜的破坏：细胞核、亚细胞器膜都是双层结构，最易受攻击的是双层膜中间的不饱和脂肪酸的脂类过氧化，引起线粒体膨

胀、酶的失活、蛋白质合成被抑制等，这是引发许多疾病的根源和病理基础。

② 自由基可直接作用于蛋白质与其最邻近的氨基酸发生反应，使蛋白质过氧化、分子结构改变、蛋白质变性，如老年人皮肤皱纹斑点、骨骼变脆等都与胶原蛋白质的变性有关。

③ 对核酸和染色体的损害，导致生物体基因突变，严重者造成细胞死亡。

④ 对脂肪组织的作用：氧自由基可以攻击遍布全身的脂肪组织，可导致动脉粥样硬化，引起心脑血管病；使神经退行性改变引发帕金森病、老年痴呆病；使脂褐素在皮肤细胞中堆积形成老年斑；在晶状体引起白内障；在脑细胞中引起记忆减退、智力障碍、痴呆以及引发自身免疫性疾病如风湿、类风湿病等。

⑤ 活性氧可直接作用于 DNA 的核苷酸而激活原癌基因，使之突变而形成癌肿。

02 抗氧化剂

抗氧化剂是自由基的克星，为了对抗过多的自由基过氧化，其途径：一是利用内源性抗氧化清除自由基系统；二是开发外源性抗氧化物质。

（1）内源性抗氧化系统

大量研究证实，清除体内多余的自由基，主要靠内源性抗氧化系统，包括抗氧化酶系统，如超氧化物歧化酶（SOD）、谷胱甘肽过氧化物酶（GSH-PX）、过氧化氢酶、谷胱甘肽转移酶、血红素加氧酶、铜蓝蛋白（具有亚铁氧化酶活性）等；内源性抗氧化物有谷胱甘肽、辅酶 Q10、硫辛酸、尿酸等。

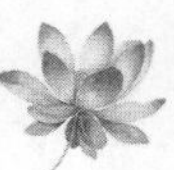

超氧化物歧化酶（SOD）属于金属酶，有三种类型：含铜和锌SOD、含锰SOD及含铁SOD等，均可催化超氧化物阴离子自由基变成无毒的过氧化氢和氧气。超氧化物歧化酶是人类对抗自由基的第一道防线，是一次性清除体内过剩自由基最有效的酶，功效是维生素C、维生素E的几十倍，它具有清除、激活、再生、修复、自愈、供养人体细胞六位一体的功能。特别是能激活神经干细胞分化、促进脑神经及组织细胞再生，修复因免疫力低下对心、肾、大脑、皮肤等人体组织的损伤，增强机体伤后自愈的能力等。

谷胱甘肽过氧化物酶也是金属酶，每一个分子中含4个硒原子。硒是GSH-PX的组成部分，它可使有毒的过氧化物成为无毒的羟基化合物，从而保护细胞膜、核酸等的结构和功能不受侵害。

辅酶Q10，又称泛醌，是人类生命不可缺少的重要元素之一，具有提高免疫力、增强抗氧化、延缓衰老等功能。外源性辅酶Q10广泛用于动脉粥样硬化等心血管系统疾病的防治。

硫辛酸（辅酶）是存在细胞内线粒体的酶，类似维生素，在自然界中广泛存在。在人体肝脏和酵母细胞中含量极为丰富，在食物中常与维生素B_1同时存在，它是人体内可自行合成的重要内源性抗氧化物之一。

这里要特别提到网络抗氧化剂的问题。研究发现，尽管已知抗氧化剂有几百种，但在机体中只有维生素E、维生素C、辅酶Q10、硫辛酸、谷胱甘肽五种抗氧化剂之间存在一种动态的相互作用，能够彼此再生的机制。这种相互再生作用可使抗氧化功效异常强大，所以把它们称为网络抗氧化剂。

（2）外源性抗氧化剂

外源性抗氧化剂种类繁多，按其化学结构和生物活性可分为类胡萝卜素、植物固醇、皂甙、芥子油甙、多酚和黄酮类、硫化物单萜类、植物雌激素、蛋白抑制剂、植物血凝素、多糖及其衍生物等，还包括维生素 A、维生素 E、维生素 C 及组成抗氧化酶的微量元素锌、铜、锰、硒等。

① 多酚和黄酮类。当今已发现有 4 000 余种黄酮类化合物，广泛存在于蔬菜水果中，如在橘子、柠檬、葡萄、柚子和猕猴桃中含量特别丰富。樱桃、青椒、甘蓝、洋葱、番茄和许多草药中（银杏、乳蓟等）都含有黄酮类化合物。

来自大豆、亚麻籽、坚果和全壳类植物中的异黄酮类物质，由于化学结构与雌激素相似，所以能结合到细胞表面上的雌激素受体，从而能激活抗癌机制，有效预防乳腺癌、子宫内膜癌、前列腺癌等。

原花青素（Proanthocyanidins，OPC）是法国波尔多大学化学医学博士杰克·马斯魁勒（Jack Masquelier）于 1974 年最先命名，20 世纪 70 年代首次从葡萄籽中提取 OPC，它是一种具有特殊结构的生物类黄酮，其抗氧化能力远远超过维生素 C、维生素 E 和 β- 胡萝卜素，是目前国际上公认的清除人体内自由基最有效的天然抗氧化剂。原花青素分布广泛，存在于许多植物的皮、壳、籽、核、花、叶中，葡萄籽中原花青素含量最高。

绿茶中的儿茶素和槲皮素化学结构相似，均具有抗突变能力，保护 DNA 不受氧化损伤。流行病学研究表明，饮用绿茶有助于预防胰腺癌和直结肠癌。

② 类胡萝卜素。类胡萝卜素是具有多个共扼键的菇烯基团类化合物，迄今已发现 600 多种。近年来研究较多的主要有番茄红素、β- 胡萝卜素和虾青素等。番茄红素是成熟番茄中的主要色素，是不含氧的类胡萝卜素，其抗氧化能力远大于 β- 胡萝卜素，一个分子可

消除数千个单线态氧分子。虾青素是类胡萝卜素中合成的一种最高级别的化合物，而β-胡萝卜素、叶黄素、角黄素、番茄红素等都不过是类胡萝卜素合成的中间产物，故虾青素是现今发现的最强的抗氧化物。

③ 多糖类及其衍生物。多糖类是来自高等动植物细胞膜中的天然大分子化合物，是一切生命有机体的重要组成部分。如灵芝多糖能够增强 GSH-PX 的活性，促进清除过氧化氢自由基功能。海洋生物多糖有海藻、鼠尾藻、单栖菜、海参、紫菜、螺旋藻多糖等，其中螺旋藻多糖具有显著抗氧化功能，是目前研究较多的热门课题。

④ α-亚麻酸中的二十碳五烯酸（EPA）和二十二碳六烯酸（DHA）。EPA 和 DHA 在紫苏油中含量非常丰富，深海鱼油中也较多，可提高肝、脑组织中 SOD 的活性，发挥抗氧化作用。

⑤ 褪黑素（Melatonin，MT）。褪黑素是大脑松果体分泌的一种神经内分泌激素，具有抗氧化功能。外源性 MT 的研究已引起国内外学者的高度重视。MT 既可直接清除自由基，又可促进抗氧化酶活性，发挥间接抗氧化作用。

⑥ 硒和硒化合物。硒是 GSH-PX 的重要组成部分。有机硒化合物的抗氧化功能是维生素 E 的 50~100 倍。硒能改善胰岛素的功能，其对抗衰老的作用正日益受到学者的重视。目前已开发出富含硒的食用菌、鞭藻、酵母、贻贝及大蒜硒多糖、木耳硒多糖、微藻类多糖。

03 清除自由基的策略

（1）降低自由基数量和活性

① 保持良好的积极心态是降低人体内源性自由基的最关键因素。

人在紧张、愤怒、恐惧、压力等不良情绪时会使交感神经过度兴奋，肾上腺分泌大量去甲肾上腺素，引起血管突然收缩，血压上升，大脑处于缺血状态。当缺血再恢复的瞬间就会产生大量自由基，但当人体大脑在心情愉悦时能分泌脑啡肽（ENK），它是消除过多压力激素和自由基危害的良剂。

② 适度有氧运动，防止剧烈运动产生过多的自由基。

③ 不吸烟，远离吸烟场所。

④ 抵制污染物从空气、水、食品等入侵体内。

⑤ 防止和减少紫外线、X 射线、家用电器的电离辐射污染。

⑥ 远离煎、炸、烧烤、腌制食品，尽可能少吃或不吃含大量添加剂的方便食品及高热量、高脂肪食物。

（2）食用含锌、硒、锰、铜、铁等微量元素高的食物，促进内源性抗氧酶的合成

① 含锰高的有红茶、绿茶、砂仁、黑芝麻、干姜、黑木耳、莲子、胡萝卜、茄子、白菜、糙米、小麦、扁豆等。

② 含铜高的食物有虾、鱼、牡蛎、海蜇、蛋黄、肝、番茄、豆类、果仁、芝麻、茄子、小麦等。

③ 含铁高的食物有猪肝、蛋黄、黑芝麻、绿色蔬菜、木耳、蘑菇、海带、紫菜等。

含锌、硒高的食物分别参考表 13 和表 14。

（3）食用含有抗氧化物的食品

① 番茄和番茄酱中的番茄红素比其他蔬菜水果中含量都高。颜色红的成熟番茄中番茄红素可达 50 mg/kg，而黄的只有 5 mg/kg。番茄必须熟吃，在有油脂情况下更易吸收。

② 葡萄浑身是宝，皮中的白藜芦醇能抑制皮炎，缓和过敏症；果

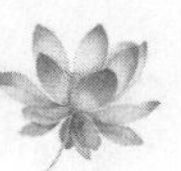

肉中的磷酸肌酸可改善大脑机能；籽中含有强抗氧化功能的原花青素。每日吃一匙醋泡葡萄干或喝 50 ml 葡萄酒有很好的保健功能。

③ 坚果类：每日吃 2~3 种含维生素 E 等多种维生素高的坚果，如花生、杏仁、松子、核桃等。

④ 吃含硫化物的食物：如大蒜、大葱、洋葱、韭菜等。其中研究较多的是大蒜，含有 300 多种化合物，活性最强的硫化物有 30 多种。

⑤ 绿茶：又称不发酵茶，比熟茶（如红茶、乌龙茶等）保留较多的天然抗氧化成分，其中茶多酚、咖啡因保留鲜叶的 85% 以上，其抗氧化能力是维生素 E 的 18 倍。

⑥ 花椰菜：属十字花科，甘蓝的变种，有绿、白两种颜色，绿色的叫西蓝花，比白色的含胡萝卜素高。在《时代杂志社》推荐的十大健康食品中名列前茅。

⑦ 蓝莓：营养丰富，花青素含量高，还有酚酸、SOD 等抗氧化物质。

⑧ 燕麦：是 8 种粮食中营养最丰富的一种。

04 对人工抗氧化剂的评价和选用

（1）抗氧化剂的研制与开发

20 世纪 70 年代初，在生物化学和细胞生物学的基础上发展起来的生物技术，从动植物中提取或合成种类繁多的抗氧化剂产品（功能性食品）大量上市。人们对抗氧化剂的认识和开发利用，随着科技进步而不断深化和升级，至今产品已发展到第 5 代。

第 1 代：抗氧化剂以维生素为主，其中以维生素 A、维生素 C、维生素 E 为代表。

第 2 代：有 β- 胡萝卜素、辅酶 Q10、原花青素、鱼油、松花粉、银杏叶提取物等。

第 3 代：以葡萄籽提取物原花青素为主，还有蓝莓提取物、绿茶素（茶多酚）、硫辛酸、番茄红素等。

第 4 代：虾青素。

虾青素是一种色素，可赋予观赏鱼、虾、蟹、火烈鸟等粉红颜色，化学结构类似 β- 胡萝卜素，属类胡萝卜素的一种，具有最强的抗氧化性。天然虾青素主要来源于雨生红球藻，也可以化学合成。虾青素从化学结构上可分三种类型：

① 人工合成：化学结构左旋 25%、右旋 25%、内消旋 50%，其抗氧化活性极少。

② 酵母菌源虾青素：结构 100% 为右旋，有部分抗氧化活性。

③ 藻源虾青素：结构 100% 为左旋，具有最强的生物活性，超过以往各种抗氧化剂。

第 5 代：复方蓝莓虾青素，是超级复方抗氧化组合，特点是抗氧化活性更强、吸收更好、显效更快。

（2）抗氧化剂和食物中抗氧化能力的测定

抗氧化能力大小可用 ORAC 单位来表示（ORAC 是氧化自由基吸收能力的缩写）ORAC 含量越高，抑制自由基能力越强。

第 1 代：维生素抗氧化剂，维生素 E 为 1.35 单位 /mg、维生素 C 为 1.80 单位 /mg。

第 2 代：鱼油 1 600 单位 /g、松花粉 2 000 单位 /g、银杏叶提取物 4 800 单位 /g。

第 3 代：葡萄籽提取物 1 万单位 /g、欧洲蓝莓提取物 2.4 万单位 /g、阿萨复方浓缩果汁超过 10 万单位 /g。

2007 年不同种类食物中 ORAC 含量的世界排名，见表 16。

表 16　2007 年不同种类食物中 ORAC 单位含量的世界排名

食物种类	ORAC（单位 /100g）	食物种类	ORAC（单位 /100 g）
巴西莓（阿萨依）	7 390	李子	949
李子脯	5 700	孢子甘蓝	930
葡萄干	2 830	苜蓿菜	930
红石榴	2 750	花椰菜	890
蓝莓	2 400	橙子	750
黑莓	2 036	红甜椒	710
芥蓝	1 770	樱桃	670
草莓	1 540	洋葱	450
菠菜	1 260	玉米	400
覆盆子	1 220	茄子	390

研究人员指出，每人每日平均能从 5 种蔬菜中摄取 2 500 单位的 ORAC。据美国农业部（USDA）调查显示，普通美国人每日平均摄入 1 200~1 500 单位 ORAC，而专家指出，为保护人体代谢平衡，每人每日摄取 5 000~6 000 单位 ORAC 为好。

（3）如何选用抗氧化剂保健品

人们对保健品的消费态度和认识与年龄、职业、文化、收入等有很大不同，有人对老年人做过调查，大体有四种态度：① 认可并选用；② 反对，从来不用；③ 先认可后弃用；④ 先反对后认可。

笔者认为有两种极端态度是不可取的，一是盲目跟风，随广告起舞，几乎把产品吃遍了；二是对保健品非常反感，采取一概排斥的态度。这些都不是科学的态度。造成这种局面与经销者追求最大利益、夸大宣传、产品掺杂、冒充名牌等有关；也与消费者对产品的认知水平有关。

消除自由基对人体的危害，首先必须强调从食物中获取抗氧化物，因为它是最安全又有效的；但是对老年人，由于内源性抗氧化物随着年龄增长而降低，加之患有各种慢性病、体质虚弱、抵抗力低下，有条件者选用一种或几种有针对性的抗氧化剂是有益的。

对保健品应当有一个客观的科学评价，任何一种抗氧化剂产品的开发都凝聚着许多科学家的心血，都是重要科研成果。虽然多吃蔬菜可以获得安全有效的抗氧化物，但毕竟含量较低，而从天然食物中提取的抗氧化剂，其最大优点是有效成分含量高，携带服用方便。

问题的关键是如何选用和辨认保健品的优劣真假。市场上的抗氧化剂产品大体上有三类：一是化学合成的；二是浓缩的；三是从天然食物中提取的。

首先必须明确任何化学合成的都不宜长期大量服用，对此美国布莱恩·克莱门特（Brian Clement）博士在《营养品真相》专著中有大量论述，他说："单一的化学合成维生素补充剂，作为药物可以预防或抑制某些病毒，但同时它又具有毒副作用，人体会把它当作外来异物发起免疫攻击。"合成的与天然的补充剂，从根本上是截然不同的东西，合成的是纯粹化学物质，不具有天然食物与生俱来的生物活性，更重要的是任何纯化学制剂都是自由基的来源。

从天然食物中用真空浓缩（减压浓缩）技术提取的功能性的食品是最理想的，它既不受高温影响，又无化学物残留，而且最大限度地保留天然食物中各种有效活性成分。螺旋藻保健品就是最好的浓缩品，它含有藻兰蛋白、γ-亚麻酸、β-胡萝卜素、小分子多糖等抗氧化物，还有维生素、矿物质全部被保留下来。

在选购保健食品时，如何辨别真假优劣至关重要，应注意以下几点：

① 产品标签上要有国家药监局批准文号［国食健字G（J）］，G为国产，J为进口。

② 产品包装或标签的上方有保健食品特殊标志“蓝帽子”，一个类似蓝帽子的图案下面有“保健食品”四个字，没有就是未经审批的。

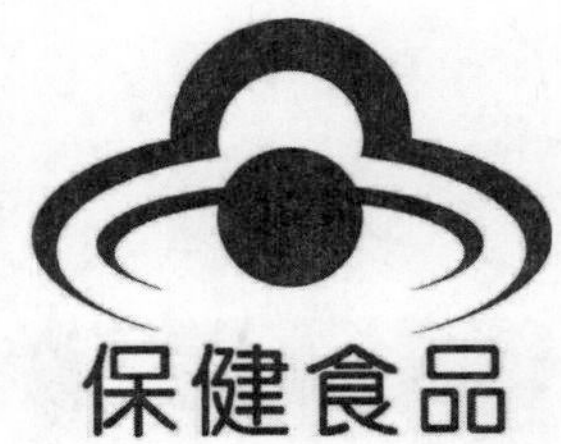

③ 要有卫生许可证号。

④ 进口的在“蓝帽子”下面标注有进口保健品批准文号和CIQ（中国检验检疫）标志。

⑤ 还可上网查询，登录“中国药品食品监督管理局”网站，以辨真假。

产品有效成分含量多少、功效多大等不能单看标签说明，事实上很多所谓从天然食物中提取的产品都可能掺入了化学合成物或其他类似物。笔者曾用碘酊测定比较两种葡萄籽提取物的抗氧化性，其中甲种标明每粒胶囊含OPC 150 mg，乙种每粒含OPC 110 mg，但测定结果是：乙种具有很强的抗氧化力，而甲种氧化力却微乎其微。此方法简单易测，消费者可参照筛查检测，以供识别真假优劣。

小贴士

筛查检测方法

取大米各5 g分别放入甲、乙两个玻璃杯中，再往杯中各放50 ml自来水，再各滴入2~3滴碘酊，使大米氧化变黑，然后将受试产品等量分别放入两杯中，最后观察两杯大米染色变化：如大米迅速褪色变白，说明抗氧化力强；褪色慢或弱为中等；根本不褪色，就可能是假货。

第九章

酵　　素

人的生老病死都与酵素有关。酵素不足是人类健康的第一大杀手。当人体潜在酵素耗尽时，就是生命终结之时。然而我们对酵素这种攸关健康的营养素的认识却太迟了。

01 什么是酵素

1875 年意大利拉扎洛 · 潘朗切尼（Lazhaluo Spannroncheny）将放在金属管中的肉溶解了，随后进行 10 年的实验发现能溶解的物质，被他最早命名为蛋白酶。1835 年法国培安和培洛里（Peian & Peiluoli）发现了淀粉酶。“酵素”名称的使用始于 19 世纪后半叶。酵素和酶实质是一回事，酶只是整体酵素中的一员。1930 年确认人体中的酵素有 80 种，1968 年确认有 1 300 余种，目前认为有数千种，有学者估计有 5 000 余种。

酵素是由氨基酸组成的特殊生物活性物质，它存在于所有动植物体内，是维持正常代谢和一切生命活动的必需的营养物质。

酵素从来源上可分为内源性和外源性两大类。内源性酵素是自身产生的，也称潜在酵素，包括消化酵素和代谢酵素。消化酵素只负责食物消化，如脂肪酶、蛋白酶、淀粉酶等，它们分别把三大营养素分解为脂肪酸、氨基酸、葡萄糖等小分子以便于吸收，而除消化酵素外都是代谢酵素，负责机体所有器官系统生命活动的一连串的生化反应，其中包括氧化还原酶、转移酶、裂解酶、异构酶、合成酶以及辅酶等。

外源性酵素则主要是指生鲜动植物食物中含有的酵素。

酵素从功能上可分为三大类，即食物酵素、消化酵素和代谢酵素。

酵素特性：

① 对温度的敏感性，当温度在 45℃以下时，酵素活性随温度升高而增高，但在 48℃时，却不到 30 分钟即全部灭活。

② 一般酵素在微酸或微碱时活性最好，但胃蛋白酶在 pH=2、胰蛋白酶在 pH=8 时活性最佳。

③ 高度专一性，即一种酶只能催化一种生化反应，数千种酶各自独立进行不同的反应。

④ 有极强的催化作用，但与化学的催化剂不同，因为它是活的。

已有大量研究和实践结论表明，生物体的所有变化及活动，都在酵素的催化作用下进行。人的生老病死都与酵素的量和活性有关，没有酵素就没有生命。

02 酵素与健康和寿命

人类或动物的一生可能制造的酵素总量是有一定量的。定量的体内酵素称为潜在酵素，当耗尽时就意味着死亡的来临。“水蚤实验”可说明这个问题：水蚤在水温 20℃的水槽中，很有精神地游泳，心跳 7 次 / 秒，可 26 天后它死了；然而当水蚤在水温 0℃时，水蚤游动缓慢，心跳 2 次 / 秒，却活了 108 天。这说明心跳加快及快速游动消耗酵素增多，死得亦快。

研究表明，人体内的酵素量从人出生到 7 岁时最多，7—25 岁时维持正常，以后开始递减，过了 50 岁则大幅度降低。美国罗兹 · 沃尔福（Rhodes Wolff）博士用老鼠作实验，让老鼠消化系统每周休息两天，能使老鼠寿命延长 1 倍。

世界数百个研究所得出的结论，人类所有疾病，从轻微的感冒到癌症，其总的根源都与酵素不足有关。人体新陈代谢过程就是酵素的工作过程，酵素不足或功能失常，新陈代谢必然失调，从而引起各种疾病。

要保持健康不得病，就需要保持消化酵素和代谢酵素之间的平衡。胰脏是人体最重要的消化器官，淀粉酶、蛋白酶、脂肪酶都是胰脏分泌的，如果消化酵素不够，就得在身体各处收集消化酵素帮忙；若仍不够，就得动员代谢酵素。代谢酵素本来是用以制造身体、活动身体、治疗疾病和防止老化的，若把它用于消化，这势必造成保卫身体健康的代谢酵素缺乏，这是产生疾病的根源。

有学者曾观察到野生动物或饲养动物，在生病或受伤时停止吃东西，只是就地休养，借由断食保存消化酵素，重新恢复代谢酵素的作用以对抗疾病，这是动物的本能。故人在生病时勉强吃东西，以为可以提高免疫力，实际是弄巧成拙。合理的选择为尽量减少消化器官负担，只摄取容易消化吸收的，含维生素和矿物质、抗氧化物多的食物，以抵御疾病，有利于恢复健康。

人体缺乏酵素，与摄取过量动物性蛋白质有很大关系，蛋白质分解不良会引起肠内腐败，而许多疾病的发生都始于肠内腐败。肠内腐败的原因：① 过量肉、鱼、蛋、奶；② 过量油脂；③ 过量加工食品；

④ 只吃熟食品；⑤ 摄取过量白砂糖；⑥ 过量酒、咖啡；⑦ 服用抗生素药等。

肠道细菌也是酵素的重要来源，在已发现的 5 000 多种酵素中的 3 000 种是由肠道细菌提供的，而菌群失调或抗生素杀菌是酵素减少的重要原因。

03 食物酵素存在的根据

食物酵素的概念是美国爱德华·豪尔（Edward Hall）博士于 1985 年在其名著《酵素营养学》中首先提出的。其主要目的是最大限度地多用食物酵素，以减少体内酵素过多消耗，将节省下来的酵素用来修复身体、强化免疫力以避免患病。

前文已经提到酵素分两大类，一是内源性（体内酵素）；二是外源性（体外酵素），这个体外酵素就是动植物食品中的酵素，也就是通常所说的“食物酵素”。

生食的食物中因存在酵素，因此不需要体内酵素就可自行消化 5%~75%。

德国农学院有个实验，得知家禽唾腺分泌物中并没有淀粉酶。实验是用富含淀粉的大麦喂鸡，5 小时后再分析鸡胃中的东西，结果 8% 的淀粉已被消化。

俄罗斯学者认为，胃液的酸性会使胡萝卜汁里的氧化酶失去活性，但是碱性的肠液中又会使酵素恢复活性。

有人调查证实，只吃生食的动物胰脏（能分泌消化酶）的重量和体重的比例远远小于人类（见表 17）。

表 17　人类与动物胰脏大小之比较表

名称	人	马	牛	羊
体重（kg）	63	543	455	38
胰脏重量（g）	85~90	330	308	18.8
胰脏占体重（%）	0.14	0.06	0.068	0.049
人胰脏重量相对比动物大（%）	100	43（大 57%）	48.5（大51.5%）	35（大 65%）

人类胰脏相对较大，是因为人体需要消化大量不含酶的熟食食物，导致负荷过度；草食动物正好相反，因草类本身存在酵素，从而减轻胰脏负担，故相对较小。

04 酵素疗法

豪尔博士用毕生精力以营养学观点研究酵素，用食物酵素开辟了酵素疗法治疗疾病的新途径。1960 年医学博士马克斯・沃夫（Max Wolf）用酵素治疗心血管疾病、淋巴水肿、带状疱疹、病毒感染等疾病，都获得惊人疗效，将研究成果写在《酵素疗法》一书中。1967 年他与卡尔・罗斯勃格（Carle Rossburger）在德国慕尼黑建立了酵素医学研究协会，在他的一生中，用酵素疗法治愈了许多名人显贵，如毕加索、卓别林、梦露、肯尼迪、罗斯福家族等人。日本医学家鹤见隆史追随豪尔博士，以《酵素营养学》理论为基础，创办了鹤见诊所，专门以酵素疗法为主，治愈了大量患者，他以丰富的临床实践经验，写了《超级酵素》一书。

很多人对酵素帮助消化能够理解，而对酵素能治疗全身的病症并不了解。大量来自美国、德国、日本的权威机构、研究部门的专家学者，

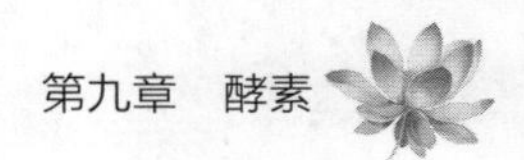

正在深入研究酵素疗法。目前，全世界酵素专著达数十本，科学文献几万份，对酵素惊人疗效的认识都高度一致，从而增强了人们对酵素疗效的可信性，酵素疗法已盛行于发达国家。

05 酵素养生

既然人体内酵素的量和活性决定了人的健康与寿命，那么，如何节省体内潜在酵素及如何补充体外酵素则是关键。

（1）彻底改变与饮食有关的不良习惯

① 戒除只吃加热食物。

② 戒除吃夜宵和进食后马上睡觉的习惯。

③ 戒除饮食过量，七分饱就够。

④ 戒除吃烧烤、油炸等坚硬食品。

⑤ 少吃肉、鱼、蛋、奶。

⑥ 避免摄入过多的白砂糖或含有白砂糖的点心。白砂糖是由果糖和葡萄糖结合而成的双糖，结合力极强，酵素和胃酸也难使其分开，其长时间停留于胃中，消耗大量酵素。含白砂糖的点心又是有害菌的食饵，从而有害菌在肠内大量繁殖而导致肠内腐败。

⑦ 避免摄食已氧化的油脂（植物油放置时间过长或放置在温度过高的地方很易氧化）和反式脂肪酸。

⑧ 避免过量饮酒。

（2）多吃含酵素的生食品

美国佛朗西斯·波廷杰（Francis Pottenger）用10年做“波廷杰猫”实验：他把900只猫分成两组，一组喂熟食、一组喂生食，观察四代。生食组的猫个个精力充沛，皮毛发亮，每年产下的仔猫个个生龙活虎，非常健康，从不得病；而熟食组的猫却患上了现代人类疾病，如心脏病、癌症、胃病、肺病、关节炎等，其第二代出生就有病，第三代甚至有些母猫无法生育了。

野生动物不生病，饲养的宠物会得与人类一样的病，区别就在于生熟食物。所以要改变饮食习惯就是每餐都应有生的新鲜蔬菜水果，凡是能生吃的蔬果如花生、地瓜、白菜、生菜、白萝卜、胡萝卜、洋葱、黄瓜、番茄、辣椒、茄子、芹菜、大葱、大蒜等以及各种生鲜水果，每日每餐都要以主菜形式不可缺少地配加在餐桌上。

（3）半断食养生法

这种方法是预防疾病、抗衰老的最佳酵素储蓄法。目前欧美盛行半断食法，所谓半断食法即可以吃少量含有酵素的食物，循序渐进地增加食量，时间可长可短。当你感觉身体异常或已经生病时，就要立刻实行半断食法。它的好处是：

① 保存体内潜在酵素。

② 所有脏器都获休息。

③ 净化大肠、清扫宿便、防止肠内腐败。

④ 净化血液，防止肠内腐败毒素入血。

⑤ 强化免疫，血液干净就能活化白细胞、功能。

⑥ 排毒，不仅清除肠内宿便，也能清除细胞内毒素（坏胆固醇、甘油三酯等）。

⑦ 预防和改善各种病痛。

⑧ 确保理想体重。

（4）吃发酵食品

发酵和腐烂不同，前者是酵母或有益菌（如双歧杆菌、乳酸杆菌等益生菌）微生物为了得到能量而分解有机物；腐烂是有害菌分解有机物的过程。发酵后的食品可大量繁殖有益菌，如葡萄发酵可增殖 2 000 多倍；日本米糠味噌（以黄豆为主的豆瓣酱）1 g 含有 8 亿 ~10 亿个乳酸杆菌。这些菌能释放出菌体内酵素，还可以增加矿物质、氨基酸、维生素等，同时可以抑制有害菌的增殖。发酵食品可长期保存，从不发霉腐烂。

若摄食增加有害菌的食物（如过量动物性蛋白质等），易使肠内腐败，可产生氨、硫化氢、粪臭素、酚、胺等，成为患病的重要因素。

日本是腌渍菜的发酵王国，以味噌、纳豆、清酒为代表，多达 600 多种。中国的大酱、豆腐乳、豆豉、黄酒都是很好的发酵食品。蔬菜水果也可以发酵，如香蕉放置几天后皮发黑时，已成为发酵状态，其含酵素量极高。有人将各种水果清洗消毒后去籽，用水果机绞碎，放入消毒后的玻璃容器中，加入米醋放置 25℃环境中，30 天后就发酵好了，每日可适量选用。

（5）食用酵素营养补充剂

某些发达国家酵素补充剂已成为人们的健康首选，吃酵素补充剂就像中国人都知道要补钙一样，早已成为共识。酵素剂的种类、剂型很多，其乃采用天然多种蔬菜、菇类、草药等经发酵螯合精制而成，国外和我国台湾地区早有各种类型的产品上市。有条件者，特别是中老年人适当选用酵素补充剂，对防病、抗衰、延寿是一项很好的选择。

第十章

植物化学素

现在人们普遍重视维持生命所必需的七大营养素的摄取，而对人体健康有重要意义的植物化学素（物）却知之甚少。对植物化学素的研究，虽然起步较晚，但它对保护人类健康和防控疾病方面，却日益显示出强大的功能。

01 什么是植物化学素

所谓植物化学素是指除人体生命必需的七大营养素外，在植物性食物中含有对人体健康具有主要功能的天然化学物质，它原本是植物在恶劣环境中生存的一种防卫机制。早在地球形成之初，大气中的自由氧极少，植物的本能是吸入二氧化碳，释放氧气，因而最终增加了氧气含量，但在这个过程中，却污染了它们自身的环境。为了保护自身免受高活性氧的侵害，植物产生了抗氧化成分，其中就包括植物化学素。

已知植物的初级代谢产物是蛋白质、脂肪和碳水化合物，而植物的次级代谢产物则是低分子量的植物化学素，它们在植物中种类繁多

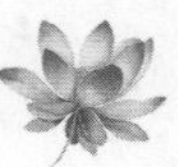

而含量极微。植物的次级代谢产物，除维生素外均是非营养素成分。例如，植物食物中含有的红、黑、橙、黄、绿、紫等色素，引起人们酸、甜、苦、辣、涩等不同的味觉，食之无味又难以消化的黏度强的果胶以及没有甜味的多糖等，都属于植物化学素的范畴。

对植物化学素的研究只有百年历史。中国的研究始于20世纪20年代，受当时科技条件所限，研究的深度和广度都不够。近20多年来才有了深入的研究，国内外已有数百项流行病学研究资料，尤其是20世纪90年代发表的几项大型研究报告证明，增加蔬菜水果摄入量，可降低多种癌症发生率和防止心脑血管病等慢性病的发生，从而震惊了营养学界。植物化学素对健康效应的研究把营养学关注的内容扩展到营养素以外的广阔领域。近百年来研究证实人类必需的营养素只有几十种，而植物食物中其他化学成分则以千万计，这些物质进入人体后有什么潜在影响，对生理功能有什么作用，以前很少引起人们关注。近年来由于营养流行病学、有机分析化学等领域的研究发展，已有条件进行深入的研究探讨。现在对天然存在的植物化学素总数量尚不清楚，估计有6万~10万种，但对植物化学素与人体健康关系的研究已有了很好的开展，面对植物化学素这个庞大家族，对科学家来说实在是任重道远。

02 植物化学素的分类

植物化学素一般按化学结构和生物活性可分为类胡萝卜素、植物固醇、皂甙、芥子油甙、多酚类、硫化物、单萜类、植物雌激素、蛋白酶抑制剂、植物血凝素等。

（1）类胡萝卜素

广泛存在于蔬菜水果中，分为无氧和含氧两种类型。在自然界存在于700多种天然胡萝卜素中，对人体营养有意义的有40~50种。人体血清中存在的主要以无氧型为主，如α-胡萝卜素、β-胡萝卜素和番茄红素；有氧型有叶黄素、玉米黄素和β-隐黄素。

（2）植物固醇

主要存在于植物油类、豆类、坚果类中，是植物细胞膜的重要组成部分。其化学结构只是比人体胆固醇多一个侧链，主要有β-谷固醇、豆固醇和菜油固醇。它们虽然不会被人体吸收利用，却有降低人体胆固醇的功能。

（3）皂甙

又称皂素，广泛存在于植物界的甙类中，它在水溶液中振摇后，可产生持久肥皂样泡沫，故而得名。根据皂甙水解后生成皂甙元的结构，可分为三萜皂甙与甾体皂甙两大类。组成皂甙的糖，常见的有葡萄糖、半乳糖、鼠李糖、阿拉伯糖、木糖及葡萄糖醛酸等。

（4）芥子油甙

存在于所有十字花科植物中，其降解产物具有典型芥末、辣根和花椰菜的味道。它借助于植物中葡萄糖硫苷酶的作用，可将其转变为有活性的物质——异硫氰酸盐、硫氰酸盐和吲哚。

（5）多酚类

因具有多个酚基团而得名。多酚类结构相当复杂，成分繁多，主要有酚酸、类黄酮、木酚素、香豆素与单宁等。目前研究比较明确的有儿茶素、番茄红素、碧萝芷、白藜芦醇（逆转醇）等。其中类黄酮已发现有4 000多种。

按结构可分为六类：

① 黄酮类，该类的槲皮素及其甙类，为植物界分布最广的黄酮类化合物。

② 二氢黄酮及二氢黄酮醇类，存在于精炼玉米油中。

③ 黄酮醇类，如茶叶中的茶多酚（儿茶素占 70%）。

④ 异黄酮及二氢异黄酮类，主要存在于豆科、鸢尾科等植物中，如葛根、大豆。

⑤ 双黄酮类，多见于裸子植物中，如银杏黄酮。

⑥ 其他如查耳酮、花色甙等。

（6）硫化物

在百合科植物中含有辛辣味的物质均为含硫化合物，在大蒜、大葱、洋葱、韭菜中含量丰富，主要活性物质为二丙烯基二硫化物，亦称蒜素。

（7）单萜类

单萜化合物有直链型、单环型和双环型三种，广泛存在于高等植物的腺体油室和树脂道等分泌组织中。单萜类的含氧衍生物有月桂烯、香叶醇、橙花醇、α-柠檬醛、β-柠檬醛、香茅醇等，常用作为芳香剂、防腐剂、消毒剂等的原料。

（8）植物雌激素

它可结合到哺乳动物体内雌激素受体上，发挥类似内源性雌激素的作用，主要存在于异黄酮和木聚素中，在结构上虽属于多酚类，但也属于植物雌激素。

（9）其他

还有植物血凝素、蛋白酶抑制剂、植酸、葡萄糖二胺、苯肽、叶绿素及三烯生育酚等。

03 植物化学素的生物学作用

（1）抗癌作用

研究证明，蔬菜水果中的植物化学素有30多种具有抗癌功能。癌症的发生是一个分阶段的过程，植物化学素几乎在癌症的每个阶段都有抑制作用。致癌物（如亚硝胺）通常是以尚未活化的形式被摄入体内，而经I相酶（如细胞色素P450）介导活化后，才使致癌物与DNA相互作用，产生遗传毒性作用；而Ⅱ相酶，如谷胱甘肽–S–转移酶（GST），通常对活化的致癌物发挥减毒作用。植物化学素如芥子油甙、多酚、单萜类、硫化物等具有抑制Ⅰ相酶和诱导Ⅱ相酶来抑制其致癌作用。某些酚酸可与活化的致癌剂发生共价结合，并掩盖DNA与致癌剂结合位点，从而抑制癌症发生。

人体雌激素对某些癌症有促进作用，而植物雌激素却可降低其促癌作用。次级胆汁酸可促使细胞增生而引发肠癌，而植物固醇、皂甙和植物雌激素具有减少初级胆汁酸合成作用，并抑制它向次级胆汁酸的转化，从而抑制癌的发生。

（2）抗氧化作用

自由基是人类健康的大敌、百病之源。癌症和心脑血管疾病的发病机制，与活性氧自由基密切相关。抗自由基侵害的生物活性物质，包括抗氧化酶系统，如超氧化物歧化酶、谷胱甘肽过氧化酶及人体内源性抗氧化物（如尿酸、泛醌、谷胱甘肽、硫辛酸、辅酶Q10、褪黑素等），但主要是靠外源性，从食物中获得天然抗氧化物质，其中包括一些抗氧化营养素，如维生素C、维生素E、β–胡萝卜素和组成抗氧化酶的微量元素锌、铜、锰、硒等。现已发现，植物性食物中的类胡萝卜素、

多酚、植物雌激素、蛋白酶抑制剂和硫化物等均有明显的抗氧化作用，其中多酚类，无论在数量上还是抗氧化作用上都是最高的，而在类胡萝卜素中以番茄红素活性最强。

血液中低密度脂蛋白胆固醇（LDL）浓度增高，是动脉粥样硬化发生的主因，但 LDL 只有被氧化后才会引起动脉粥样硬化。有报道称红葡萄酒中的多酚提取物及黄酮醇类中的槲皮素，可有效地保护 LDL 不被氧化。

（3）免疫调节作用

已有报道很多种类胡萝卜素对免疫功能有调节作用，但其他植物化学物对免疫功能的影响，目前只作了小范围的研究。对类黄酮的研究，几乎全部是在离体条件下进行的，多数研究表明类黄酮具有免疫作用，皂甙、硫化物和植酸都具有增强免疫功能的作用。由于缺少人群调查，目前还不能准确判断和评价，但是类胡萝卜素及类黄酮可以肯定对人体具有免疫调节作用。

（4）抗微生物作用

近年来，由于认识到化学合成药物的严重副作用，从而重新掀起了从植物中提取具有抗微生物作用成分的热潮。大蒜中的硫化物、芥子油甙的代谢产物、异硫氰酸盐和硫氰酸盐等，均具有很强的抗微生物作用。混合食用水芹、金莲花和辣根后，泌尿道中芥子油甙的代谢物能够达到治疗感染的有效浓度，但单独食用其中某一种则不能达到满意疗效。一项人群调查发现，每日摄入 300 mg 酸莓汁就具有清除尿道上皮细菌感染的作用。

04 几种植物性食物的生物学作用

（1）番茄及番茄红素

番茄红素是成熟番茄中的主要色素，是不含氧的类胡萝卜素。1873年首次从浆果薯蓣中分离出这种红色结晶体。1913年发现这种物质和胡萝卜素不同，将其首次命名为番茄红素，并使用至今。长期以来，一直认为只有那些具备β-紫罗酮环，并能转化为维生素A的类胡萝卜素，如α-胡萝卜素、β-胡萝卜素才与人类健康有关，而番茄红素因缺少这种结构，不能转化为维生素A，故研究很少。近年来，研究发现它具有很重要的生理功能，在类胡萝卜素中具有最强的抗氧化能力，不仅具有抗癌功效，而且对预防心血管疾病及对各种成人慢性病、延缓衰老等方面都具有重要作用，是一种很有发展前途的、新型功能性的天然色素。

单线态氧是活性很强的自由基，而一个番茄红素分子可清除数千个单线态氧分子。实验表明，人体在3个月内，每日补充60 mg番茄红素，可减少14%胞质内的LDL胆固醇的浓度。在预防和抑制肿瘤方面，一是因为它的抗氧化作用；二是它能够阻断组织细胞在外界诱变剂作用下发生突变（肿瘤生成机制之一）。番茄红素通过抑制煎烤肉、鱼产生的杂环胺类而抑癌。研究表明，它对消化道癌、乳腺癌、皮肤癌、膀胱癌等均有抑制作用。

哈佛大学医学院对47 000名男性作了为期6年的研究，结果发现，每周摄取10份以上番茄制品的人，发生前列腺癌几率降低了40%，服用3~4份的人只减少21%~34%。在吸烟者中调查发现，体内番茄红素含量最低组的癌症发生率是最高组的4倍。研究人员认为，吸烟

可使番茄红素在体内耗尽，或使低浓度的番茄红素无法防止吸烟的致癌因素而发生肺癌。美国依利诺斯大学对比研究发现，体内番茄红素含量低的女性，其宫颈癌发生率要比体内番茄红素含量高的女性高出5倍以上。

在保护心血管疾病、防止动脉粥样硬化方面，番茄红素也有明显功效。有报道称口服天然番茄红素可使胆固醇降至正常标准以下，还有抗紫外线辐射、延缓衰老、增强免疫力等功效。印度学者指出，番茄红素可令不育男子增加精子数量和活性，有助于医治不育症。

番茄红素广泛存在于番茄、西瓜、李子、柿子、葡萄、红莓、柑橘、胡萝卜等蔬菜水果中，而番茄及其制品（番茄酱）中的番茄红素，却占人体总摄入量的80%以上。颜色红的成熟番茄中的番茄红素可达50 mg/kg，而黄的只有5 mg/kg。有人为了获得更多的维生素C（怕热）可以生吃，但若想获得番茄红素则必须熟吃，因在有油脂的情况下更易被人体吸收。研究表明，血液中的番茄红素是弯曲形状，而番茄经加热后可使自身直线形变为弯曲形，使之更容易通过肠壁进入血液。

（2）绿茶及茶多酚

绿茶中的茶多酚属于多酚类的一种。茶是世界三大饮料之一，近年来国外最流行的饮料非绿茶莫属。自1991年国际茶与健康座谈会之后，已经确认和证实茶有益于健康，具有防病治病功效。

绿茶又称不发酵茶，与熟茶（如红茶、乌龙茶）相比较，绿茶由于未经氧化而保留了较多的天然抗氧化成分，其中茶多酚、咖啡因保留鲜叶的85%以上，绿茶素保留50%左右，维生素损失也较少。主要化学成分有茶多酚、咖啡因、蛋白质、酶类、维生素、矿物质，茶多酚主要包括儿茶素（酚）、黄酮、花青素等，其中儿茶酚含量最多。

儿茶酚抗氧化能力是维生素E的18倍、维生素C的3~10倍。实验证明，它具有清除自由基、抑制氧合酶的活性和脂质过氧化作用，可阻断 N- 亚硝基化合物的合成，抑制致癌物与细胞 DNA 共价结合，防止 DNA 单链断裂以防癌变。

茶叶具有良好的防辐射功能，日本广岛二战核爆后存活的居民发现，凡饮用茶量多的人，其体质状况、白细胞指标以及寿命都明显优于不饮茶或少饮茶的人。有人用致死剂量的锶 90 处理过的动物发现，服用儿茶素组的动物大部分存活，未服用的对照组全部死亡。天津医学院附院用茶叶提取物治疗 43 例放射性白细胞减少症患者，其中男性每日服 4 g、女性服 3 g，分 3 次饭后服用，结果近期有效率为 81.4%、显效率为 50.1%、无效率为 18.6%。

茶多酚还有抗血小板凝集、降血压、降血脂、抗血栓、防止动脉粥样硬化的功能，这是由于茶多酚有很强的供给电子能力，易与酶蛋白结合，可与凝血酶形成复合物，防止纤维蛋白原变成纤维蛋白。儿茶素可抑制胆固醇和不饱和脂肪酸氧化，以减少胆固醇及其氧化物在动脉壁上沉积，并因能抑制血管紧张素而控制血压。

如何选用绿茶？据研究，绿茶中的茶多酚含量与产地、品种、季节、叶片老嫩有关。一般南方产的比北方产的含量高；大叶茶（云南、四川）比小叶茶（浙江）含量高；夏季产的比春季产的含量高；有一定成熟度的比幼嫩芽叶的含量高。然而，人们常常会选用价格昂贵的、口感醇香绵和的嫩茶；但它们却几乎不含茶多酚，恰恰是那些又苦又涩的粗茶，才会有更多的对人体有益的茶多酚物质。

（3）大豆及异黄酮

异黄酮是黄酮类化合物的一种，主要存在于豆科植物中，因其与雌激素结构相似，故又称植物雌激素。每百克大豆、豆腐和豆浆中的异黄酮含量分别为 128 mg、27.74 mg 和 9.65 mg。大豆是人类获得异黄酮的唯一有效来源。

大豆异黄酮对乳腺癌、结肠癌、肺癌、前列腺癌、皮肤癌及白血病等均有明显的治疗作用，也可预防卵巢癌、胃癌。美国明尼苏达州的一项为期30年的调查报告指出：不定期使用雌激素的妇女患子宫癌的危险性，比同年龄对照组妇女高1.6倍；周期性使用雌激素者的患癌危险性比对照组高3.3倍；使用6个月以上的患癌危险性提高4.9倍；使用超过两年的患癌危险性提高到8.3倍。由于异黄酮结构与雌激素相似，所以它能结合细胞表面上的雌激素受体，同时激活其他抗癌机制，可以有效减少因雌激素水平过高而引起的乳腺癌、子宫内膜癌的危险。大量研究发现，异黄酮可使癌细胞转化为正常细胞，并抑制不良肿块增生和癌细胞扩散。最新研究证实，每日服80 mg大豆异黄酮能预防癌症发生，每日服200 mg以上者可使肿瘤细胞停止生长或促使其死亡。

大豆异黄酮能降血脂、预防心脏病。流行病学调查发现，美国40—69岁女性患心血管疾病的病死率是日本同龄女性的8倍。通过营养调查发现，美国人均日摄入类黄酮为20~22 mg、亚洲人为15~45 mg，其中日本人更高，其农村居民高达200 mg。日本学者津畸真一认为，日本居民大量食用大豆食品起到了预防心血管病的作用。低密度脂蛋白胆固醇被氧化是动脉粥样硬化的元凶，而异黄酮可有效地防止其被氧化。现已证实，雌激素水平与老年性痴呆有关，而服用大豆异黄酮可预防老年性痴呆。骨质疏松常见于更年期妇女，主要因其卵巢功能衰退，雌激素水平下降，骨代谢出现负平衡，而异黄酮可与骨细胞上的雌激素受体结合，使骨质减少流失，同时增加对钙的吸收，增加骨密度。长期服用异黄酮可使体内雌激素维持正常水平，可推迟绝经期、调节更年期综合征、经期不适以及抗衰老等。

（4）大蒜及其硫化物

大蒜中含有300多种化学物质，其中活性最强的硫化物有30多种。研究最多的是大蒜素，主要有二烯丙基一硫化物、二烯丙基二硫化物和二烯丙基三硫化物。在新鲜大蒜中不含大蒜素，只有蒜素的前体——蒜氨酸，它与大蒜中的蒜氨酸酶分别存在于大蒜细胞的不同部位，只有二者相遇才会发生反应，产生丙酮酸氨及包括大蒜素在内的一系列含硫化合物。

大蒜及蒜素具有抗癌作用，大蒜中含有多种硫化物，其中二烯丙基二硫化物具有多种抗癌功效，其主要机理：一是抑制致癌物活性，二是刺激产生和激活多种抗癌酶活性。1994年美国国家癌症研究所发表了美国爱荷华州以女性为对象的调查结果，每周食用大蒜1次以上的人患大肠癌的风险比不吃的人减少50%。实验证明，大蒜素能抑制甲基硝酸胺诱发胃癌、食道癌的进展。用蒜泥和蒜油均有助于抑制黄曲霉毒素 b_1 诱发肿瘤的发生。

流行病调查显示，每日人均生食大蒜20 g地区的人群，心脑血管病的死亡发生率明显低于无食蒜习惯的地区。大蒜及蒜素可防止心血管中的脂肪沉积、诱导脂肪代谢、增加纤维蛋白质溶解活性、降低胆固醇、抑制血小板凝集以及调节血压等。蒜素对血浆一氧化氮浓度有升高作用，有利于防止冠状动脉痉挛。还有报道称蒜素有减缓窦性心率、控制心肌收缩、调节心律失常等作用。

目前认为，线粒体DNA的氧化损伤是自由基引起衰老的重要原因，而大蒜及蒜素能清除羟自由基、超氧阴离子自由基等活性氧自由基，从而延缓衰老。

大蒜及蒜素可提高淋巴细胞转化率、促进血清溶血素的形成、提高碳廓清指数等，并具有细胞免疫、体液免疫和非特异性免疫功能。

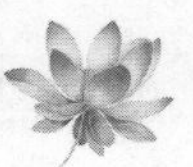

大蒜含有广谱植物杀菌素，对葡萄球菌感染、白喉、痢疾、副伤寒、结核等疾病的细菌及病毒均有明显的杀灭功能。此外，还有降血糖、抗疲劳、抗过敏、防感冒、促生精（子）等功能。

大蒜中的活性成分怕热，加热到56℃以上会全部或部分失去活性，所以要生吃，最好捣成蒜泥在室温下放10~15分钟，让蒜氨酸和蒜氨酸酶在空气中结合，产生大蒜素后再食用。

05 如何选用植物化学素

具有生物学作用的植物化学素大体上有三种形式存在：一是在植物性食物中；二是植物提取物；三是化学合成物。

所谓植物提取物，是以植物为原料，经过物理化学方法，从植物中提取与分离出某一种或多种有效成分所形成的产品。这些产品由于某种有效成分含量较高、食用方便，经实验研究观察很多提取物具有明显确切的生物学效应，因此市场上涌现出大量植物化学素类的各种功能性保健品。笔者认为，对某些特定亚健康人群，根据自己的身体健康状况，可以有针对性地适当选用一些有利于自身健康的保健品，但是如果把提取物与纯天然食物相比，前者还有很大的局限性和不足。故仍应以纯天然食物的摄取为好。

我们已知植物中的化学成分繁多，如大蒜中有几百种、橘子中有170多种、土豆中有100多种，而提取物只是把其中某一种或几种有效成分分离提取出来，其功能效果就会大打折扣。因为有些成分不是单一的，可能更本质的成分更难提纯，而尚不清楚的成分可能会更重要。例如银杏叶混合提取物，对心血管病有良好作用，如将其中的银杏内酯萃取后就失去了作用，但纯内酯注射液临床验证却又很不理想，远不及混合针剂。

美国食品药物管理署维克多·赫伯特（Victor Herbet）博士说："将营养素纯化，从天然食物中分离出来的做法，说明对营养在身体内作用机制的无知。"将营养素从食物中分离提取便要经过化学处理过程，不仅可能改变原有物质的完整性，还会因有一定化学物质的残留而致害。

至于化学合成的产品更应慎用，因为用化学原料人工合成的产品会有反应的副产物和反应原料，它们很多是有毒的。赫伯特博士指出："当维生素 C 在橘子里时称它为抗氧化剂……而维生素药丸则会制造上亿的自由基……"实际上医院、药店出售的各种维生素药丸基本上都是化学合成的，一般剂量都很高，它只适用于营养缺乏症的患者，只可短期服用，而一般正常人群，最好不要用它作为日常补品。

有鉴于此，那些功能明显、有效成分含量高的植物性食物或证明无毒的植物提取物应是首选。

中　篇

常见中老年人疾病的防控

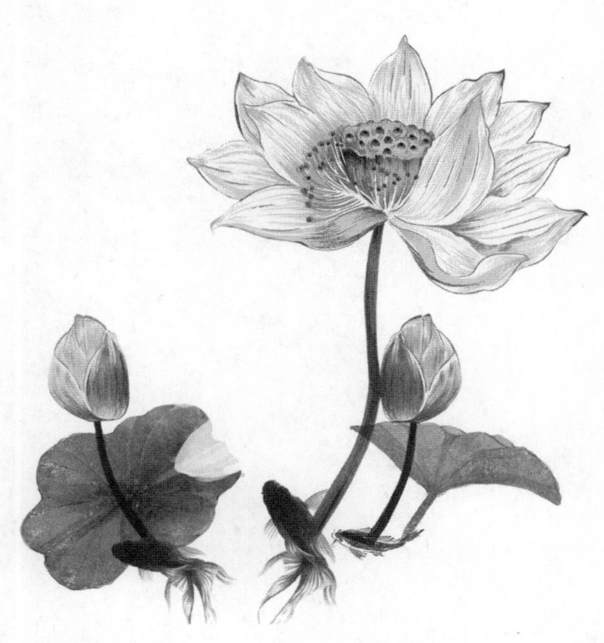

第十一章

心脑血管疾病的防控

01 概 述

所谓心脑血管疾病，是指心血管与脑血管疾病的统称，是由于高血脂、高胆固醇、血液黏稠、动脉粥样硬化、高血压等所导致心脏、大脑及全身组织的缺血性或出血性疾病，是一种严重威胁人类，特别是 50 岁以上中老年人健康的常见病。中国因心脑血管病死亡者，每年有 300 多万人，其中以心肌梗死、脑卒中患病率和病死率为最高。2010 年心肌梗死和脑卒中的发病都是 800 多万例，病死率占总死亡人数的构成达 40% 以上，成为中国死亡构成的第一位死因。

2004 年 4 月在欧洲心脏病学术会议上有一项病例对照研究报告，该报告对 52 个国家的 29 972 例按人群归因危险因素发现，引发心肌梗死的各种因素中，吸烟者占 35.7%、APOA1/APOB 比值（载脂蛋白 A1/ 载脂蛋白 B）低者占 49.2%、腹部肥胖者占 34%、精神因素者占 29%、缺少运动者占 26%、高血压者占 23%、酗酒者占 14%、少吃水果者占 13.7%、糖尿病者占 12%。从上述发生心肌梗死的危险因素来看，载脂蛋白 A1 和载脂蛋白 B 的比值低者最突出，这说明高密度脂蛋白低、低密度脂蛋白高是发生心肌梗死最重要的危险因素，其次是吸烟和腹部肥胖。显然如能控制上述各种危险因素，降低心脑血管疾病的发生是肯定有效的，事实上这些危险因素的90%是可防可控的。

 冠心病与脑卒中

（1）冠心病

冠心病是冠状动脉硬化性（AS）心脏病的简称，是由于冠状动脉固定性（动脉硬化）或动力性（血管痉挛或阻塞）发生冠状动脉循环障碍而导致心肌缺血、缺氧或坏死的一种心脏病。其患病率随着年龄增长而增高，心肌梗死的危险也随之加重。

冠心病常以五种形式出现：

① 心绞痛。冠状动脉虽已狭窄，但未完全阻塞，患者活动时心肌短暂缺血和缺氧，心前区感到一阵重压或绞痛，故称心绞痛。

② 心肌梗死。由于冠状动脉严重栓塞或狭窄的部位突然收缩，导致冠状动脉血液不能流通，心肌细胞因缺氧而死亡的病理过程。

③ 心力衰竭。心肌梗死以后心肌收缩变弱，心脏血液流出量降低，血液淤积在心脏里，使心脏逐渐扩大，进而滞积在肺内而影响循环呼吸功能，导致肺水肿以及全身循环紊乱等严重后果。

④ 心律失常。当心脏缺氧时，脉搏会变得失常，加快、过慢或没有规律，影响心脏功能，严重时可导致休克，甚至死亡。

⑤ 心脏病突发（猝死）。这是冠心病最严重的后果，多数于心肌梗死后2小时内发作，由于缺氧心肌内发生恶性颤动或终止收缩，造成心脏突然停搏，迅速导致死亡。

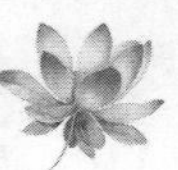

（2）脑卒中

中医学称“中风”，它是以猝然昏倒不省人事，伴发口眼歪斜、语言不利，或突然出现半身不遂为主要症状的一类疾病。

脑卒中可分为两大类：

① 出血性脑卒中。由于脑内血管破裂，出血在脑内称脑出血或脑溢血，如脑浅表血管破裂导致血液流入蜘蛛膜下腔，则称蜘蛛膜下腔出血。

② 缺血性脑卒中。其原因可以是脑血管内血栓形成阻滞了供血，也可以是血液内有栓子（如房颤患者心脏内常有血栓），在血液流动过程中堵住脑血管，造成局部缺血，前者称为脑血栓，后者称为脑栓塞。

03 心脑血管疾病的致病危险因素

心脑血管疾病的类型、临床表现和发病机理虽各有不同；但是由于这些疾病之间互为因果，其致病因素基本上是一致的。

（1）高血脂、高胆固醇

胆固醇是人体不可缺少的重要成分，在血液中胆固醇和甘油三酯与血浆蛋白结合，形成极低密度脂蛋白（VLDL）、低密度脂蛋白（LDL）和高密度脂蛋白（HDL）。能引发心脑血管疾病的是 VLDL 和 LDL，而 HDL 则可清除沉积在血管壁上的胆固醇。VLDL 和 LDL 中含有 β 胆固醇，在 HDL 中的胆固醇称 α 胆固醇。健康人中 β/α 比值约为 2∶1。β 胆固醇过高、α 胆固醇过低均不利于健康。事实证明，当血浆总胆固醇高于 200 mg/dl 时，随着胆固醇增高，动脉粥样硬化显著增加，冠心病患病率成直线上升。有资料表明，血浆总胆固醇达到 260 mg/dl

时，其冠心病患病率可增高 7 倍、病死率增高 2 倍。

（2）吸烟

统计资料表明，吸烟者较不吸烟者的冠心病患病率高 3.5 倍，病亡率高 6 倍，心肌梗死患病率高 2~6 倍。高血压、高胆固醇和吸烟三项均具备者，冠心病患病率增加 9~12 倍。烟雾中的尼古丁和一氧化碳是公认的引起冠状动脉粥样硬化的主要有害因素，可损伤血管内皮细胞，引起血清高密度脂蛋白胆固醇（HDL–C）降低，总胆固醇升高，前列腺素（PG12）水平降低，从而导致周围血管和冠状动脉收缩，使心肌缺氧。尼古丁又可促使血小板凝集，一氧化碳与血红蛋白结合成碳氧血红蛋白，导致组织缺氧，诱发冠状动脉痉挛。

（3）高血压

高血压既是独立疾病，又是冠心病、脑卒中、肾功能衰竭和眼底病变的最重要危险因素。

（4）肥胖

肥胖是高血压的重要危险因素，由于常伴有高脂血症，加速动脉粥样硬化过程，从而引起冠心病。

（5）糖尿病

持续高血糖水平可导致高血压，糖尿病与高血压的关系如影随形，同时糖尿病又是动脉粥样硬化和缺血性脑卒中的危险因素之一，这可能是因为糖尿病与高血压因素常混杂在一起所致。

（6）心理因素

研究证明，精神紧张、忧虑、性情急躁等均可影响血脂、胆固醇升高，增加血液黏稠。而瞬间发生的喜、怒、惊、悲、恐等，又常常是引发心脑血管意外的最重要的根源。

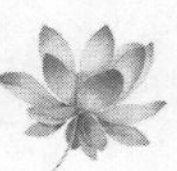

（7）新危险因素

近年来，对心脑血管疾病的致病因素又有许多新的发现：

① 同型半胱氨酸（Hcy）：血浆 Hcy 水平高低与动脉粥样硬化（AS）者病变的程度显著相关。高同型半胱氨酸血症是心血管病的独立危险因素。Hcy 可通过产生氧自由基、抑制 NO 生成酶、损伤血管内皮细胞、破坏弹力纤维和胶原纤维，从而促进 AS 病变的形成和发展。

② 促凝因素：促凝因素增加是血栓形成的重要条件。常见的促凝因子有Fg组织因子，多数心血管病患者有纤维蛋白原（Fg）水平升高（Fg可增加血浆黏度、引起红细胞叠积、血小板聚集和血栓形成）。

③ 炎症：有研究认为 AS 是一种复杂的血管内皮细胞功能障碍的慢性炎性反应。

此外，还有纤维蛋白原、血尿酸、胰岛素抵抗（IR）等。

04 心脑血管疾病的防控

（1）防控高血压、肥胖症、糖尿病

详细内容请见第十二章至第十五章。

（2）限制脂肪，控制血脂

① 控制血脂含量在正常标准以下，血清总胆固醇＜200 mg/dl、甘油三酯＜150 mg/dl、低密度脂蛋白＜120 mg/dl、高密度脂蛋白＞40 mg/dl。

② 控制油脂总量和比例：按中国 RNI 推荐每人每日摄入油脂总量应在 25 ml 以内，其中饱和脂肪酸、单不饱和脂肪酸和多不饱和脂肪酸三者应各占 1/3 为好。

③ 多不饱和脂肪酸中的亚油酸和 α－亚麻酸配比最好是 4:1，如能 3:1 更好，以便增加 α－亚麻酸食用量，提高其防控心脑血管疾病

的能力。

④ 少吃或不吃饱和脂肪酸和胆固醇含量高的动物性食品，如动物内脏、肥肉、蟹黄、鱿鱼等，特别是要限制食用人造脂肪制作的各种糕点、糖果、炸薯条等。

⑤ 多吃富含纤维和豆类制品。

⑥ 食用含锌、镉、铜、硒多的食品。

（3）改变生活方式

日常戒烟限酒，控制饮食量，不暴饮暴食，限盐每日不超过 6 g。

（4）保持良好心态

凡事不要过度紧张，始终保持情绪稳定和轻松愉快的心情，避免大喜、大悲。

（5）保持合理的运动量

长期坚持有序的、适合自己运动的形式，控制体重，增强心脑血管的功能。

（6）合理选用保健品

根据需要选准真正有科学依据、有实际效果的产品，如 α- 亚麻酸制剂、辅酶 Q_{10} 大蒜油、生物黄酮素制剂人造纤维素等。

（7）警惕猝死

猝死的患者中 70% 是由冠心病引起的，这主要是因 50% 以上的人没有症状或症状不明显；但心肌梗死是有先兆的，一般心绞痛时间不超过 15 分钟，经休息或含硝酸甘油可缓解，且不经常发作；而一旦疼痛发作频繁或程度加重，时间延长（几十分钟或几小时），经休息或含药也不缓解，就要看作是先兆；或既往无心绞痛史，现在突然出现，并伴有心慌、气短、胸闷等也是先兆；或有不明原因的体力下降、咽部异物感、肩部或上腹痛、胃酸上涌、有烧灼感、大汗淋漓、皮肤

湿冷、烦躁不安等，即使无心绞痛也可能是先兆，此时都应及时向医疗救护中心求救，千万不可拖延或自行盲目处理。

（8）早期发现脑卒中先兆

脑卒中先兆是一种短暂的脑缺血发作，表现为一侧性肢体无力、麻木、说话不清、视力障碍等。还有一些易被忽视的现象，如出现违拗症，手不听使唤；听觉障碍或视觉障碍（眼前出现花红树绿或出现短时黑蒙等）；吃饭时拿不住筷子；等等，这些都是大脑相应功能部位缺血所致。知道了这些先兆，我们就要小心对待，尽快去医院治疗。

第十二章

对中老年人高血压的认知和防控

高血压是导致中老年人脑卒中、冠心病、糖尿病等疾病的重要影响因素，故人们普遍重视对高血压的防控。但中老年人正常血压应该是多少？在什么情况下才能用药？血压控制目标是多少？怎样控制高血压？这些问题绝大多数中老年人都不是很清楚。最近笔者查阅一些资料，加上亲身体验，深感中老年人对防控高血压必须要认真思考，并进一步认识。

01 老年人高血压的标准

根据 WHO 和中国高血压防治指南对血压的分类，血压正常值＜120/80 mmHg。所谓高血压，是在未用药情况下，对成人（18 岁以上）≥140/90 mmHg，即可诊断为高血压，是医生决定给你服用降压药的依据。对老年人来说，用这个诊断标准是否合适？是否准确和科学？学者们持不同的意见。

在美国医学会杂志（JAMA）公布的《2014 年美国成人高血压治疗指南》（JNC8）中，认为≥60 岁老年人血压在≥150/90 mmHg 时，

可考虑启动药物治疗，并将血压降至此值以下。也就是说老年人高血压标准被放宽了 10 mmHg（收缩压）。

美国2014年老年高血压标准放宽后，引起中国专业人士一片热议，有人坚决反对，认为那是美国人的标准不适合中国人；也有不少临床医学专家、医生表示赞同新标准。实际上有些专家，在临床实际工作中已经放宽了老年人高血压的诊断标准。

那么放宽老年人高血压的诊断标准有没有科学依据呢？回答是肯定的。由于老年人各组织器官退行性变化，使由弹力纤维、胶原纤维和平滑肌组成的血管壁增厚、管腔变窄、弹性降低（硬化）、血流阻力加大，导致血压上升，这本是老年人的生理反应。请参考表 18。

表 18　不同性别、年龄段平均血压参考值（收缩压 / 舒张压 mmHg）

年龄段(岁)	男	女	年龄段(岁)	男	女
7—12	110/75	90/60	36—40	120/80	116/77
12—15	114/72	109/70	41—45	124/81	122/78
16—20	115/73	110/70	46—50	128/82	128/79
21—25	115/73	111/71	51—55	134/84	134/80
26—30	115/75	112/73	56—60	139/84	137/82
31—35	117/75	114/74	61—65	148/86	145/83

注：摘自《人体医学参考数据与概念》唐元升、张秀珍等主编，济南出版社 1995 年第 1 版。

上表所示，不难看出人体血压正常值随年龄增长而增高，以男性收缩压而论，36—40 岁为 120 mmHg，61—65 岁则升高为 148 mmHg，此乃人体日渐衰老所致。人体 30 岁以后各组织器官衰老逐渐显现（例如骨骼 30 岁、皮肤 35 岁、肌肉和血管 40 岁以后开始逐渐老化），这是不可抗拒的自然规律。

02 生理性和病理性衰老对老年人高血压的影响

曾任美国老年医学会主席瓦尔特·M. 博茨（Walter M. Bortz）教授认为人的衰老有两种：一是生理性衰老（正常衰老）；二是病理性衰老（非正常衰老），后者是由不良饮食、生活习惯等因素造成的。

日本医界的近藤诚行医至今 40 年，在其著作《不被医生杀死的 47 心得》中披露，1998 年厚生省以 160/90 mmHg 为诊断标准，对成人高血压调查，全日本高血压约有 1 600 万人；而 2000 年把诊断标准改为 140/90 mmHg 后，全日本高血压患者为 3 700 万人，增加 1 倍以上，他认为这个新标准是不够准确的。

美国圣路易斯大学老年病医学研究分院院长、医学博士约翰·E. 莫里（John E. Moray）曾论述："对老年人来说，收缩压升高很正常，大多数研究都显示；当你年老时，若能把收缩压控制在 160 mmHg 以下，就能减少中风的风险。实际上人们随着年龄增长而逐渐衰老，血压较低的人反而身体健康状况更差。对大多数人来说，在他们到 70 岁时，收缩压在 140~150 mmHg 是理想的；而到 80 岁，理想的收缩压还可能更高点。"

美国华盛顿大学心血管病研究所郑宗谔教授发表在《美国老年心血管杂志》的研究论文阐明："高血压不是影响高龄老年人寿命的危险因素。"

朱志明主编的《迈向百岁之路》（2012 年 2 月出版）提到，对 100 例长寿老人（90 岁以上），追踪观察不同血压平均终年年龄，其结果：单纯收缩期高血压组，平均终年为 95.4 岁；正常血压组为 95.3

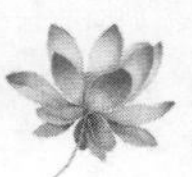

岁，两者没有差别。

芬兰坦佩雷市（Tampare），对 561 名高龄老人（其中 83% 在 85 岁以上），进行 5 年存活率观察，结果死亡率最高的是收缩压和舒张压都低的人；而死亡率最低的是血压＞160/90 mmHg 的高龄老人。

几十年来高血压标准经过多次修改，20 世纪 90 年代初以前，诊断标准为≥160/95 mmHg，1993 年 WHO 修订为≥160/90 mmHg；1999 年参照美国国家联合委员会关于高血压预防检测评价和治疗第 6 次报告（JNC6）和 2003 年欧州高血压指南后，WHO 把高血压标准改为≥140/90 mmHg；中国从 2005 年也开始使用这一标准。时隔 10 年，美国又把 60 岁以上老年人单纯收缩期高血压重新放宽到 150 mmHg，日本 2014 年也开始使用该标准，至于 WHO 和中国是否采用这一标准，有待观察。

03 合理制订老年人高血压标准有什么意义

有关老年人高血压标准高低问题，无论是对国家或对老年人群体，意义都十分重大。

首先患病率高低与诊断标准密切相关。上述日本的例子很能说明问题，由于人为的改变标准，时隔两年，高血压患者增加 1 倍多（由 1 600 万人增加到 3 700 万人）。中国卫生部 2002 年经全国调查高血压患者为 27 万人，60 岁以上老年人高血压患病率为 49%（2008 年老年高血压专家共识要点中提到，80 岁左右高血压患病率为 75%，大于 80 岁者为 90% 以上），推算全国至少有 7 000 万名患者。假如中国也把 60 岁以上老年人的单纯收缩期高血压放宽到 150 mmHg，必将有 1 000 万 ~2 000 万人被解放，不再用药物治疗，这就意味着节省大量医疗资源和数百亿元的医药费。

对老年人个体来说，首先不必刻意追求所谓理想血压值（120/80 mmHg）。表18中所示这个理想值是36—40岁年龄段男性人群；61—65岁男性老人血压值是148/86 mmHg，显然以140/90 mmHg作为老年人高血压标准是不合适的。而有些老年人为了追求所谓理想血压值（120/80 mmHg）或达到控制标准（140/90 mmHg），过度治疗，这不仅无益，反而有害。

笔者就是身受其害的典型例子。笔者70岁以后在不用药的情况下，收缩压最高时约在140~150 mmHg之间，用药后可达到130~140 mmHg左右。可笔者并不满足这一结果，笔者追求的目标是收缩压120 mmHg。为了达到理想值，服用缬沙坦（代文）每日一粒80 mg（不理想就服两粒160 mg），硝苯地平缓释剂（拜新同）每日一粒30 mg。吃这些高剂量的降压药后，不仅未能达到理想值，反而招来严重毒副作用，颜面潮红、头晕头痛、走路有如登云驾雾、经常便秘、血尿酸增高（引发痛风发作），尤其是满口齿龈增生，不得不考虑手术切除（医生要先切除四支门牙龈，因怕遭罪而拒绝未做）。更为严重的是，十余年来逐渐形成和加重的这些症状，竟然不知是药物的毒副作用所致。五年前，笔者断然不再用价钱昂贵的、高剂量的药物，而去大连市民运社区卫生中心使用小剂量、阶梯式、联合用药的办法治疗，即日服硝苯地平5 mg（早晚各2.5 mg）、阿替洛尔3.125 mg、氢氯噻嗪3.125 mg，一周后收缩压迅速控制在120 mmHg左右。经过不到两个月的治疗，不仅血压得到控制，所有副作用一扫而光，满口齿龈增生完全消失。随后两个月来，进一步降低用药量，只用两种药即硝苯地平早晚各服1.25 mg、寿比山早晚各服0.312 5 mg，收缩压控制在130 mmHg左右。过去降压药费每月至少150元，现在

不到10元。自从美国2014年将60岁以上老年人收缩期血压放宽为150 mmHg后，笔者有两年多不再服药，而每日起床后雷打不动测血压，基本上收缩压控制在140~150 mmHg左右，舒张压控制在80 mmHg左右。对笔者这个87岁老人来说已很满意了。

04 老年人高血压的影响因素

血压的高与低，其影响因素很多，除年龄、性别外，冬天与夏天、上午与下午、白天与夜晚、凉与热、活动与安静、情绪好与坏等都有很大影响，甚至不知什么原因，瞬间就有巨大变化。

血压的不稳定性（波动大）和脉压差大，是老年人高血压的重要特点。一般正常人血压随内外环境变化在一定范围内波动，在整体人群中血压水平随年龄增长而升高，但50岁以后舒张压呈下降趋势，脉压差随之加大。正常人一天中血压波动度在20~30 mmHg之间，而老年人波动幅度更大。一天24小时，人的血压值有2个高峰、2个低谷：第1个高峰是在6: 00—8: 00，第2个高峰是在17: 00—20: 00；而第1个低谷是在12: 00—14: 00，第2个低谷是在凌晨1: 00—2: 00，也是全天最低时。

血压变化程度最大的时间，是一年中的冬季，每日清晨起床前后，血压可猛增到峰值。因此心源性猝死、心肌梗死、不稳定性心绞痛和脑卒中等，特别容易发生在清晨和上午时段，应引起高度重视，尤其是情绪急剧变化，更是导致心脑血管意外最重要的直接因素。

有关生理性衰老和病理性衰老应全面、理性地认识，固然随年龄的增长而血管发生老化，血压升高是自然现象；但是衰老虽无法抗拒，可延缓衰老或某种程度的逆转衰老也大有人在。还应知道老年人生理性衰老和病理性衰老常常是相伴而行，所以老年人千万不要认为，血压升高是自然现象而放松对高血压的警惕。高血压引起的心脑血管意外和高死亡率，依然是老年人最重要的危险因素，不会因为放宽老年人高血压诊断标准而改变。

05 老年人防控高血压，避免心脑血管意外的措施

（1）保持心态平衡、心情愉悦。

（2）控制高脂、高胆固醇和过多动物性食品的摄入。

（3）多喝水，尤其应该早晨起床后先喝一杯水（300~500 ml）。

（4）多吃新鲜蔬菜水果。

（5）坚决戒烟，少量饮酒。

（6）坚持适合老年人自己的各项运动（如做老年保健体操、行走、打太极拳……）。

（7）需要用药时，宜小剂量联合用药，既安全、疗效确切，又少毒副作用。

（8）切忌随意用药和凭感觉用药，想起来就吃，忘记了就不吃；头痛就吃，头不痛就不吃；血压高了就多吃（随便加量），这种随意性极易引起血压忽高忽低而发生心脑血管意外。

（9）严防因血压突然升高引发心脑血管意外，此乃老年人的重中之重：

①切忌大喜大悲、大惊大怒、过度兴奋和激动。

②大便时（尤其便秘者）不要用力使劲排便。

③尽量少做弯腰低头的动作，如低头穿鞋、系鞋带、洗脚等。

④ 避免忽热骤冷。

⑤ 避免搬拿重物、过度疲劳和操劳。

（10）严防体位性低血压（也称直立性虚脱）：注意体位变换，当从蹲位、坐位、卧位到立位时，动作不能过快过猛，应逐渐适应缓慢站起来；洗浴时尤应避免突然直立发生昏厥、休克。

（11）对 60 岁以上老年人的脉压（收缩压减舒张压）以控制在 20~60 mmHg 为好，超过 60 mmHg 或 70 mmHg，或低于 20 mmHg，有学者认为有可能发生心脑血管意外的危险。

第十三章

高血压患者的膳食

高血压是最常见的心血管病，它不仅患病率高、致残率高、死亡率高，而且可以引起心、脑、肾并发症，是冠心病、脑卒中和早亡最重要的危险因素。高血压患者通常只重视药物治疗，而很少重视饮食控制，其实饮食在防控高血压上占有极其重要的地位。这是因为膳食中的不同营养素，对高血压形成和血压高低的作用是不一样的，有些食物可以使血压升高，而有些食物确有防控功能和治疗作用。所以医生的责任除了诊病开药外，还要提高广大高血压患者对合理膳食营养素重要性的认识，使之知道为什么应该多吃什么、不该吃或少吃什么，实际上合理膳食营养和良好的生活方式，往往胜过药物的功效。只有真正明白这一点，才能从内心深处信赖和坚持合理营养膳食。

现将与高血压相关的膳食营养素分别介绍，以供参考选择。

01 蛋白质

近年来，国内外对蛋白质的摄入与高血压关系进行了深入研究，结果表明，多摄入优质蛋白质，高血压患病率下降，即使吃高钠饮食者，

只要摄入高质量动物性蛋白质，血压也不升高。日本渔民长期在海上作业，精神紧张，睡眠少，吸烟、饮酒、食盐量都高，食用鱼类蛋白量也高，而这些渔民却血压不高，冠心病、中风也极少发生，所以认为优质蛋白质具有降血压作用。

但是，蛋白质在分解代谢过程中，可产生一些具有升压作用的胺类，如酶胺、色胺等。这些物质在肾功能正常时能进一步氧化成醛，由肾脏排出体外。若肾功能不全或肾脏缺氧时，可导致胺的蓄积，显示升压作用。

因此高血压患者对蛋白质的摄取原则，一要选优质蛋白；二要限制摄入量。特别是肾功能不全者，蛋白质摄入量以每日每千克体重0.8~1 g为宜。所谓优质蛋白，应以鱼类、蛋类、奶类、豆类为主，少量肉、禽类，动植物性蛋白质质所占比例以3:7或4:6为好；但要限制动物脏器，特别是肝脏的摄入。

02 脂肪酸

膳食中饱和脂肪酸摄入量很高的国家，如芬兰和美国已经证明，降低膳食中脂肪总含量，减少饱和脂肪酸，增加不饱和脂肪酸，可使人群血压平均降低约1.1 kPa（8 mmHg）；血压正常者或轻度高血压者，其血压值均显著下降；高血压者血压下降更明显。研究发现，浙江舟山地区渔民血压水平普遍较低，渔民膳食以鱼类为主，鱼类特别是深海鱼类富含长链不多饱和脂肪酸，这可能是渔民血压水平保持较低的原因之一。

脂肪包括三大类，即饱和脂肪酸、单不饱和脂肪酸和多不饱和脂肪酸。研究证明，饱和脂肪酸包括胆固醇摄入量过高，此为高血压、动脉粥样硬化最重要的危险因素；而单不饱和脂肪酸和多不饱和脂肪酸中的α-亚麻酸（ω-3系）却具有降低总胆固醇、甘油三酯以及升高好胆固醇（HDL）的作用，并对临界高血压者非常有效；对中、重度高血压者仍有降压作用。其降压机理是因α-亚麻酸能使血浆中的中性脂肪减少而促进血压降低。

高血压患者摄取脂肪的原则，一要限制脂肪总摄入量；二要限制饱和脂肪酸摄入量；三要多补充α-亚麻酸。

总脂肪酸摄入量每日每人不得超过30 g，饱和脂肪酸只占1/3。

要限制饱和脂肪酸含量高的食物，如肥猪肉、全脂牛奶和一切含有反式脂肪酸的各类糕点、饼干、糖果类食品，也要限制植物油油炸食品。

要多吃α-亚麻酸含量高的油脂和食品，如紫苏油中α-亚麻酸含量高达60.8%~67%、亚麻油含51.7%、深海鱼中含20%~26%。可以用紫苏油、亚麻油烹调做菜，也可每日直接食用5~10 g，而每周多吃几次鱼类（特别是海鱼）也是一项很好的选择。

03 控制超重和肥胖

人体脂肪重量与血压水平呈正相关，人体体重指数（BMI）与血压水平也是正相关。身体脂肪分布与高血压发生也有关，腹部脂肪聚集越多，血压水平越高，腰围男性≥90 cm、女性≥85 cm者，发生高血压的风险是腰围正常者的4倍以上。有资料显示，体重每增加12.5 kg，收缩压可升高1.3 kPa（10 mmHg），舒张压可升高0.9 kPa（7 mmHg）。患者体重增加对高血压治疗非常不利，一般情况下体重增加了，血压便升高，体重下降则血压也随之下降。故限制总能量、

控制体重、防止肥胖是防控高血压最重要的措施。

造成超重和肥胖的原因除遗传因素外，主要是因食入高脂肪、高热量食物过多所致，所以对超重和肥胖者防控的主要办法，一是减少能量摄入；二是增加能量消耗；三是 BMI、WC（腰围长度）达到正常标准。具体办法参见第十六章。

04 限制钠盐摄入

近百年来，人们围绕食盐与血压的关系，进行的动物试验、流行病学调查和临床研究，肯定了盐是高血压重要的易感因素。因此，世界各国和 WHO 等组织推出的高血压防治指南中，均将限盐作为高血压防治的重要措施之一。

大量流行病学调查表明，摄盐量多少与高血压密切相关。日本北部某地区平均每人每日摄入盐量高达 30 g，结果高血压、脑卒中发病率明显高于世界平均水平，被称为高血压王国。中国北方人口味重，平均每人每日摄盐 15 g，南方人口味淡，摄盐量也达 7~8 g（WHO 建议平均每人每日 3~5 g），造成中国高血压发病北方高、南方低之势。而牙买加某岛摄盐量每人日均小于 2 g，则无高血压发生。中国贵州等山区居民以及蜗居岛屿和经济不发达地区居民摄盐量甚低，也几乎无高血压。

研究显示，盐的摄入量与高血压的发生呈正比，日均摄盐量每增加 1 g，平均收缩压上升 2 mmHg、舒张压上升 1.7 mmHg；而钠盐摄入量每降低 100 mg，可使收缩压降低 5.8 mmHg、舒张压降低 2.5 mmHg。

高盐使血压上升可能与以下因素有关：

① 高盐（高钠）摄入能引起水钠潴留，导致血容量增加；钠离子

水平的增加可导致细胞水肿，血管平滑肌细胞肿胀，血管狭窄，外周血管阻力增大，引起血压升高。

② 高钠摄入能使血管对儿茶酚胺类缩血管因子敏感性增强，同时交感神经末稍释放去甲肾上腺素增加；另外还能增加血管壁上的血管紧张素受体密度，导致血管过度收缩，外周血管阻力增加，使血压升高。

③ 高钠摄入引起钠潴留，能使细胞内钠增加，抑制钠－钾－ATB 酶活性，使细胞外钙流入细胞内；同时细胞内钠增加，使细胞内外钠离子梯度消失，钠、钙交换受抑制，使细胞内钙排出减少，导致血管平滑肌细胞内钙的浓度升高，引起血管平滑肌收缩，外周血管阻力加大，使血压上升。

最新研究发现，部分盐敏感者存在有钠泵基因突变，这种基因突变呈显性遗传，有这种钠泵基因突变的人，在摄入盐较多之后血压升高。这一点就可以用单核苷酸多态性（SNPs）来解释为什么有的人盐摄入量多而血压不高的原因。据此，如能依据人类基因多态性，即对盐的敏感性不同进行筛查以达到个性化预防的效果。

关于控制食盐摄入量，WHO 建议每人每日 3~5 g，中国 DRIs 规定每人每日为 6 g。然而值得警惕的现实是，中国人摄入盐量远远超过人体实际需要量。有资料说，北京城区摄盐量已达每人每日 10~15 g、农村高达 18~20 g。江苏省 2009 年人均每日盐摄入量为 11.1 g，东营市 2011 年人均日盐摄入量为 12.6 g。基本上均超过中国建议盐摄入量的近一倍。实际上人体真正盐需要量不到 1 g 就足够。

如何限制食盐摄入量是个大难题，由于中国人民几千年所养成的生活习惯，重口味已根深蒂固，一下子改掉确实较难；但归根结底是认识问题，真正弄明白盐多的害处，才能下决心改掉重口味的坏习惯。

有人说限盐只要做菜时用限盐勺少放盐就可以了，这一点确实重

要，但是远远不够。因为还有大量调味品、腌制品、咸味糕点、饼干等都含有钠盐。例如，100 g 味精含 20 g 盐、100 g 酱油含 15 g 盐、100 g 榨菜含 11 g 盐、100 g 香肠含 4 g 盐。所以不仅做菜少放盐，还要做到低盐饮食，少吃火腿、香肠、牛肉干、咸蛋、豆腐乳、豆豉、豆瓣酱、味精、鸡精等食品。

05 为什么要多补钾、钙、镁

钙可使外周血管扩张，有利于减少外周血管阻力，还有利尿作用，对轻度高血压者具有明显降压效果。饮食中缺镁，血压偏高。对轻、中度高血压者补充镁能使血压下降，原因可能是由于镁能稳定血管平滑肌细胞膜的钙通道，激活钙泵，排除钙离子，泵入钾离子、限制钠离子内流，以及镁能减少应激诱导去甲肾上腺素的释放，从而起到降压作用。

原发性高血压与钾、镁的关系密切。流行病学研究显示，高血压与钾、镁摄入减少有关。低镁饮食与心血管病发病有关，可引起心脏早搏。镁的摄入量越少患冠心病及其后遗症概率越高，还可导致心动过速、心律不齐及心肌坏死和钙化。非高血压人群中显示，钾摄入量高而钠摄入量低，高血压人群则相反，即钾摄入少，钠摄入多。所以，很多研究认为，饮食中钠 / 钾比值对高血压发病有直接关系。钠 / 钾比值小于 1 是否高血压发病率降低目前尚有争论，但是随着饮食与尿排泄钠 / 钾比值升高，而高血压发病率确呈升高趋势，可见钠与高血压呈正相关，钾与高血压呈负相关。

食物中钙含量高的食物请参阅表 10，钾和钠含量请参阅表 11。

含镁较多的食物有粗加工谷类、干果、绿叶菜、蛋、鱼、肉、乳类、小米、大麦、小麦、豆类等。

06 戒酒与限酒

过量饮酒是高血压患者重要的危险因素，人群高血压患病率随饮酒量的增加而升高。如果每日平均饮酒＞3 个标准杯（1 个标准杯相当于 12 g 酒精，约合 360 g 啤酒或 100 g 葡萄酒或 30 g 白酒），收缩压与舒张压平均升高 3.5 mmHg 与 2.1 mmHg，且血压上升幅度随饮酒量增加而增高。饮酒可使心率加快，血管收缩，还可促使钙盐、胆固醇沉积于血管壁，加速动脉粥样硬化。所以重症高血压患者应戒酒，中、轻度高血压患者要限酒。

07 几种特殊食物应禁食或少吃

（1）辛辣和精细食物

辛辣和精细食物可使大便干燥难排，易导致大便秘结，排便时会使腹压升高，血压骤升，诱发脑出血。最好能多吃膳食纤维含量高的食物。

（2）鸡汤

鸡汤的营养价值虽然很高，但多喝鸡汤又会使血胆固醇和血压升高。因此不可盲目地把鸡汤作为高血压患者的营养品，以免加重病情，对身体有害无益。

（3）狗肉

高血压的病因虽多，但大部分属阴虚阳亢性质。狗肉温肾助阳，会加重阴虚阳亢型高血压患者的病情。其他类型的高血压患者，或为

肾阳虚，虚阳上扰，痰火内积，瘀血阻络等。当食用狗肉时可躁动浮阳或加重痰火或助火燥血，均对病情不利，故不可食用。

08 高血压患者适宜及禁忌的食物

（1）碳水化合物

适宜：米饭、粥、面食类、芋类、软豆类。

禁忌：番薯、干豆类、味浓的饼干类。

（2）蛋白质

适宜：脂肪少的肉类（鱼、嫩牛肉、瘦猪肉）、蛋、奶类、豆类及其制品。

禁忌：脂肪多的食品（肥牛猪肉、五花肉、排骨肉、无鳞鱼等）、肉类加工品（香肠等）。

（3）脂肪类

适宜：植物油、色拉油。

禁忌：动物油、熏肉、油渍沙丁鱼、狗肉、动物内脏（心、肝、肾、脑等）、公鸡头、鸡爪、鸡腿。

（4）维生素、矿物质

适宜：蔬菜类（菠菜、白菜、胡萝卜、番茄、南瓜、黄瓜等）。

水果类（苹果、桃、橘子、梨、葡萄、西瓜等）。

海藻类。

菌类。

禁忌：纤维硬的蔬菜（竹笋）、刺激性强的蔬菜（如芥菜）。

（5）其他类食品

适宜：淡茶、绿茶、酵母乳饮料。

禁忌：浓红茶、盐渍食品（咸菜类）、香辛料（辣椒、芥末、咖喱粉）。

09 H型高血压患者的膳食

所谓H型高血压是指血浆中同型半胱氨酸（Homocystine，Hcy）水平≥10 μmol/L时称高半胱氨酸血症，伴有高半胱氨酸血症的高血压，被称为H型高血压。

H型高血压的主要危险：HCY对血管内皮细胞产生毒性作用，引起血管内皮细胞功能紊乱，脂质过氧化，并增高血中血小板的黏附性，从而导致动脉硬化斑块形成，刺激动脉平滑肌细胞过度增长，干扰血管平滑肌的正常功能，促使平滑肌老化，组织纤维化及变硬致动脉粥样硬化。

高血压与HCY升高更易引发心、脑、血管疾病。针对中国当前脑卒中高发和持续发展的严重局面，对H型高血压的重视和防控，其意义十分重大。

对H型高血压的膳食预防，除了与一般高血压一样外，主要是控制HCY水平升高。HCY本是人体必需的蛋氨酸代谢中间产物，这个中间产物在体内一种酶的催化下被转化为两种有益物质，如果体内缺少叶酸、维生素B_{12}、维生素B_6时，催化HCY的酶就无法合成，HCY也就无法转化，从而会使HCY上升至危险水平。

长期补充叶酸有助于预防脑卒中和H型高血压，首先要食用含叶酸量高的食物（参阅表9），其次可适当选用叶酸、维生素B_{12}、维生素B_6等制剂。

第十四章

肥胖症的防控

中国六旬以上老年人有半数超重或肥胖，且有持续增长之势。很多老年慢性病与肥胖有密切关系，严重威胁着老年人的健康和生命，应引起高度重视。

01 流行情况

2006年9月3日，澳大利亚糖尿病专家、世界肥胖大会主席保罗·齐迈特（Paul Zimmet）在第十届世界肥胖大会上说："肥胖对世界的威胁不亚于全球气候变暖和禽流感。肥胖正像流行性疾病一样蔓延和吞噬整个世界"。

WHO推算全世界有10亿成年人超重，其中3亿人肥胖。美国2010年超重和肥胖的比例达到68%，其中肥胖净人口已达1.1亿人。据WHO 2009年统计，某些非洲国家，如埃及和瑙鲁等太平洋岛国的肥胖率已超过某些发达国家。

中国的肥胖形势非常严峻，据中国疾控中心营养与食品安全所的数据推算，1989年以体重指数（BMI）判断超重者有1.67亿人，2009

年增长到 5.29 亿人，年均增长率为 10.8%，超过同期 GDP 增速。1989 年肥胖人口为 1 487 万人，2009 年增长到 1.28 亿人，年均增长率为 38.1%。

根据武阳丰等学者的调查，中国居民超重和肥胖的流行情况，可参见表 19。

表 19　中国城乡不同年龄段超重、肥胖率情况表

	地区	年龄段				
		0—6 岁	7—17 岁	18—44 岁	45—59 岁	≥ 60
超重率 %	城市	3.6	8.5	26.6	37.4	37.2
	乡村	3.4	3.2	20.8	25.8	19.5
肥胖率 %	城市	1.9	4.4	8.1	15.1	16.0
	乡村	2.1	1.4	5.7	8.4	6.2

从表 19 可见：① 7 岁以上，无论是超重或肥胖，城市均远远超过乡村；② 城市的超重和肥胖率随年龄增长而增长；而乡村超重和肥胖率 7—17 岁比 0—6 岁低，60 岁以上比 45—59 岁低；③ 城乡超重和肥胖率均在 18 岁以后大幅上升；而 45 岁以上的中老年人增幅最大。

中国从 2000 年开始实行国民体质监测以来，已进行了三次监测：2000 年成人超重率为 29.12%、肥胖率为 7.27%；2005 年超重率为 29.25%、肥胖率为 8.04%；2010 年超重率为 32.1%、肥胖率为 9.9%。10 年间超重率增长 11%、肥胖率增长 13.6%。2010 年中国肥胖净人口已达 1.3 亿人，超过了美国（1.1 亿人），成为全球肥胖者最多的国家。从几项调查资料中均说明，无论是超重率或肥胖率，中老年人的占比都是最高的，可见对中老年人防控超重和肥胖的问题，更应引起高度重视。

02 肥胖标准的界定

WHO 推荐三套体系测定，即体重指数（BMI）、腰臀比（WHR）、腰围长度（WC）。

（1）BMI 测定

BMI= 体重（kg）÷ 身高 ^{2}（cm）。这是一种与年龄、性别无关，但不同种族、不同人群判别超重和肥胖各有不同。

① 欧美白种人的 BMI

正常：18.5~24.9；超重：≥25；肥胖前期：25~29；Ⅰ度肥胖：30~34.9；Ⅱ度肥胖：35~39.9；Ⅲ度肥胖：≥40。

② 亚太地区的 BMI

正常：18.5~22.9；体重过低：＜18.5；超重：≥23；肥胖前期：23~24.9；Ⅰ度肥胖：25~29.9；Ⅱ度肥胖：≥30。

③ 中国肥胖问题工作组织（WGOC）于 2003 年发表《中国成人超重和肥胖预防控制指南》，正式提出中国 BMI 是——体重过低：＜18.5；正常：18.5~23.9；超重：24~27.9；肥胖：≥28。此界限值，2010 年国家卫生部确定为国家标准。

（2）腰臀比（WHR）测定

WHR= 腰围长度（cm）÷ 臀围（cm）。

① WHO 推荐欧美白人 WHR 值：男＞1、女＞0.85 为肥胖。

② 中国 WGOC 推荐 WHR 值：男＞0.9、女＞0.85 定为腹胖。中国人族群特征是整体感觉偏瘦，但腹部更容易堆积脂肪形成腹胖。

（3）腰围长度（WC）测定

① WHO 推荐欧美白人：男 WC＞94 cm、女＞84 cm 为肥胖。

② WGOC 建议中国人：WC 男 ≥85 cm、女 ≥80 cm 为肥胖。中国中心型肥胖，即大肚皮鸭梨型肥胖者较为普遍。

以上三种标准大致彼此相当，大量临床数据分析，以 WHR 和 WC 检出的腹胖和中心型肥胖者是高血压、糖尿病及其他各类心脑血管疾病的易感人群。

03 肥胖的危害

肥胖是指身体脂肪过度增多为特征，并对健康造成严重危害的一种慢性病，称肥胖症。肥胖与相关疾病的关系，WHO 提出用相对危险度（肥胖者相比正常人罹患某种疾病的倍数）加以衡量判断。相对危险度 ≥3 者有：2 型糖尿病、胆囊疾病、血脂异常、胰岛素抵抗、哮喘及睡眠中阻塞性呼吸暂停等；相对危险度 2~3 者有：冠心病、高血压、骨关节病、高尿酸血症（痛风）、脂肪肝及背部疼痛等；相对危险度为 1~2 者有：乳腺癌、子宫内膜癌、前列腺癌及结直肠癌等。

有研究表明，肥胖者患糖尿病比正常体重患糖尿病者高 4 倍，重症肥胖者患糖尿病比正常体重患糖尿病者高 30 倍。为什么肥胖者易患糖尿病？这与脂肪细胞膜上胰岛素受体数目减少、受体对胰岛素亲和力下降有密切关系。研究显示，肥胖者受体数目和亲和力只有正常体重者的一半。脂肪组织分布也是重要原因。有人 BMI 在正常范围内，如果腹部肥胖，腰围＞102 cm，糖尿病风险可增加 3.3 倍。腹胖是亚洲人群发生 2 型糖尿病最常见的危险因素。

肥胖并发症中最常见、最严重的是：心脑血管疾病，如高血压、冠心病、心肌梗死、脑出血或脑栓死等。由于肥胖体表面积增大、体循环的血流量增加，加上心肌内膜脂肪沉积和动脉硬化，使全身血管

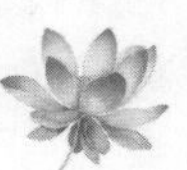

阻力加大，这些都严重增加了左心室负荷。由于长期加大心脏活动量，导致左心室肥大，进而继发各种心脑血管意外。所有这些病的根源，都是因肥胖导致脂类代谢障碍，特别是与胆固醇代谢障碍有密切关系。

美国癌症协会调查发现，肥胖者的体重比同龄正常人的体重超过40% 者，患子宫内膜癌的风险高 5.5 倍、患胆囊癌的风险高 3.9 倍、患子宫癌的风险高 2.4 倍、患乳腺癌的风险高 1.5 倍。英国有学者对百万名妇女进行 5 年随访，结果表明，肥胖者的相对危险度，子宫内膜癌为 2.89、食道癌为 2.38、肾癌为 1.35、白血病为 1.5、多发性骨髓瘤为 1.31、胰腺癌为 1.14、经后乳腺癌为 1.40。

由于腹部皮下脂肪增加，腹壁和腹腔内脂肪沉积，加重了呼吸活动负担，导致呼吸困难、肺功能下降、肺泡换气不足进而出现气短、易疲劳、怕热多汗等症状。肥胖者常常是睡眠越多，越肥胖；越肥胖，越嗜睡，形成恶性循环，这种现象称之为睡眠障碍综合征。因呼吸困难致不能平卧、心跳加速、水肿、嗜睡等症状，这是十分危险的。

此外肥胖尚可并发肾病、胆结石、脂肪肝、高尿酸血症（痛风）及骨关节疾病。

04 超重或肥胖的成因

超重或肥胖是因能量摄入超过能量消耗，致体内脂肪过多蓄积的结果。研究发现，不同个体对能量的摄入、食物的生热作用以及对体重调节反应是不同的，这可能与遗传特点（生理、代谢）和生活方式等多种因素影响有关。有学者寻找肥胖基因和流调随访，证明遗传因素对肥胖起主导作用，但许多学者并不认同。从 20 世纪后期肥胖症在全球快速增长来看，并非遗传基因发生什么显著变化。带有一定遗传基因并非就一定肥胖，起主导作用的是后天的生活方式。后天的因素非常重要，常听到某些肥胖者说什么，只喝凉水也长膘，这没有任何科学根据。

05 对超重和肥胖的防控

防控措施其实很简单，一是减少能量摄入；二是增加能量消耗，以除掉体内多余的脂肪，使 BMI、WHR 和 WC 控制在正常范围内。

（1）减少能量摄入

每个人是否需要控制饮食、减少能量摄入，应以 BMI、WHR 和 WC 标准为依据。建议家中都能准备皮尺和体重计（有条件者），每周自测一次，记录在案，以便动态观察体重消长情况。当 BMI 低于 18.5 时，说明已经消瘦，如持续消瘦，应尽早去医院查明原因；当 BMI 正常和 WHR、WC 也不超标时，不必刻意减食；只有当三项指标中有任何一项超标，就应采取一切有效措施，限制过多的能量摄入。

① 每餐限制在七分饱以内。

② 可尝试两餐制，另一餐只吃水果和少量（15~20 g）坚果（榛子、核桃、杏仁、花生等）。

③ 晚餐在 17:30 之前吃完，随后漱口不再进食。

④ 以素食为主，限制高热量、高脂肪及肉类食品过多摄入。

⑤ 不吃各类油炸食品。

⑥ 坚决戒掉吃零食、吃夜宵的习惯，如晚上一边看电视一边吃炸薯条、嗑葵花子的坏习惯。

（2）克制饥饿感

有些超重或肥胖者常常感到饥饿，特别是晚上饥饿难受，想尽办

法找东西吃。此时只要能坚持半小时就不会感觉饿了（所谓饿过劲）。如能这样连续坚持一周就习惯了，其实“饿过劲了”，是当血糖低了的信号传给大脑神经中枢，若此时不进食，机体只好动用体内贮存的脂肪，燃烧脂肪以升高血糖，这恰恰是减掉体内多余脂肪的最好时机。

（3）运动减肥

成人每日所需热量 = 基础代谢＋体力活动＋消化食物所需热量。由于每个人的基础代谢和体力活动的差别很大，所需热量也各不相同。运动和体力活动是消耗热量最有效的方法，每个人可根据自身条件和爱好选择适当的方法，对中老年人来说走路是最佳的。英国有人做过实验，慢走（5 km/h），每英里消耗热量 65 kcal；快走（9 km/h），每英里消耗 128 kcal；跑步不论多快，每千米只消耗 160 kcal。适合中老年人运动的还有跳舞、健身操、打拳，它们消耗能量每小时分别为 300 kcal、300 kcal、450 kcal。

（4）喝足量水是减肥的最佳措施之一

美国医学博士 F. 巴特曼在他的《水是最好的药》著作中，论述了“脱水与肥胖症的关系”。他认为：人体对“饥饿”和“干渴”的两种感觉是在同一个区域，由于人们（特别是中老年人）对渴感非常迟钝，本来是“干渴”却误认为是“饥饿”，从而食欲大增，过量摄取食物。巴特曼认为“人体脱水是肥胖症的根源”。解决这一问题最简单的办法是每日饭前半小时和饭后两个半小时，各喝两杯温白开水（每杯约 250 ml）。

（5）中老年人减肥要有充分心理准备

不要急于求成，也不要间断进行；要制订计划，循序渐进、持之以恒地进行。减肥以 1~3 个月减 1~2 kg 的速度为佳。已有并发症者，当以治疗疾病为主，减肥的目的也正是为了更好地控制疾病。

第十五章

糖尿病的防控

01 概　述

糖尿病是由于胰岛素分泌不足及其生物效应降低（胰岛素抵抗），引起的以血糖升高为特征的慢性、全身性的内分泌代谢病，是以糖为主包括蛋白质、脂肪、水和电解质等代谢紊乱的临床综合征。严重时常导致酸碱平衡失常，其特征为高血糖、尿糖、葡萄糖耐量降低及胰岛素释放试验异常等。

发病机理：当人体摄取的糖或碳水化合物，被分解为葡萄糖作为能源被细胞利用时，则必须由胰岛素触发。胰岛素是由胰腺中 β 细胞分泌产生，可降低血糖；胰腺还有 α 细胞，能分泌升糖素，使血糖增高，当胰岛素缺乏或虽不缺少，但人体对胰岛素缺乏反应能力（胰岛素抵抗）时，糖代谢发生障碍，导致糖分不能进入细胞而积聚在血液里，过量的血糖由肾排到尿里，引起高血糖、高尿糖和多尿现象。

糖尿病有四种类型，即 1 型、2 型、其他特殊型和妊娠糖尿病。1 型也称胰岛素依赖型，约占患者总数的 10%，以儿童青少年为主，也可发生在任何年龄段；2 型约占 90%，多发生在成年人。虽然随年龄

增长人体胰岛素分泌下降，但是多数2型患者并不缺少胰岛素，甚至过量，问题是出在人体对胰岛素缺乏反应能力（胰岛素抵抗），是胰岛细胞上的胰岛素受体的缺陷，造成血液中有胰岛素而不能工作，糖无法有效代谢燃烧、利用所致。

糖尿病临床早期无症状，随后逐渐出现多食、多饮、多尿、烦渴、善饥、消瘦、疲乏无力等症候群。久病者常并发心血管、肾、眼及神经病变。严重病例应激时可发生酮症酸中毒、高渗性酮症性中毒而威胁生命。

糖尿病的诊断应以血糖指数为依据，其正常值：空腹血糖为6.11 mmol/L、餐后2小时血糖为11.1 mmol/L。糖化血红蛋白是三个月的平均血糖值，其正常值是3.90%~6.10%（各医院所用试剂不同会有差异）。

近几十年来，糖尿病在全世界渐成流行趋势，糖尿病患病率是随着生活水平的提高和人们年龄的增长而逐年增高。中国20世纪80年代以来，几次大型全国成年人流行病学研究结果显示，糖尿病患病率逐年上升，如1980年患病率仅为1.0%、1996年为3.21%、2015年增加2倍以上（见表20）。根据中国疾控中心2010年慢性病监测报告，成人糖尿病患病率已高达9.7%，60岁以上者为19.6%。

表20　全国四次成年人糖尿病患病率和糖耐量受损率（%）调查表

年份	糖尿病患病率	糖耐量受损率
1980	1.0	—
1989	2.02	2.92
1994	2.51	3.20
1996	3.21	4.81

根据中华医学会糖尿病分会对全国大城市医院24 496例住院糖尿患者合并征患病率的调查，结果相当惊人，以2型糖尿病来看，并发

心脑血管病者占 29.7%、高血压病者占 34.2%、眼病者占 35.7%、肾病者占 34.7%、神经病变者高达 61.8%（见表 21）。

表 21　大城市医院 24 496 例住院糖尿病患者并发症患病率（%）统计表

病型	高血压	心脑血管病	糖尿病足	眼病变	肾病变	神经病变
1 型	9.1	5.8	2.6	20.5	22.5	44.9
2 型	34.2	29.7	5.2	35.7	34.7	61.8

可见糖尿病的高患病率、高并发症已成为威胁中国人民，特别是中老年人生命健康的重大问题。

02 中老年人糖尿病的特点

（1）症状不典型

中老年人患糖尿病缺少症状或症状不典型，常为发现并发症而首次诊断。起病缓慢，症状轻，年龄越高症状越少。肾糖阈越高，排出的尿糖越少，甚至检查尿糖常为阴性。仅有少数人因“三多一少”（多吃、多饮、多尿及消瘦）而被发现。因此确定中老年人糖尿病，既不能指望典型症状，亦不能靠尿糖，也不能单查空腹血糖（因会有 60% 漏诊，有些人属于餐后高血糖型），应做糖耐量实验及糖化血红蛋白测定（诊断糖尿病的金指标）。

（2）并发症多

① 急性并发症：有酮症酸中毒、高渗性酮症性昏迷和乳酸性酸中毒。

② 微血管并发症：有眼病（视网膜病、白内障、青光眼），有资料统计，因糖尿病失明者比一般人高 10~23 倍；肾病、肾小球硬化症

致肾功衰竭；下肢皮肤坏疽发黑甚至需截肢者。

③ 大血管并发症：如心肌病、冠心病、高血压、高脂血症等。

④ 神经病变：如末梢神经炎、植物神经功能失调等。

⑤ 中老年特有的并发症：如颅神经麻痹、恶性外耳道炎、肾乳头坏死及萎缩等。

⑥ 其他杂症：如“五十肩”（50 岁患肩周炎）、皮肤瘙痒症、前列腺肥大、萎缩性阴道炎、颈椎病等。

03 致病危险因素

（1）遗传因素

据有阳性家族糖尿病史者，其患病率明显高于阴性家族史者，阳性较阴性家族史者患病率高 3~40 倍。有学者收集双生子资料发现，1 型糖尿病双生子共显性为 54%，而 2 型糖尿病双生子共显性为 91%，可见 2 型糖尿病有更强的遗传倾向。

中老年人糖尿病大多数为 2 型，学者们公认系多基因遗传性疾病，是由多个基因微妙累积作用，加上后天致病因素的侵害，就可促进中老年人 2 型糖尿病的发生。研究发现，与 2 型糖尿病有关的基因有胰岛素受体基因、载脂蛋白 B（ApoB）基因和载脂蛋白 A1（ApoA1）基因。

（2）自由基侵害

在氧自由基作用下：① 可使营养胰岛血流下降；② 直接损伤胰岛 β 细胞，使之结构改变和功能降低；③ 损伤胰岛素受体功能。上述三者均可使胰岛素分泌量下降、血糖升高，导致糖尿病发生。

（3）体力活动减少

体力活动少是 2 型糖尿病的独立危险因素，可使脂肪在体内积累，能导致胰岛素敏感性下降，肌肉废用性萎缩，使摄取葡萄糖能力降低。

（4）饮食因素

流行病学调查和实验研究均证实，食物中饱和脂肪酸增多和膳食纤维不足（食物太精、太细）会降低胰岛素的敏感性，并降低葡萄糖耐量。

（5）向心型肥胖、胰岛素抵抗

脂肪的向心性分布（腹型肥胖、上半身肥胖或内脏型肥胖），系指大网膜及肠系膜细胞增生，门静脉中的游离脂肪酸浓度增高等一系列变化。进而使 VLDL、LDL 生成增多，肝糖原输出增多及肝细胞膜上胰岛素受体减少，受体的酪氨酸激酶降低，最终导致了胰岛素抵抗、胰岛 β 细胞功能减退。

（6）胰岛淀粉样沉积、胰岛 β 细胞功能减退

90% 的 2 型糖尿病患者的胰岛有淀粉样沉积物、β 细胞明显减少、α 细胞相对增多。

（7）基础代谢因素

人体在衰老过程中，胰岛素的分泌及基础代谢率也随之逐渐下降。许多研究观察到中老年人葡萄糖耐量降低，表现为血糖水平升高，空腹血糖一般变化不明显，估计每增加 10 岁，血糖上升 1 mg/dl，而服糖后 1~2 小时血糖增加明显，每增加 10 岁血糖上升 6~13 mg/dl。

（8）精神因素

近年来，学者确认精神因素对糖尿病发生发展的作用，认为伴随精神紧张、情绪激动及各种应激状态，都会引起使血糖升高的激素大量分泌，如生长激素、去甲肾上腺素、胰高血糖素及肾上腺皮质激素等，从而使血糖升高，促进了糖尿病的发生与发展。

（9）烟、酒、盐因素

烟中的尼古丁、烟碱能刺激分泌肾上腺素，使血糖升高，并使血管收缩，将会促进成倍增加并发症发生的机会。有研究表明吸烟累积量（吸烟指数）与糖尿病之间呈绝对正相关（r=0.96，P＜0.01）。

酒不利于血糖稳定，患者在治疗期间多次少量饮酒可使降糖药代谢加速，从而降低药效；大量饮酒则使胰岛素和降糖药效增强，可导致严重的低血糖。

近年研究发现，高血钠加上高血糖会加重代谢紊乱，过多的盐具有促进淀粉消化和在小肠吸收葡萄糖的作用，从而引起血糖升高。

04 防控措施

糖尿病本身并不可怕，可怕的是并发症。事实证明，只要能把血糖控制好和防止并发症，不仅可以健康地活着，而且不会影响人的寿命。

（1）正确认识遗传因素的作用

遗传因素虽然是糖尿病最重要的危险因素，但它并非是绝对性的。事实上有遗传阳性家族史的子女们，并不一定都会患病。先天性的遗传，只是增加患病的敏感度和可能性。唯有那些不注意防范后天致病因素的人才更易患病。所以有遗传家族史或有遗传基因的人，一不要怨天尤人，二不要听天由命，要用积极心态防控各种后天致病因素，就一定能战胜糖尿病的威胁。没有遗传家族史的人也不要心存侥幸。实际上改革开放以来，中国糖尿病患病率在逐年大幅度上升，并不是遗传家族增多，恰好证明是随着生活水平的提高，各种后天致病因素猛增的必然结果。

（2）控制血糖在正常值以内（参阅表 22）

表 22　糖代谢状态分类血糖值（mmol/L）

糖代谢分类	空腹血糖	餐后 2 小时血糖
正常血糖	＜6.1	＜7.8
空腹血糖受损（IFG）	6.1~7.0	＜7.8
糖耐量降低（IGT）	＜7.0	7.8~11.1
糖尿病	⩾ 7.0	⩾ 11.1

注：IFG 和 IGT 统称为糖调节受损，也称糖尿病前期。

（3）控制肥胖（参阅第十四章）

（4）控制饮食原则

① 限制进食总量，以每餐七八分饱为宜；② 主食以粗粮为主，薯类搭配；③ 限制动物脂肪和油炸类食品；④ 选择生糖指数在 55 以下的各类食物为首选（参阅表 4、表 6）。

（5）合理运动

糖尿病患者不能晨练，一是易产生低血糖；二是低血糖后又产生高血糖反应；三是晨练后回来吃饭多，接着休息则血糖升高。晨练不但没有好处，反而加重了胰岛细胞的负担。合理运动是餐后半小时开始，所谓半小时是从吃第一口饭算起，因此时正好是血糖上升的时候。有并发症者，要避免剧烈运动，以步行为宜，既温和又能长时间坚持。

（6）始终保持良好心态

参阅第二十一章和第二十二章。

（7）防控自由基侵害

参阅第八章。

（8）消除应用胰岛素的误区

过去认为胰岛素只能用在已有并发症的晚期患者，现在认为早期

就可以用，因为只有让胰岛细胞休息才有可能被修复。注射胰岛素，给患者提供了胰岛素细胞修复的机会。

（9）坚持做好五点

① 多懂点（糖尿病知识）；② 少吃点（七八分饱）；③ 勤动点（坚持运动）；④ 想开点（知足常乐）；⑤ 潇洒点（轻松愉快的心情）。

（10）控制并发症

控制并发症的发生、发展和恶化，是保证糖尿病患者的身体健康、生活质量好、能延年益寿的最重要、最关键的目标。

由于糖尿病目前尚不能根治，要使患者和家属认识到糖尿病的终身性，必须具有坚持长期性和持之以恒的精神，采用一般疗法、饮食疗法、运动疗法、药物疗法等综合措施，控制糖尿病及其并发症，以达到健康长寿的目标。

第十六章

癌症不可怕

癌症的发病机理

什么是癌症？癌症就是人体正常细胞在相关因素作用下导致细胞过度增生。有关癌症的发病机理至今尚不完全清楚，比较公认的观点是基因突变说。人体本来就有与癌症有关的两种基因，一是原癌基因，另一种是抑癌基因。在正常情况下原癌基因对人体不仅无害，它还对细胞生长繁殖和分化起重要调控作用，只有当正常细胞受到外界致癌因素长期反复作用后，加上抑癌基因减弱或活性失活，从而导致原癌基因被激活，使正常细胞基因发生突变。

那么正常细胞为什么会突变？它是在什么情况下发生的？机理是什么？

早在20世纪30年代，德国医学家奥托·海因里希·瓦尔堡（Otto Heinrich Warburg）博士就创立了癌症缺氧学说，并因此获得了1931年诺贝尔医学奖。他认为，癌症只有一个主要原因，就是身体细胞有氧呼吸被厌氧细胞呼吸取代了。然而他的这种缺氧学说理论，虽然后来被许多著名学者加以认证，可是近80年来，却没有被主流医学界认

可。2010年6月，笔者阅读了专著《癌症不是病》，作者是出生于德国、定居于美国的印度传统医学大师安德烈·莫瑞兹（Andre Moritz）。书中提出了颠覆传统医学的惊世观点："癌症不是病，它只是一种身体的求生机制"，它阐明了正常细胞为什么会突变以及缺氧学说在解释癌症发生上的真谛。

癌细胞是由正常需氧细胞为了适应在无氧环境中生存，通过基因突变而生成的。细胞基因突变，只会在没有氧气或氧气极少的环境中发生。当细胞赖以生存的氧被剥夺，其中一些细胞死亡，有一些细胞则改变它们的排列程序而突变，以适应在无氧环境中生存，并从细胞代谢的废物中获取能量，这就是细胞求生机制。

癌症酸性体质说，是指癌症只能在酸性身体中形成。然而，酸性体质理论也遭到质疑，被认为是谬论、伪科学等。但是安德烈·莫瑞兹却用事实回答了这个问题。正常细胞和癌细胞除了形状和结构等不同外，最主要的不同点是前者是利用氧来分解葡萄糖获得能量，即1个分子葡萄糖经氧化可产生38个分子ATP（三磷酸腺苷），随之产生CO_2和H_2O排出体外；而后者不需要氧，它是通过无氧酵解葡萄糖获得能量，但它用1个分子葡萄糖却只能产生2个分子ATP，其废物是乳酸，二者产生的能量相差18倍。这就可以理解为什么癌细胞总像恶狼一样疯狂地掠夺正常细胞能量的原因。由于无氧酵解不能有效地把葡萄糖转化为能量ATP，而是产生大量废物乳酸堆积在体内，因为癌细胞最适于在pH值6.86~6.95的弱酸性环境中生存。

为什么缺氧？原因是微血管壁增厚和血液黏稠而发生堵塞，氧气和养分是通过血管输送到全身的组织细胞，由于血管堵塞，必然会导致组织细胞不能获得足够的氧和养分，而微血管壁增厚和血液黏稠与人体摄入过多动物性蛋白质和脂肪，特别是反式脂肪酸有关。从这一点来看，癌症与心脑血管病的起因是相同的。只有把癌症的发病机理和真相弄清楚，才能从源头上预防癌症的发生，且发生后也能找到正确的治疗途径。

02 癌症不可怕的根据是什么

癌症可怕或不可怕的关键在于你对癌症是否真正了解，假如你认为癌症是绝症、癌症等于死亡、癌细胞是不可逆的，那么对你来说，癌症就是令人十分恐惧的恶魔，而具有这种心态者却大有人在。现在我们主张癌症不可怕，并不是盲目的乐观或是阿 Q 式的自我安慰，而是有大量事实为依据。谁都知道癌症目前仍然是第一杀手；但有人做过评估，说癌症死亡中的 1/3 是被吓死的（精神崩溃）、1/3 是过度治疗死的、只有 1/3 是死于癌症晚期。20 世纪 80 年代初，WHO 明确提出另一种三个 1/3，即 1/3 可预防、1/3 可治愈、1/3 可提高生存质量、以延长寿命。

我们人体每日大约有超过 300 亿个细胞参与新陈代谢，其中 1% 发生基因突变成癌细胞，但是由于人体有强大的免疫系统，癌细胞随时受到免疫细胞的监视、识别和杀灭。一般情况，癌细胞处在随生随灭的动态平衡中，真正发展成为临床可诊断的癌症却是极少数。北京国际抗衰老医学中心主任、免疫学家黄又彭博士认为“肿瘤的发生是生物进化中的一个正常过程，它与 DNA 复制过程中的突变有关，这种突变是难以避免的生理过程，物种进化就是建立在这类突变基础上的。”

癌症是一种慢性病，这是 WHO 于 2006 年正式公布的。上海中

医药大学博士生导师何裕民教授于2009年出版了一本《癌症只是慢性病》的专著。何教授长期从事肿瘤临床工作，天天接触肿瘤患者达数万例，积累了大量第一手资料，他以无可辩驳的事例论证了癌症只是慢性病。

说癌症是慢性病是因为它的发生、发展直至临床被诊断，是一个极其漫长的过程。一个细胞的癌变，一般要繁殖倍增30次，达到约10亿个癌细胞，形成的肿块相当于直径1 cm时才能被临床诊断发现，说明潜伏期很长，10年、20年甚至30年，这就给我们有充分的时间进行预防。“发病缓慢、痊愈也慢、存活时间越来越长”。上海市有万名会员的“癌症康复俱乐部”，其五年存活率超过70%。把癌症定为慢性病，从理念上看是积极的。“癌症可怕”完全是心理作祟，同是慢性病的心脑血管病，如大连市2009年癌症死亡率为32.28%，而心脑血管病死亡率为39.36%。心脑血管病猝死令人毫无准备，它是一生中的定时炸弹，而癌症不是绝症，是可防可治还能自愈，之所以恐惧是因为你没有把它看成是慢性病。

黄又彭教授曾亲自解剖了近200例尸体，其中80岁左右的老人无一例外都有肿瘤，而生前无任何症状。事实是大部分癌症者直到尸解才被发现，而这些人并非死于癌症。有一个事实让人目瞪口呆“尸检发现的甲状腺癌、胰腺癌和前列腺癌是被医生检查出来的30~40倍”。这充分说明，实际上每个成年人尤其是老年人都得了微小癌，但你无任何感觉和症状，那么你对癌症还有什么可怕的。你之所以没有发病，是因为你自身有强大的免疫系统监护，实际上我们都是“带癌生存”，你若有这种认识，一旦真被诊断出癌症就不会感到突然和可怕了。

03 癌症是可以被战胜的

（1）积极心态是防癌、抗癌的第一要素

研究表明，80%~90% 的癌症患者都曾经历过精神上的挫折和打击，不良心态是癌症的“催化剂”，这样的实例是很多的。

某女性老年患者，胰腺癌（8 cm × 8.8 cm）剖腹探查后无法切除，但她的妹妹与医生出于善意，告诉她癌已全部切除了。此后找何裕民教授用纯中药调治，一年正常、两年正常，生活一切正常。两年半后一直陪她复查的妹妹出国探亲，改由其丈夫陪同复查，由于丈夫忽略了隐瞒病情的关键细节，致使她在 B 超检查时知道了实情——“你的肿块大大缩小了，已经不到 2 厘米了，祝贺你！”。她非常震惊，回家旋即感到心窝下疼痛，病情急转直下。家属再找何教授医治，但为时已晚。原本的医疗方案效果很好，而此时却无效，尽管把事实真相放在她面前，她都不相信，她说：“你们都骗我，胰腺癌没有切除，活不了啦！”结果四个月后撒手人寰。这一真实例子有力地说明了，不是癌症要她的命，而是消极心态杀死了她。

心态为什么会有如此巨大威力？你因为生气、恐惧等压力的影响，正常生理功能受到损害，使 DNA 所产生的天然抗癌物——白介素 2 和抗病毒干扰素会立即下降，日久天长细胞基因突变自然会产生。

我们的身体有一种专门对付癌细胞的免疫细胞叫 NK 细胞（自然杀伤细胞），这种细胞只要 10% 被激活就可以预防疾病、杀死癌细胞。当人在发笑或心情好时就能激活 NK 细胞，并生成内啡肽，而 NK 细胞也是生成内啡肽的细胞，因此在二者协同作用下更能激活 NK 细胞。

日本大阪大学岩士博士做了有趣实验，即让患者看喜剧片前后

的 NK 细胞变化，结果看前 NK 细胞活性为 26.5%，看后为 29.4%，增加了 3%；而观看严肃片的患者 NK 细胞活性却降低了 2.2%。美国罗马林大学也做了类似实验，看喜剧片前 NK 细胞活性为 24%，看后为 38%，增加了 14%；看严肃片前为 30%，看后为 24%，降低了 6%。

美国南佛罗里达大学健康科学研究中心的首席科学家大卫·威斯里（David Wesley）教授（专门研究心脏功能的专家），他从人体心脏分泌物中提取了四种荷尔蒙，其中一种缩氨酸荷尔蒙（血管舒张因子）可在 24 小时内杀死 95% 的胰腺癌细胞，剩余的 5% 癌细胞也将不再扩散出新的癌细胞。随后他找 100 位志愿者，对其在各种情绪状态下的心脏荷尔蒙分泌情况跟踪采集，结果发现，情绪高昂、心情愉悦，心脏分泌的荷尔蒙就充沛；反之，人处在痛苦、担忧、抑郁的消极状态，心脏几乎完全停止分泌激素。他认为“在身患重病时，保持心情愉悦、积极求生的患者，心脏才有可能分泌救命的荷尔蒙，当其达到一定量时才能杀灭体内癌细胞或抑制它们的生长，从而达到不治自愈的生命奇迹”。

所以为了防癌抗癌，请你每日都要有一个好心情，每日都要笑一笑，保持好心情办法很多，根据自身条件可任选唱歌、跳舞、扭秧歌、看喜剧片、听相声、多参加社会活动……

（2）防癌抗癌的饮食

① 要以素食为主。从癌症发病机理知道，细胞基因突变是因为缺氧，缺氧是因为微血管堵塞，堵塞原因是因血管变厚和血液黏稠，其变厚和黏稠是因动物性蛋白质、脂肪过多，所以要尽量不吃或少吃动物性蛋白质和脂肪。

② 要吃纯天然食物，不吃或少吃任何精加工食品，或人工合成的各类营养素。

纯天然食物是最具生命力的，其营养素不被破坏而易被人体吸收，精加工食品不仅原有营养素被破坏和流失，而且还加入了数种、数十种化学物质（食品添加剂），成为人体大量毒素堆积的重要来源。尤其是反式脂肪酸，几乎所有糕点、油炸类、冰淇淋等食品中都大量存在，它是增加血小板黏性、血液浓稠、形成血块、造成血管堵塞的重要因素。

③ 一年四季每日都能吃到和应该吃的几种抗癌食品：

➢ 红薯：日本国家癌症研究中心公布20种抗癌蔬菜，红薯列榜首，它是碱性食品、含抗癌活性物质“脱氢表雄酮”，能抑制结肠癌、乳腺癌等。

➢ 大蒜：它有很多功效，能抑制致癌物亚硝酸胺的合成，其抑制率为98%，对肿瘤细胞有直接杀灭作用。含硒丰富，是抗氧化剂谷胱甘肽过氧化酶的主要成分，抗氧化能力超过维生素E 500倍。

➢ 洋葱：每日吃半块生洋葱。洋葱含有蒜素、多种含硫化合物和硒等，具有杀菌、降压和抗癌功能。

➢ 熟香蕉：香蕉愈成熟，皮上黑斑越多，其免疫活性越高。日本东京大学山畸正利教授试验，比较各种水果免疫活性，以香蕉最好，它能产生抗癌物质TNF（肿瘤坏死因子）。

➢ 葡萄干：葡萄皮中含白藜芦醇，葡萄籽中含花青素，二者都是抗癌物质。吃葡萄干或将它用醋浸泡，既可常年吃又能把皮和籽都吃了。化疗杀不死癌症的干细胞，故它是癌症复发的元凶，而葡萄皮萃取物（白藜芦醇）能抑制癌症的干细胞，从而提升癌症的凋亡。

④ 多吃含钾食物，少吃含钠食物。

美国德州大学约翰逊（Johnaon）博士做过实验发现，在癌细胞培养液中加进钾，它会突然变成正常细胞。老鼠血癌细胞本来不能造血，

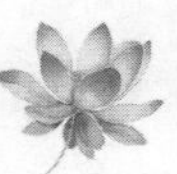

但将培养液中加钾又有造血现象出现。正常细胞内钾钠之比为 10:1，而癌细胞内钾钠之比值低，所以吃盐多的国家癌症也多。老年人癌多也与细胞内钾低有关。美国纽约附近一个叫西尼卡小县，各种癌症均低于其他邻县，经调查才知道该小县有一个湖水中含钾量很高。为了防癌要驱钠摄钾，而谷类、豆类、水果、蔬菜等都是钾钠比值高的食物，鱼、肉等动物性食品均为钠高钾低、钾钠比值低的食品。

⑤ 不要吃甜食和糖类。癌细胞消耗的能源（葡萄糖）是正常细胞的 18 倍，所以癌细胞总是在寻找更多的能源来满足自身繁殖，它最渴望吃糖，所以应尽量断绝癌细胞的能源——糖。

（3）不喝或少喝牛奶及少吃牛奶制品

丹麦研究人员对 117 000 名妇女调查发现，牛奶对乳腺癌的发生有很大影响。美国费城某研究机构，对 20 885 例食用乳制品的男性追踪 11 年调查发现，有 1 012 例患有前列腺癌。日本厚生劳动省公布调查结果显示，经常喝牛奶、优酸乳制品的人，患前列腺癌风险比几乎不吃乳制品的人高出 60%。美籍日本人新谷宏实教授有 40 年的临床经验，他发现每一例乳腺癌患者都喝牛奶，他创造医治癌症无一例复发的奇迹，他的法宝是肿瘤切除后，至少 5 年禁食牛奶和肉、鱼、蛋等动物性食品。许多学者证实，牛奶致癌是因其含有 IGF-1（类胰岛素 1 号增长因子），它的重要功能是促进小牛快速生长。由于自然产奶时含量较低，自从牧主用激素催发母牛大量产奶，才使 IGF-1 增长数倍至数十倍，这样的牛奶致癌风险随之大大增强。现在已证实，几乎每一种癌症都与 IGF-1 有关。所以建议每日喝牛奶不要超过 250 ml。

04 清除体内致癌毒素

安德烈·莫瑞兹医师于20世纪90年代，在欧洲行医期间，发现每一个癌患者的肝脏和胆囊中都积累了大量结石，这是毒素在体内蓄积的有力证据。因此无论是预防还是治疗癌症，人们都可定期用蔬菜水果汁进行人体排毒。

05 胸罩与乳腺癌

1991年的《欧洲癌症期刊》报道说，停经前没穿胸罩的妇女，比穿过胸罩者罹患乳腺癌的风险减少一半。20世纪90年代初，辛格和葛瑞斯·玛吉（Singher & Grace Maggie）研究5个城市中4 500名妇女，穿胸罩与乳腺癌关系的调查，结果是：一天24小时穿胸罩者患乳腺癌风险为3/4，穿12小时者为1/7，12小时以下者为1/152，很少穿或不穿者为1/168，其道理很简单，穿胸罩压迫微血管和淋巴管，使氧气不足和排毒不畅之故。

06 几种自我保护措施

（1）坚持每日喝足够量水：按每千克体重喝30~40 ml的水，以利排毒和输送养分。

（2）坚持每日有氧运动，或走路至少3千米：每次运动保证30分钟以上，这是直接额外运送氧气给全身细胞、改善免疫功能的重要手段。

（3）坚持每日 7 小时有效睡眠：松果体产生的褪黑素可减少夜间雌激素分泌，雌激素已被认定是乳腺癌、子宫内膜癌、子宫癌的致癌因子；脑垂体分泌的生长素也有防癌抗癌功能，而褪黑素和生长素却都是在夜间睡眠时分泌。

（4）坚持每日晒太阳：每次至少 15~20 分钟。研究显示，至少有 13 种恶性肿瘤是因缺乏阳光引起。《癌症期刊》有报道表明，未能有效地接触紫外线，可能是西欧北美地区人们患癌症的主要原因。

（5）清除自由基、消除致癌因子：我们人体每日都会产生大量自由基，它是致癌罪魁，因此除了每日从天然蔬菜和植物食品中摄取植物化学素等抗氧化物质外，还可适当选用抗氧化能力强、无毒副作用、从天然食物中提取的抗氧化补充剂。

07 早期筛查癌症的利与弊

根据中国现有医疗条件，被诊断为癌症者，90% 已是中晚期，此乃治愈率低的重要原因，所以主张在没有症状的健康人群中进行肿瘤筛查，以便早发现、早治疗，提高治愈率；但是对筛查的利弊一直存在争论。英国医学期刊《柳叶刀》于 1993 年刊发一项研究报告：“早期筛查往往会导致不必要的过度治疗，因为尸解后发现有 31% 的人有前列腺癌，却只有 1% 的人因此死亡”。西雅图瑞德 · 哈金森癌症研究中心（FHCRC）的医生估计，利用前列腺特异抗原（PSA）筛检，可能造成超过 40% 的过度诊断率。

应该承认，虽然至今癌症依然是威胁我们人类健康生命的最大敌人，但是对我们来说，无论是没有发病的健康人，还是已被诊断正在治疗中的患者，或是康复期的患者，只要真正做到在战略上藐视、战术上重视，即首先是在精神上永远有一个积极向上、健康乐观的心情，坚定癌症不可怕的信念；在战术上又能牢牢地遵循和认真坚持科学上已被证实的一些行之有效的措施，战胜癌症就不是一句空话，摆在你面前的必将是活生生的“癌症不可怕”的现实。

第十七章

阿尔茨海默症（老年痴呆症）的病因与防控

阿尔茨海默症是一种50岁以上中老年人容易发病、起病隐匿、发展缓慢、进行性的中枢神经系统变性病。1906年德国神经病理学家阿伊斯·阿尔茨海默（Alois Alzheimer），检查一位名叫奥斯特德的55岁女性死亡病例的大脑切片，发现有异常沉淀物沉积在脑组织中，对这一不明原因的病例，医学界命名为阿尔茨海默症（Alzheimer disease，AD），又称老年痴呆症。

01 发病机理（假说）

假说很多，如：① 淀粉样蛋白级联假说；② 氧化应激假说；③ 炎症假说：④ 细胞凋亡假说等。这些假说均从一个角度揭示了部分老年痴呆症病因，其中以淀粉样蛋白级联假说最为经典，一度成为该病的病因核心。近年来，研究认为这个假说在一定程度上，揭示了具有遗传特点的早发性的病，但不能完全解释散发性老年痴呆与生理性衰老的关系。研究者依据现代神经病理学、分子生物学、流行病学研究的结果，提出了散发性老年痴呆新的理论——线粒体老化（线粒体级联假说）。

上述五种假说，对老年痴呆症病因的解释不是谁替换谁的问题，而是相辅相成的关系。

02 疾病分类

第 1 类，阿尔茨海默症（AD）是一种脑神经退行性变病，多发生在早老期和老年期，大脑弥漫性萎缩和选择性神经细胞消失，并出现大量老年斑和神经纤维缠结。此类病起病缓慢，性格特点是内向、抑郁、焦虑、自卑、消极、好生闷气、有失落感等。一般发病女性多于男性（2~3∶1），农村多于城市（332/10 万 ∶159/10 万）。

第 2 类，血管性痴呆（VD）是脑动脉硬化、长期脑供血不足的结果，亦可在脑梗死或脑出血后并发，多有局灶性脑软化或脑萎缩病变。其性格特征为自负、固执、急躁、好争辩、易冲动、没耐心。一般发病男性多于女性（3∶1）、城市多于农村（478/10 万 ∶140/10 万）。

第 3 类，混合型痴呆属于 AD 和 VD 型兼有者。

第 4 类，由不同原因引起脑组织神经变性、脑外伤、慢性酒精中毒、一氧化碳中毒、营养代谢障碍、脑及脑膜感染、神经内分泌紊乱等。

上述各类病型发病情况，欧美统计，中老年人中 AD 占 50% 以上，VD 占 15%~20%；日本统计，AD 占 33.7%，VD 占 36.3、混合型占 19.3%，其他原因占 10.5%；中国 27 个城乡普查资料：60 岁以上者，VD 患病率为 324/10 万，AD 为 238/10 万。

03 致病因素

（1）年龄

发病率随年龄增长而增高。中国目前老年痴呆症患者约有 1 000 多万人。据上海市统计资料，老年痴呆发病率，55—59 岁为 0.26%、60—64 岁 为 0.70%、70—74 岁 为 1.19%、75—79 岁 为 10.58%、80—85 岁为 11.04%、＞85 岁为 23.94%。

（2）遗传

据统计，近亲发病者为一般人群的 4 倍多，40% 患者有阳性家族史，并有数代人发生老年痴呆症的报道。目前认为第 21、19、14 号染色体存在缺陷，呈常染色体显性遗传。近年又发现 19 号染色体上的载脂蛋白 E4（ApoE4）基因与老年痴呆症有关。

（3）脑供血供氧不足

高血脂（特别是 LDL 和 TG）、高血糖是促成动脉粥样硬化的主要原因，如伴有高血压、高血黏则更加重供血障碍。慢性脑缺血缺氧造成局灶性或多发性脑损伤，可出现脑细胞退行性变和脑萎缩。

（4）自由基损伤

人体内超氧化物歧化酶（SOD）活性下降，脂质自由基代谢产物丙二醛增多，同时产生氧化 LDL 和大量活性氧自由基，使脑细胞内 DNA 损伤，直接引起脑组织退行性变。

（5）神经递质改变

乙酰胆碱是与记忆有关的物质，合成乙酰胆碱需乙酰胆碱转化酶参与，如该酶水平降低，乙酰胆碱合成少，从而影响正常记忆和认知功能。还有多种神经递质，如生长抑素、5- 羟色胺、去甲肾上腺素、谷胺酸等在海马区及皮质中含量降低，都可能与老年痴呆症有关。

（6）微量元素

铝是引起多种脑疾病的危险因素。有人测定老年痴呆症者脑内铝含量为 3.6 ± 2.9 μg/g（干重），较正常人 1.8 ± 0.8 μg/g（干重）明显增高。也有报道铬、铜、镍、锰、铅对神经细胞有损伤作用，而锌、硒却有助于预防脑细胞代谢障碍。

（7）维生素缺乏

体内叶酸、维生素 B_{12}、维生素 B_6 含量低，均可引起同型半胱氨酸增高。同型半胱氨酸除是冠心病的独立危险因素外，也是老年痴呆症的致病因素。

（8）其他

如吸烟、酗酒、脑外伤、酒精中毒、一氧化碳中毒、高血压、高血脂、高血糖、神经内分泌紊乱等，都是发生老年痴呆症的重要诱因。

04 尽早发现“老年痴呆症”的信号

由于老年痴呆症发病缓慢，常在不知不觉中发病，应尽早在疾病前期发现，这对早防早治是十分必要的。

（1）记忆障碍

记忆障碍出现于早期，表现为丢三忘四、说完就忘、同一问题反复提问；早期“遗忘”虽已明显，而远期记忆却相对保留，以至亲属常认为记忆力并不差，甚至很好，十多年、几十年前的事，都记得很清楚，遇这种情况时需高度警惕。

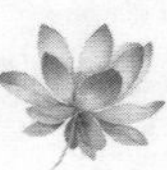

（2）视空间技能障碍

如不能准确判断物品的位置，伸手取物常抓空或将物品碰倒，放物品不能放准位置；在熟悉环境中迷路可见于早期，中期在自家中也发生定向障碍，找不到自己的房间和床位，穿衣服不能判断上下左右，常把衣服穿反了等。

（3）语言障碍

语言实用内容逐渐减少，且不恰当地加入无关词汇或变换主题，说话东拉西扯，以至喋喋不休，甚至不能交谈。

（4）书写困难

早期书写词不达意。研究认为书写错误或失写与远期记忆障碍有关。

（5）认知障碍

约有 1/3 患者有时失认，不认识亲人和熟悉朋友的面貌。自我认知受损，可产生镜子症（患者坐在镜子前与镜中自己的影像说话），甚至问自己的影像“你是谁？”

（6）计算障碍

常在中期出现，但早期也可表现出来，如购物不会算账或算错了账。

（7）功能性精神障碍

尽管早期有些智能衰退，但其人格、社会行为是完整的，可进行正常社交活动。早期出现情绪淡薄，对任何事情不感兴趣，常表现多疑、猜忌、狂躁、幻觉、妄想、抑郁等。

（8）运动障碍

早期表现正常，中期有过度活动、不安现象，如在室内来回走动或半夜起床到处乱摸、开门、关门、搬动东西等。

05 防控措施

（1）积极的心态面对老年痴呆症

首先要消除那种认为老年痴呆症完全来自年老、遗传和不可预防的最大误解。“年老”和“遗传”是无法改变的事实，但它们不是绝对的决定因素。年老和有遗传基因的人并不是都会患病，老年痴呆症发生的诱因，恰恰是由许多生活方式因素影响造成的，关键是要用积极的心态，坚定信心，在弄懂科学的预防痴呆症方法上下功夫，坚持做下去，就可收到预防有效、延缓发病、阻止病情发展的效果。

（2）保护大脑延缓衰老

人体大脑重约 1 400 g，140 亿个脑细胞，每日约死亡 19 万个脑细胞。80 岁人的脑细胞只有 40 多岁人的一半。人脑重量只占体重的 2%，但耗氧量却占全身耗氧量的 25%，每日流经大脑的血量达 2 000 L，一旦缺氧仅几分钟就会产生严重的后果。随着年龄增长，脑细胞大量衰亡及长期血氧供应不足，都会促进脑组织逐渐走向病理改变而发病。为了保护大脑延缓衰老，首先要勤于用脑，那种认为多用脑，细胞死得快的观点是错误的，恰恰是懒于用脑者脑细胞死亡更多、更快。积极学习、善于思考、大脑接受信息刺激多，脑细胞才能活跃、有生命力。

加强脑部训练，强迫自己常用脑记事，如背诗、填字谜、猜谜语、玩电脑游戏、增强手脑配合的动作，读书看报，不断尝试新鲜事物，接受年轻人的观点、行为，保持思想活跃开放。

美国加州大学加里·斯莫尔（Gary Small）博士用核磁共振证实，上网比阅读更能刺激大脑、活化脑细胞，增强记忆力。令人惊讶的是，55—78 岁的新手，只要一周上网一小时，便能活化大脑记忆力。脑

部扫描显示，经常沉思冥想的人，可减少认知衰退和脑萎缩。宾夕凡尼亚医学院阿马雷·纽巴格（Amarew Newbarg）学者对老年人记忆衰退者每日作12分钟瑜伽冥想，实践两个月，便可促进脑血液循环和思考功能。此外，还要保护大脑免受外伤、预防感染及开发右脑（经常活动左侧肢体、左手练手球等）。

（3）合理膳食

① 咖啡得到平反：现在认为咖啡是一种新的补脑品。欧洲大量研究表明，中年人每日喝3~5杯咖啡，晚年时脑退化症可降65%。

② 巧克力可增强脑部血液循环。

③ 每日喝两杯苹果汁或吃2~3个苹果：麻萨诸萨斯大学托马斯·谢伊（Thomas Shea）博士指出，苹果汁可促进“记忆化学物”乙酰胆碱的合成，可提高记忆力、情绪和肌肉运动能力。

④ 桂皮：每日做菜时加入一匙桂皮粉或干桂皮，能阻止大脑中导致认知障碍的蛋白质生成。

⑤ 适量补充维生素B_1、维生素B_2、维生素B_3（烟酸）、维生素B_5（泛酸）、维生素B_6（吡多醇），理论上应能促进线粒体酶合成，提高酶活性；叶酸和维生素B_{12}与老年痴呆症发病有关。（维生素B_1在小麦胚芽、豆类、黑米、花生中含量多；维生素B_2在香菇、小麦胚、鸡蛋中含量多；维生素B_3、维生素B_5、维生素B_6、叶酸在酵母、鱼类、豆类、蛋黄、坚果、菠菜中含量多；维生素B_{12}在肉类、螺旋藻、豆腐乳中含量多）。还要适当补充维生素D_3，英国埃克塞特大学的研究有惊人发现，缺维生素D_3的人认知障碍增加42%、严重缺维生素D_3者认知障碍骤升394%。

⑥ 补充锌和硒，限食铝：锌和硒是内源性抗氧化剂SOD、谷胱甘肽过氧化酶的重要组成部分，可有助于抗击自由基对脑细胞的损害。

铝是痴呆症的重要致病因子。含锌多的食品有牡蛎、麦芽、瘦肉、鱼类、芝麻、花生、核桃、苹果、豆腐皮、白木耳、紫菜等；含硒多的有鱼虾、动物肝、芦笋、豌豆、洋葱、南瓜、番茄等；含铝多的食品有油条、面饼、凉粉、粉丝及用铝锅烧的菜等。

⑦ 补充DHA卵磷脂：其含量高的食品有添加α－亚麻酸的油脂（紫苏油、亚麻油）、深海鱼类、大豆及其制品、卵黄、猪肝、芝麻、山药、蘑菇等。

⑧ 每日喝3~6杯绿茶或红茶。

⑨ 少吃肉类（北欧七国统计：在1.5万人中，吃太多的肉者，AD增加20%）和反式脂肪酸及其加工的各种食品。

（4）参加社交活动

社交有助于提高认知能力。与朋友一起散步聊天、参加体育活动、团聚会餐、旅游、跳舞、听音乐、唱歌……以及力所能及地参加社区志愿活动等。

（5）坚持有氧运动

每日坚持走路半小时，打太极拳或做单脚直立平衡运动。有报道单脚直立时间愈久，失忆症发病机率可降低3倍。

（6）坚持戒烟限酒、避免过度疲劳、改善睡眠质量

每日应坚持有效睡眠时间7小时左右，老年人不是睡眠越多越好（病者除外）。阿尔茨海默症协会公布：每晚睡眠限制在7小时以内的老人，其大脑衰老可延迟2年，而长时间睡眠（每晚超过7小时）或睡眠不足者都会导致注意力变差，出现老年痴呆症，甚至增加早亡风险。

（7）坚持认真刷牙

英国中兰开夏大学研究发现，老年痴呆症死者脑中卟啉单胞菌远

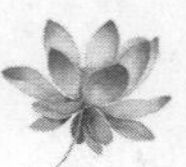

远高于普通人，而这种菌是引发牙周病的主要菌种。

（8）家属亲人的关怀

一旦家中有老人发生痴呆症，家属亲人的关怀、体贴、呵护至关重要，尤其在发病早期更应充分理解老人的一切不正常行为，千万不能对着干，以免促进病情加重。

第十八章

骨质疏松症与补钙

提起骨质疏松症，人们首先想到的是补钙，补钙首选，喝牛奶几乎成为媒体信息的主流，也几乎成为亿万老百姓（尤其是中老年人）普遍共识。那么这种主流和共识是否还有值得思考的问题呢?

01 骨质疏松症的患病率

按中国首次发布的《骨质疏松中国白皮书》估算，2006 年 50 岁以上骨质疏松症患者有 6 944 万人，占 50 岁以上总人数的 20%。也有报道中国目前骨质疏松有 9 000 万人，甚至已经过亿。新华社也曾报道 60 岁以上骨质疏松发病率为 56%，按 2012 年民政部统计 60 岁以上人口为 1.34 亿人，故推算骨质疏松症患者有 7 500 万人。更有所谓获得全球最大乳品企业拨款主持的研究报告说中国 2020 年骨质疏松症患者将达到 2.86 亿人、2050 年将上升到 5.35 亿人。

上述数据哪一个能真正令人信服，因为都是估算出来的，而估算是依据抽样调查，那么抽样确诊的病例是不是准确呢？中国目前应用 1994 年 WHO 的诊断标准，这个标准规定：用双能 X 线设备，测得白

种人年轻女性成人骨密度（BMD）的平均峰值≥2.5个标准差者，可诊断为骨质疏松。由于骨密度的高低与年龄、性别、种族、生活习惯等因素密切相关，差别很大。公认的事实是，骨密度黑种人高于白种人，白种人高于黄种人，显然以白种人年青女性的（BMD）作为中国诊断骨质疏松的诊断标准，发生误诊是必然的。所以估算和推测的患病率是不能令人信服的，然而这种不适用中国的标准竟沿用了将近20年。为了对亿万中老年人健康负责和正确制定中国防控骨质疏松的政策，必须尽早建立中国自己的骨质疏松诊断标准。

02 骨质疏松不等于缺钙

骨质疏松症早在1885年就被提出来，早年认为骨质减少即为骨质疏松症，美国则认为骨折才为骨质疏松症。现在骨质疏松症定义为：以骨量降低和骨质微结构破坏为特征，导致骨脆性增加易骨折的代谢性骨病。《骨质疏松症白皮书》确认，中国人体从出生后骨密度（BMD）峰值，男性出现在20—30岁、女性出现在30—40岁，此后随年龄增长，骨吸收（骨丢失）大于骨形成，骨量（BMC）丢失随之增加，虽然这种趋势是必然的现象，但发生骨质疏松症的年龄却有早有晚，病情有轻有重。引起中老年人骨量丢失，患有骨质疏松症的机制和因素十分复杂，绝非单纯缺钙的问题。

随着科技进步，特别是基因水平的研究表明，影响骨代谢和重建过程，至少有30多种因素发挥重要调节作用。女性雌激素、男性睾丸酮分泌降低、甲状旁腺素（pHT）增多、降钙素（CT）和1，25-（OH）2D3的减少，以及生长激素（GH）、糖皮质激素、胸腺素、甲状腺素、胰岛素等分泌异常，均与骨质疏松症相关；还发现白介素-1和2（IL-1、IL-2）、肿

瘤坏死因子 –α（TNF–α）、骨形成蛋白（BMP）、前列腺素 E2（PGE2）、成纤维细胞生成因子（FGF）、类胰岛素生长因子 –Ⅰ和Ⅱ（1GF–Ⅰ和Ⅱ）、转化生长因子 –β（TGF–β）等都会影响骨的吸收和骨形成。此外钙与磷、镁、钾、钠、铜、锌、锰、维生素 K、维生素 B_{12} 等元素都有密切关系。

人体内约有钙 1 000~1 500g，99% 沉积在牙齿和骨骼中；磷约有 700 g，80% 沉积于骨骼中；镁约占体重 0.05%，60%~65% 沉积于骨骼中。钙、磷、镁、钠是以磷酸钙、碳酸钙、磷酸镁、磷酸氢钠等矿盐形式成为骨组织的重要成分。而钙与磷和镁以 2∶1∶1 比例最利于钙的吸收和利用。骨骼中一旦缺镁则脆性增加易骨折，长期缺镁还可引发维生素 D_3 缺乏。钾被认为是骨骼稳定剂，维持酸碱平衡，防止钙丢失。维生素 K 是骨骼添加剂，可激活骨钙素（BGP），提高抗骨折能力。维生素 B_{12} 是骨骼“清道夫”，能清除血中的同型半胱氨酸，防止其过多而导致骨质疏松甚至骨折。至于低铜、锌、锰和高钠等，对骨代谢和钙吸收也都有重要影响。

还有一个重要的因素——失重，航天员和长期卧床者最易患骨质疏松症。由于失重使骨骼肌收缩负荷最小化，对骨质丢失有严重影响。资料显示，6 个月的航天生活，使骨质丧失可达 15%~22%。一个 50 岁以上的中老年人，每年骨量丢失＜1%，但卧床一周骨量丢失＞1%，卧床 3~4 个月可丧失全身骨量的 20%。此外，过度饮酒、咖啡、浓茶、吸烟等都可促进钙的丢失。

从以上众多影响因素来看，骨质疏松症的发生绝非单纯缺钙。唯有全面确切了解发病机理和影响骨代谢的各种因素，才能有的放矢地防控骨质疏松症的发生。

03 蛋白质对钙吸收的影响

人体摄取蛋白质的多和少，对钙吸收的影响存在极大分歧，不少学者认为高蛋白质有利于钙的吸收，这种观点缺乏论据，但确有大量流调和实验证明刚好与其观点相反。有研究证明，一个人每日摄取 42 g 蛋白质，钙摄入量只需 400 mg，即可保持正钙平衡；如果蛋白质摄入量每日增加到 100 g，钙摄入量仍为 400 mg，则出现负钙平衡。北极爱斯基摩人以鱼为食，每日摄入蛋白质 250~400 g，摄钙量超过 2 000 mg，可他们的骨质疏松症排名是世界之冠。

1984 年 8 月，美国《医学论坛》刊登骨密度研究报告指出：素食者骨骼比非素食者强壮得多。美国密西根州也做过类似研究，发现 65 岁以上素食者骨质的损失：男性为 3%、女性为 18%；肉食者骨损失：男性为 7%、女性为 35%。1992 年耶鲁大学医学院研究者，对 16 个国家 50 岁以上的女性调查，发现大约 70% 的骨折是摄入动物性蛋白质过多造成的。一项研究清楚地证明将蛋白质（主要是动物性）摄入量每日从 35 g 增加到 70 g，尿钙水平将会增高 50% 左右。加利福尼亚大学医学中心，对 1 000 名 65 岁以上妇女，经过 7 年跟踪调查发现膳食中动物性蛋白质与植物性蛋白质质比值最高的与比值最低的女性相比，前者骨折发生是后者的 3.7 倍，而且在此期间，前者骨量丢失是后者的 4 倍。美国营养学家柯林·坎贝尔（T. Colin Campbell）教授在《中国健康调查报告》专著中指出，中国农村居民膳食中动物性蛋白质占总蛋白质量约为 10%，而中国骨折发生率只有美国的 1/5。

为什么动物性蛋白质和植物性蛋白质质不一样？原因是动物性蛋白质增加体内的酸负荷，远比植物性蛋白质质效力更强，为了中和这些酸，身体使用了骨骼中的钙，随着骨钙的丢失，发生骨质疏松症和骨折就可理解了。

04 牛奶补钙是首选吗

牛奶补钙是倡导饮牛奶的主要依据，也是奶业厂商广告的核心用语。尤其一袋牛奶强壮一个民族的宣传，深入人心。对此有学者在专著《大颠覆》中，用大量数据提出质疑。

牛奶含钙量确实较高，根据 2004 年《食物成分表》提供的全国 11 个品牌牛奶含钙量，平均为 94.8 mg/100 ml，仅有 3 个超过 100 mg/100 ml，其中最低者只有 82 mg/100 ml。其实常见食物中含钙量，远比牛奶高的不下数十种（参阅表 10）。

现在的关键问题，不是牛奶含钙量多少而是牛奶中的钙对防控骨质疏松症是有利还是有害。美国《洛杉矶时报》曾报道一项为期 12 年，涉及 78 000 名护士健康的研究表明，大量饮用牛奶比少量或不饮用牛奶的妇女，骨折的发生率高 2 倍。

丹麦牙医普龙（Prung）博士发现，一个大型畜牧制酪企业中，职工的牙齿都患有极度钙缺乏症，这个农场的人每日都喝几杯牛奶，于是他建议其中一些人停止饮用牛奶，半年后这些人牙齿变得非常好，而继续喝牛奶者，牙齿依然如故（和原来一样极度缺钙）。

柯林·坎贝尔教授指出：“美国人均牛奶及奶制品摄入量比世界上绝大多数国家都多，可美国 50 岁以上妇女髋骨骨折发生率是全球最高的，而骨折发生率比美国更高的人群都在欧洲、南太平洋（澳大利亚、新西兰），这些地区居民的牛奶摄入量比美国还要高。”他在其专著中对不同国家或地区髋骨骨折与牛奶摄入量的关系做了比较，按牛奶

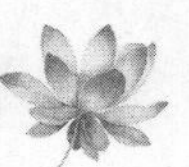

摄入量（升 / 人 / 年）和骨折率（1/10 万）来表示，香港 460 L、骨折率 30/10 万；南斯拉夫 700 L、骨折率 40/10 万；荷兰 800 L、骨折率 54/10 万；美国、新西兰 1 000 L、骨折率 100/10 万；瑞典 1 250 L、骨折率 90/10 万。

中国骨质疏松症白皮书提到，上海 60 岁以上老人骨折总患病率城市区为 20.1%、农村区为 8.83%，相差一倍以上。全国营养调查表明，蛋白质尤其是动物性蛋白质和牛奶的摄入量，农村远低于城市，这一事实是否可解释城乡骨折率差别的原因所在？

综上所述，不难回答为什么常年喝牛奶的人，仍然发生骨质疏松致骨折了。同时也告诉我们，以喝牛奶作为首选补钙是靠不住的。

05 全民都缺钙吗

造成全民都需要补钙错觉的主要原因，一是众多媒体铺天盖地补钙的宣传；二是依据中国膳食调查发现居民平均每日钙摄入量仅有 400~500 mg，与推荐的参考摄入量（RNI）相差 50% 以上，所以得出结论，中国人普遍缺钙，但是这个结论是不科学、不准确的。

实际上人体缺不缺钙很难判定，血钙正常的人不一定不缺钙，因为血中钙只占总钙量的 1%。尿钙值因受膳食、饮水量、肾功状态等因素影响，也无法反映机体是否缺钙。双能 X 线、CT 等测定骨密度值，虽然是诊断骨质疏松症的依据，但它并不能直接测知骨骼中单位面积或体积中的钙量，因骨质中还包括其他成分，故现在尚无法直接测定人体是否缺钙。

至于以膳食中钙摄取量低于推荐摄入量（RNI），而说中国人普遍缺钙，也是不准确的。RNI 不是衡量判定每一个人需要钙量的绝对标准，只是一个参考摄入量。中国推荐参考摄入量（RNI），成人为800 mg，50 岁以上中老年人为 1 000 mg。这个值应该是涵盖 99% 以上的正常人群，其中包括身高 190 cm、体重 90 kg 的体重者，也包括身高 150 cm、体重 50 kg 的体重者。按人体骨骼重量占体重 20% 计算，前者骨骼重量为 18 kg，后者仅为 10 kg，试想两者需要钙量能一样吗？前者每日摄取 1 000 mg 钙可能正合适，后者摄取 400~500 mg 也可能正合适。所以用 RNI 判断中国人普遍缺钙，从实际上和理论上看，都是不合适的。特别是中国钙的推荐标准是参照美国标准制定的，这个标准是高或是低，是否符合中国实际情况，很值得研究。

06 骨质疏松症的预防

预防骨质疏松症应以减少和延缓骨量丢失为目标，根据不同个体实际情况，采取有针对性的综合措施，方能取得良好效果。

（1）合理膳食营养

① 补钙原则：虽然骨质疏松症的发生不单纯是缺钙，但不等于钙不重要，它毕竟是形成骨骼最重要的元素之一。补钙对个体来说，怎么补？补多少？要根据身高、体重和膳食摄钙情况而定。譬如一个体重 50 kg 的人，膳食中已能摄取钙 500 mg/d 左右，就不一定要额外补钙。补钙首选应以天然的含钙量较高的食物为主，可参照表 10 选用。

② 限磷和钠：血磷稳定是骨矿化的必要条件，低磷和高磷对骨骼形成均不利（钙：磷 =2:1），但天然的含钙量高的食物中，磷分布广且含量高，一般膳食中不太容易缺磷，倒是高磷成为危险因素，所以要限制高磷食品摄入，如可乐、咖啡、浓茶等。钠和钙的排泄机制相同，尿钠和尿钙常常相伴而行。限钠就是相对限钙从尿中过多流失。

③ 补镁和钾：在食物中谷类、豆类、薯类、菇类等含钾量都很高。含镁较高的有黑豆、蚕豆、豆制品、花生仁、山核桃、榛子、芝麻、菠菜、紫菜等。

④ 适当补充维生素 K 和维生素 B_{12}：成人每日建议维生素 K 的摄入量为 65~80 μg，其含量较多的食物有紫花苜蓿、蛋黄、红花油、豆油、鱼肝油、海藻类、绿叶蔬菜等。RNI 推荐维生素 B_{12} 每日摄入量为 2.4 μg，螺旋藻中维生素 B_{12} 含量较高，每 10g 中就有 10~20 μg，红腐乳中维生素 B_{12} 含量更高，每 1 g 含 98~188 μg。

⑤ 生吃洋葱：权威期刊《自然》报告指出，洋葱最能防止骨质疏松症和钙丢失。建议每日生吃洋葱 200~300 g。

⑥ 限制蛋白质摄入：蛋白质过高和过低对人体健康和钙的吸收均不利。人体按每千克体重摄入 0.8 g 蛋白质就够。严格限制动物性蛋白质和牛奶的摄入，植物性蛋白质质应占总蛋白质 80% 以上。不宜以牛奶补钙，实在爱喝者可限制在 250 ml/d 以内。

⑦ 胶原蛋白质：人体中含胶原蛋白质约 3 kg，占骨骼有机物的 70%~80%，是骨骼重要的组成部分，故主张补钙同时还要补含胶原蛋白质多的食物，如牛蹄筋、猪蹄、鸡翅、鱼皮、软骨及含胶原蛋白质的保健品等。实际上组成胶原蛋白质者，大部分是非必需氨基酸，人体完全可自行合成，因此有学者认为不必刻意多吃这类食品和补品。

（2）晒太阳

维生素 D_3 与钙好比一对伴侣，有钙无维生素 D_3，钙不会被吸收。人体需要维生素 D_3，只要晒晒太阳就可获取。人的皮肤中有一种 7–脱氢胆固醇化合物，经阳光紫外线照射后就可生成维生素 D_3。老年人夏季每次照射 15~30 分钟，冬季 45~60 分钟，就可满足人体维生素 D_3 的需要。

（3）负重运动

锻炼身体能增加骨量。有报道称，60岁以上老人坚持每日运动，可使骨龄年轻20年。根据自身健康状况选择合适的运动形式，坚持动态负重锻炼，每周至少3~4次，每次半小时以上。有些患者即使不能走路，也要起来站立，保持一定时间，使脊骨和腿骨支撑体重而得到锻炼。

（4）钙制剂的选用

在保健品中，人们最熟知、接受度最高的是钙制剂，中老年人几乎都吃钙片。膳食外补钙剂的原则是需要者补之，不需要者不补。过量补钙无益反有害，它可能带来血管硬化等风险。钙剂的选择，无论什么型号、第几代产品，几乎绝大多数品牌的钙吸收率为30%左右。

（5）雌激素等激素的应用

妇女绝经期后，骨质疏松症和骨折发生率高的主要原因是雌激素分泌下降，绝经后1~7年下降速度最快，每年降2%~3%，最高可达71%，所以老年妇女雌激素降低，补钙再多毫无用处。雌激素绝不可擅用。美国明尼苏达州一项为期30年的调查报告显示，不定期使用雌激素，患子宫癌比同龄对照组女性高1.6倍；周期性使用者比对照组高3.3倍；使用6个月以上者高4.9倍；使用超过两年者提高到8.3倍。植物中的异黄酮的分子结构与雌激素相似，故也称植物雌激素，它可替代雌激素发挥作用，而且又无不良反应。含植物雌激素最多的植物有大豆、葛根、亚麻籽等，也可适当选用从植物中提取的异黄酮制品。

小贴士

特别要提醒，所有药物类的各种激素，必须在医师指导下应用，决不可自行滥用。

第十九章

痛　　风

01 概　述

痛风本是一种古老疾病，早在公元前 5 世纪，国外就有关于此病的描述，直到 17 世纪，科学家才从显微镜下发现痛风结节内有一种结晶，以后又从痛风患者的血液、皮下组织和关节软组织沉积物中，查出尿酸盐。

痛风是由于核酸代谢产生过多的嘌呤，引起嘌呤代谢最终产物尿酸的增多，或因排泄尿酸机能障碍，导致血尿酸升高，使尿酸盐沉积在关节滑膜、滑囊、软骨及其他组织中，引起剧烈疼痛、反复发作性炎性反应。

痛风是一种世界流行的代谢性疾病，可发生在不同国家及不同种族人群。患病率与遗传、性别、年龄、生活方式、饮食习惯等诸多因素有关。有资料显示，患病率最高的国家是印度尼西亚和新西兰，分别是 4.8% 和 4.7%，美国为 0.3%，欧洲为 0.13%~0.37%。二战前亚洲人痛风患病率很低，日本二战后经济飞速发展，海鲜类等蛋白质摄入量成倍增长，如今痛风病在日本已成常见病。中国台湾地区也如此，台湾农村痛风患病率为0.16%，城市及周边地区患病率为0.5%~0.67%。

有报道，中国1946年首次确诊2例痛风，1958年仅有25例。随着经济发展，生活水平快速提高，中国痛风病的患病率呈逐年上升的趋势。据2004年中国疾病与健康调查中心分析报告表明，目前中国高尿酸血症至少有2.5亿人。2016年7月18日深圳市痛风专业委员会首届学术会上报告，痛风患病率为0.42%，青岛市痛风患病率高达2%。

目前中国高尿酸血症和痛风已经非常普遍，既往的三高（高血压、高血糖、高血脂）人群，实际上已是四高（加上高尿酸）人群。所以应当引起我们，尤其是中老年人高度重视。

02 高尿酸血症与痛风的关系

尿酸是嘌呤代谢的终末产物，体内嘌呤代谢紊乱使尿酸生成过多，或肾脏排泄尿酸减少，都可使体内血尿酸含量升高。正常人血中尿酸浓度：正常男性为237.9~356.9 μmol/L，60岁以上男性为250~476 μmol/L；正常女性为178.4~297.4 μmol/L，60岁以上女性为190~434 μmol/L。正常人男女之间尿酸值有一定差别，女性比男性低60~70 μmol/L，但女性绝经期后血尿酸值与男性之间差别较小（女性血尿酸值逐渐上升）。一般血尿酸含量超过420 μmol/L就定为高尿酸血症。

当体内尿酸长期持续增高时，尿酸会形成结晶，如同一杯盐水，开始时看不见盐，如不断地往杯中加盐，将会看到析出盐的结晶沉在杯底。

痛风是在长期高尿酸血症的情况下，使器官和组织发生病变，导致痛风性关节炎等。高尿酸是痛风的前奏，但高尿酸并不一定演变为痛风病，而痛风患者却一定是高尿酸血症者。高尿酸血症与痛风之间本质上没有什么区别，是一个疾病发展过程的两个不同阶段。高尿酸血症是痛风的先决条件，但是高尿酸血症可在较长时间内单独存在，甚至终身不发展为痛风，这是我们所期待的结果。

痛风患者根据血尿酸增高的不同原因可分为原发性痛风和继发性痛风，两者主要区别是继发性者有明确的病因，如骨髓增殖性疾病、急慢性白血病、红细胞增多症、溶血性贫血、淋巴瘤及多种癌症化疗后（细胞内核酸大量分解，导致尿酸产生过多），或因肾脏疾病、动脉粥样硬化晚期，由于肾功能衰竭而尿酸排泄障碍，引起血尿酸增高。

03 发病机理

（1）高尿酸血症的成因

尿酸是嘌呤代谢的最终产物，而体内嘌呤是来源于内源性生成和外源性摄入。内源性生成的嘌呤是分解代谢核酸而得。核酸（包括DNA 和 RNA）是由腺嘌呤（A）、鸟嘌呤（G）、胸嘧啶（T）和胞嘧啶（C）所组成；而外源性嘌呤，则是食入含嘌呤多的食物而来。

体内老旧细胞内核酸，在代谢过程中氧化分解产生的内源性嘌呤，占总嘌呤的 80%，其余 20% 为外源性。体内嘌呤会在肝脏再次氧化分解为尿酸（2，6，8- 三氧嘌呤）。体内尿酸有 2/3 经肾脏随尿液排出体外，1/3 通过粪便和汗液排出。

正常情况下，男性体内尿酸约有 1 200 mg，每日生成约 600 mg，同时排泄 600 mg，处于平衡状态。如果体内尿酸产生过多来不及排泄，或者尿酸排泄机制退化，尿酸必然会在体内潴留过多。当血尿酸浓度大于 7 mg/dl，使人体体液变酸，影响人体细胞正常功能。长期尿酸值过高，必将导致痛风发生。

血尿酸浓度取决于尿酸生成和排泄之间的平衡。体内尿酸的潴积与五种因素有关：① 外源性吸收增多，即摄食富含嘌呤食物增多；② 内源性生物合成增加；③ 尿酸排出减少；④ 体内代谢减少，即尿酸内源性破坏减少（由于人体组织缺少尿酸酶，不能分解尿酸，人体白细胞内的过氧化酶降解尿酸为尿囊素和 CO_2 数量有限）；⑤ 上述综合因素或不同因素的组合。

（2）酶缺陷导致尿酸增多

酶缺陷包括酶数量增多、活性增强、某些酶的完全缺乏或部分缺乏，不论酶的增多还是缺乏，皆可导致嘌呤合成加速和尿酸生成增多。

酶数量增多的酶包括：① 谷胱甘肽还元酶；② 谷胺酰胺磷酸核糖焦磷酸胺转移酶（GPR–PPGT）；③ 磷酸核糖焦磷酸合成酶（PRPP）；④ 黄嘌呤氧化酶（XO）。

酶缺乏的包括：① 葡萄糖 6– 磷酸酶；② 谷氨酰胺酶；③ 谷氨酸脱氢酶；④ 黄嘌呤 – 鸟嘌呤磷酸核糖转移酶（HGPRT）。

（3）尿酸盐在组织中沉积的原因

血液中尿酸盐的绝大部分为尿酸钠，溶解状态下尿酸盐是无毒的。除中枢神经系统外，任何组织均有尿酸盐存在。尿酸盐在组织中沉积过多则形成痛风石，由于物理作用，造成组织机械损伤，引起组织断裂和破坏，导致炎性反应。尿酸盐在滑膜腔内沉积则以微晶体出现，这是引起急性炎症反应的基础。

（4）尿酸在尿液中的沉积

尿酸在尿液中以稀醇式钠盐和钾盐形式存在，其溶解度与尿 pH 值有关，随着尿液 pH 值的变化，而游离型尿酸可以转移。当 pH 值为 5.0

时，未解离尿酸占 85%，每 100 ml 尿液只能溶解尿酸盐 15 mg，大部分未解离的尿酸即以微晶体形式沉积，倘若大量沉积在远端集合管，即可造成管腔堵塞，引起急性肾衰竭；沉积于肾盂则形成结晶尿；若同时有较多蛋白基质存在，则可形成尿酸性肾结石。

所以酸性尿十分不利于尿酸盐的排泄。倘尿液的 pH 值为 7.0 时，尿酸的溶解度可以达到尿液 pH 值为 5.0 时的 10 倍以上。故尿液中尿酸沉积与否与尿液 pH 值水平有极其重要关系。此外每日总尿量多少、尿酸排泄总量、尿中其他稳定物质含量等因素，也会影响尿酸的沉积。

（5）肾脏清除血尿酸减少

持续血尿酸高的患者，90% 有肾脏处理尿酸功能异常。高尿酸并有痛风的患者，给予不同的尿酸负荷，发现其尿酸盐清除与肾小球滤过率的比值，远低于正常人群。尿酸增高的原因：① 肾小管分泌受抑制；② 肾小管重吸收增多；③ 肾小球滤过减少。

04 临床表现

（1）无症状高尿酸血症

高尿酸血症的确诊以尿酸超过正常上限值为准，如男性血尿酸大于 416 μmol/L、女性血尿酸大于 356 μmol/L。此时如无痛风发作，即称无症状高尿酸血症。

（2）急性关节炎

急性关节炎常是痛风首发症状，是尿酸盐结晶沉积引起的炎症反应。典型发作起病急骤，多于午夜因剧痛而惊醒。最易受累部位是跖趾关节，依次为踝、跟、膝、腕、指、肘等关节，90% 为单侧，偶尔有双侧或多关节同时或先后受累，呈现红、肿、热、痛，可有关节腔积液，并伴发热和白细胞增多等全身症状。发作常呈自限性，数小时、数天、数周后自然缓解，缓解时局部可出现本病特有的脱屑和瘙痒。缓解期可数月、数年乃至终生，但多数为反复发作，甚至到慢性关节炎阶段。个别患者缓解期直至延续到慢性关节炎期，一般疼痛明显，少数症状轻微，多在春秋发病。

（3）慢性关节炎痛风石

痛风石及慢性关节炎痛风石，是痛风特征性损害。痛风石除中枢神经系统外，可累及任何部位，最常见于耳朵轮廓、脚趾、手指间等部位，出现肿胀、僵硬、畸形，像石头一样，不对称，大小不一。严重的患者，由于结节隆起，使表皮菲薄，易破溃成瘘管，有白色糊状物排出，瘘管周围组织呈慢性肉芽肿不易愈合。进一步还可伤害皮下组织、滑膜囊、软骨、骨，造成组织断裂和纤维化。

05 致病因素

（1）遗传

痛风是一种遗传缺陷性疾病，遗传方式一般为常染色体显性遗传或染色体隐性遗传，部分为 X 染色体连锁遗传。原发性痛风为显性遗传，10%~25% 有痛风阳性家族史。痛风患者近亲中的 5%~25% 有高尿酸血症，另有不到 1% 的患者为酶缺陷所致。近亲家族中有痛风史的人，患痛风的可能性要大于没有痛风阳性家族的人。

（2）膳食

饮食中食入嘌呤含量高的食物过多，这是引起血尿酸的最主要原因。虽然机体嘌呤代谢紊乱及肾功能减退、排出尿酸减少都可使血尿酸升高，但是从食物中摄入的嘌呤与机体代谢过程产生的嘌呤最终分解产物，两者差别很大。后者在多种酶的作用下，经过复杂的代谢过程，大部分嘌呤又重新组成核酸被组织细胞利用，只有部分分解为尿酸。而食物来源的嘌呤绝大部分分解为尿酸，很少被机体再利用。所以从食物中摄取嘌呤的多少对尿酸浓度影响很大。

（3）饮酒

长期大量饮酒是痛风最大的诱发因素，酒精的主要成分是乙醇，在体内代谢分解后产生大量乳酸，因而抑制肾小管对尿酸的排泄。乙醇还能促进嘌呤分解而直接使尿酸升高，同时酒类本身就是嘌呤的原料，如啤酒内就有大量嘌呤成分。饮酒配上高嘌呤的海鲜等高蛋白质食物，造成高尿酸血症或痛风就不奇怪了。

（4）疾病

肥胖、高血脂、高血压、动脉粥样硬化、糖尿病等都是痛风的诱发因素。有资料显示，痛风患者平均体重超标者占 17.8%，人体表面积越大，尿酸水平越高，减体重者尿酸值下降。痛风患者，75%~85% 有高甘油三酯，25%~50% 有高血压。

（5）性别

痛风男性占 90%~95%，但女性痛风患者发病年龄几乎都在绝经期以后（继发性痛风除外）。

（6）年龄

痛风具有明显的年龄特征，绝大多数患者在 40—55 岁，平均起病年龄为 45 岁，最大的超过 70 岁。年轻人甚至少年也可患痛风，但临床少见。近年来，由于生活水平的提高，饮食结构、生活方式的变化，痛风发病年龄也在提前，40 岁以前发病已非少见，应引起重视。

（7）地理环境

地理环境对痛风发病率可能有影响，但远不如遗传、种族、生活条件等因素明显。在中国青藏高原游牧地区的痛风发病率较高。高原缺氧，特别是从平原进入高原者，因缺氧患高山不适应症、高原红血球增多、高山高血压及高山心脏病等，均可继发急性痛风性关节炎。有人观察到，汉族人移居西藏后，痛风患病率增高，而返回内地的痛风患者，大部分痛风性关节炎不再发作。

06 并发症和预后

依据欧美对痛风患者死亡原因的统计，痛风并发症中以缺血性心脏病为最多，其次是糖尿病、脑血管疾病、恶性肿瘤等，但在亚洲地区，日本的研究是以尿毒症居首位，其次才是缺血性心脏病、脑血管疾病及恶性肿瘤。

（1）尿酸性肾结石

据统计，痛风患者出现肾结石的机率是正常人的 1 000 倍。痛风患者有 10%~25% 可发生尿酸性肾结石病，有的痛风患者甚至以尿酸性肾结石作为首发症状就诊。细小的泥沙样结石容易随尿液排出，患者可没有任何症状，较大的结石常引起肾绞痛和血尿。并发尿路感染者，可有尿频、尿急、尿痛等尿路刺激症状或腰痛。

（2）痛风性肾病

早期常表现为间歇性蛋白尿，一般病程进展缓慢。随着病情的发展，蛋白尿逐渐转为持续性，肾脏浓缩功能受损出现夜尿增多、等张尿等。晚期可发生慢性肾功能不全，表现为水肿、高血压、血尿素氮、肌酐升高，最终患者可因肾衰竭而死亡。少数患者以痛风性肾病为主要临床表现，而关节炎症状不明显。由于肾脏过滤功能不全时，尿酸排泄减少，可引起血尿酸水平提高，故对慢性肾功能不全并有高尿酸血症者，很难判断其高尿酸血症与肾病之间的因果关系。

（3）急性肾功能衰竭

由于大量尿酸盐结晶塞在肾小管、肾盂及输尿管内，引起尿路梗阻，导致患者突然出现少尿，甚至无尿，如不及时处理，可迅速发展为急性肾功能衰竭，甚至死亡。

（4）缺血性心脏病

缺血性心脏病是指输送氧气和营养给心肌的冠状动脉硬化或阻塞，以致血液流通受到阻碍，发生心肌梗死而引起胸痛及心肌坏死。痛风引起缺血性心脏病者比较常见，欧美列为首发并发症。故美国心脏病协会已把痛风作为缺血性心脏病重要危险因素及动脉硬化的促进因子。如果持续高尿酸血症会促进尿酸盐结石沉淀在冠状动脉内，加上血小板凝集亢进，均会加速动脉硬化的进展，最终导致缺血性心脏病的发生。

（5）糖尿病

糖尿病与痛风两者都是因为体内代谢紊乱所引起的疾病，很容易并发于患者身上，而尿酸值和血糖值之间有密切关系，通常尿酸值高者，血糖值也高；血糖值高者，尿酸值也高，两者有共同的发病基础，均可由胰岛素抵抗引起。有人认为肥胖、痛风、糖尿病是三联征，肥胖可诱发高尿酸血症和高血糖，糖尿病患者伴有痛风者占 0.1%~9%，伴有高尿酸血症者占 2%~50%。糖尿病患者尿酸水平升高的原因有三：① 糖尿病患者体内黄嘌呤经代谢可转变为尿酸，使尿酸值升高；② 2 型糖尿病者，常伴有肾脏血流量减少，使肾小球缺氧，产生大量乳酸，与尿酸竞争排泄，使尿酸排泄减少，而使血尿酸增加；③ 胰岛素能促使肾脏对尿酸的重吸收，使血尿酸增加。综上所述，可见糖尿病与痛风既具有共同发病基础，又是互相关联、互为因果和互相影响。

（6）痛风预后

痛风是终身性疾病，无肾功能损伤或无关节畸形者，经有效治疗一般都能维持正常生活和工作，更不会影响寿命。如果治疗不当，保养不好，急性关节炎反复发作会造成患者极大痛苦。有关节畸形和肾结石者生活质量会受影响，有肾功能损害者预后较差。

预后与病情及有些因素有关：①发病年龄越轻者，病情越重；② 有阳性家族史者，病情较重；③ 病程越长，渐进性损害越重；④ 复发频率高者，病情进展快；⑤ 痛风结节出现较快者，预后欠佳；⑥ 痛风并发高血压、冠心病及肾病者，病情较重。

07 痛风的防控

（1）定期体检、早期诊断

由于高尿酸血症在痛风未发作前是无症状的，为了早期发现、早期治疗和防控，必须重视定期体检，一旦发现血尿酸值接近或超过正常上限值时，就要开始采取有效措施防控，以免病情发展，防病于萌芽之中。

（2）严控高嘌呤食物的摄入

我们已知体内血尿酸来源，一是内源性分解代谢核酸，二是外源性食物，但是体内代谢核酸产生的嘌呤与从食物中摄取的嘌呤的最终分解产物差别很大，前者在多种酶的作用下，核酸分解成嘌呤后绝大部分又重新组成新的蛋白质（组织细胞成分），只有少部分分解为尿酸，而食物来源的嘌呤绝大部分生成尿酸。所以从食物中摄取嘌呤多少，对血尿酸浓度影响极大，故痛风患者节制饮食中嘌呤摄入量是最重要的防控痛风措施之一。

由于不同食物中嘌呤含量差别很大，可参照新版《常见食物嘌呤含量表》（徐大基整理版本）选择食用。为了选择方便，表中按嘌呤含量多少分出六类，即食物 100 g 中嘌呤① ＜30 mg；② 30~75 mg；③ 75~150 mg；④ 150~300 mg；⑤ 300~600 mg；⑥ ＞600 mg。（见下表 23–1 至表 23–6）

对高尿酸血症和痛风患者，④ ⑤ ⑥类食物应禁用，③类食物可适量食用，① ②类可不限。但是，这里要强调说明，可吃什么、不吃什么，不是绝对的，其最重要之点是进食绝对量。按理说，啤酒含嘌呤只有 14 mg/100 ml，是可以食用的，可喝啤酒的人多半是少则 1 000 毫升，多则几千毫升，摄入的嘌呤量不知不觉就会超标。

表 23–1　含嘌呤 30 mg/100g 以下的食物

食物	含嘌呤量（mg）	食物	含嘌呤量（mg）	食物	含嘌呤量（mg）
鸡蛋	0.4	白萝卜	7.5	豆芽菜	14.6
葡萄	0.5	胡瓜	8.2	黄瓜	14.6
苹果	0.9	核桃	8.4	奶粉	15.7
牛奶	1.4	芹菜	8.7	栗子	16.4
冬瓜	2.8	青椒	8.7	红车厘子	17.0
啤酒（无酒精）	3.0	蒜头	8.7	空心菜	17.5
蜂蜜	3.2	木耳	8.8	扁豆	18.0
番瓜	3.3	海蜇皮	9.3	大米	18.1
洋葱	3.5	榨菜	10.2	芫荽	20.2
海参	4.2	萝卜干	11.0	草莓	21.0
茄子	4.2	苦瓜	11.3	苋菜	23.5

（续表）

食物	含嘌呤量（mg）	食物	含嘌呤量（mg）	食物	含嘌呤量（mg）
番茄	4.3	丝瓜	11.4	麦片	24.4
胡萝卜	5.0	猪血	11.8	雪里蕻	24.4
姜	5.3	芥菜	12.4	花菜	24.9
马铃薯	5.6	卷心菜	12.4	韭菜	25.0
红枣	6.0	葱	13.0	鲍鱼菇	26.7
小米	6.1	啤酒	14.0	蘑菇	28.4
干酪及酸乳酪	7.0	辣椒	14.2	四季豆	29.7
葫芦	7.2	菠菜	23.0	猪皮	29.8

表 23–2　含嘌呤 30~75 mg/100 g 的食物

食物	含嘌呤量（mg）	食物	含嘌呤量（mg）	食物	含嘌呤量（mg）
芦笋	23.0	蒜	38.2	金针菇	60.9
豆酱	27.7	海藻	44.2	芋丸	63.2
竹笋（生）	29.0	笋干	53.6	李干	64.0
枸杞子	31.7	火腿（北京）	55.0	无花果	64.0
干酪	32.0	豆腐	55.5	豆干	66.6
花生	32.6	黑芝麻	57.0	贝壳类（未确定具体）	72.0
茼蒿	33.4	小龙虾	60.0	绿豆	75.0
杏仁	37.0	黑麦等制成的薄脆饼干	60.0		

表 23–3　含嘌呤 75~150 mg/100 g 的食物

食物	含嘌呤量（mg）	食物	含嘌呤量（mg）	食物	含嘌呤量（mg）
豌豆	75.5	牡蛎	107.0	蛤（生）	136.0
银耳	75.7	兔肉	107.0	黑豆	137.0
花生	79.0	鳕鱼	109.0	鲤鱼	137.0
牛肚	79.8	鱼翅	110.6	鸡胸肉	137.0
鸽子	80.0	羊肉	111.5	虾	137.1
腰果	80.5	鲍鱼	112.4	鸭肉	138.0
椰菜	81.0	鳗鱼	113.0	鸡腿肉	140.0
虾蟹	81.8	蚬子	114.0	草鱼	140.2
猪脑	83.0	龙虾	118.0	红鲤	140.3
牛肉	83.7	牛胸肉	120.0	黑鲳	140.6
三文鱼（罐装）	88.0	猪后腿骨	120.0	吞拿鱼	142.0
乌贼	89.9	鸭肠	121.0	葵花籽	143.0
小牛脑	92.0	猪瘦肉	122.5	鱼子酱	144.0
鳝鱼	92.8	大比目鱼	125.0	猪排骨	145.0
燕麦（全壳物）	94.0	鸡心	125.0	鸭心	146.0
大麦（全壳物）	94.0	牛排（烤）	125.0	小羊肝	147.0
海带	96.0	猪心	127.0	猪颈肉	150.0
猪大肠	101.0	猪肾	132.0	烤猪排	150.0
野兔肉	105.0	猪肚	132.4	猪后腿肉	160.0
鹿肉	105.0~138.0	猪骨	132.6	鹅肉	165.0
生牛排	106.0	秋刀鱼	134.9	紫菜	274.0
葡萄干	107.0	猪舌	136.0		

表 23-4　含嘌呤 150~300 mg/100 g 的食物

食物	含嘌呤量（mg）	食物	含嘌呤量（mg）	食物	含嘌呤量（mg）
海鳗	159.5	鲭鱼（生）	194.0	羊心	241.0
公牛舌	160.0	马肉	200.0	鲭鱼（罐装）	246.0
猪腿肉	160.0	鲢鱼	202.0	三文鱼（生）	250.0
牛脑	162.0	牛肾	213.0	公牛心	256.0
草虾	162.2	香菇	214.0	猪小肠	262.1
鸡肠	162.6	小牛肾	218.0	公牛肾	269.0
鲨鱼	166.0	猪肝	229.1	猪脾	270.6
黄豆	166.5	小虾	234.0	鸡肝	293.0
牛肝	169.5	白鲳鱼	238.0	蛙鱼	297.0
牛心	171.0	白鲫鱼	238.1		
虱目鱼	180.0	牡蛎	239.0		

表 23-5　含嘌呤 300~600 mg/100 g 的食物

食物	含嘌呤量（mg）	食物	含嘌呤量（mg）	食物	含嘌呤量（mg）
浓肉汁	160~400	凤尾鱼	363.0	蚌蛤	439.0
鸭肝	301.5	扁鱼干	366.0	公牛脾	444.0
蛤蜊	316.0	青鱼（鲱）	378.0	小牛肝	460.0
凤尾鱼（罐装）	321.0	干贝	390.0	猪脾	516.0
猪肾	334.0	白带鱼	391.6	猪心	530.0
小牛脾	343.0	沙丁鱼（罐装）	399.0	公牛肝	554.0
沙丁鱼（生）	345.0	公牛肺	399.0	酵母粉	589.0
皮刀鱼	355.0	猪肺	434.0		

表 23-6　含嘌呤 600 mg/100 g 的食物

食物	含嘌呤量（mg）	食物	含嘌呤量（mg）	食物	含嘌呤量（mg）
羊脾	773.0	小牛颈肉	1 260.0	白带鱼皮	3 509.0
鲱鱼属小鱼（熏）	840.0	小鱼干	1 538.0		

（3）足量饮水

喝够足量白开水或苏打水，是防控痛风最好的良药。笔者七年前曾有尿酸性关节炎急性发作史，头一年就反复发作 3~4 次，发作剧痛难忍时，除了吃几片秋水仙碱和小苏打外，没吃其他药，但是却开始每日坚持喝 2 000 ml 以上的、净水器处理过的白开水。数年来体检血尿酸值均在正常上限以下，再没有急性发作。

一位 70 多岁的朋友有 20 多年痛风史，吃了十多年别嘌醇等痛风药物，不仅没能控制急性发作，反而发展手脚关节畸形，六年前甩掉任何药物，坚持每日喝 3 000 ml 的净水器处理的水，不到一年，结节畸形完全消退，恢复正常。

饮水量可根据血尿酸含量，身体病情具体情况而定，一般以每日 2 000~3 000 ml 为宜，但已有心肾功损害者，就要降低进水量，按医嘱执行。

（4）多吃碱性食物，少吃酸性食物

蔬菜、水果及含钾、钠、钙、镁多的食物属于碱性食物，有利于尿酸排出；鱼、肉类等动物性食物代谢为硫、磷、氮、氯等酸性元素，使尿液变酸，不利尿酸排出。

（5）限制酒类

禁止啤酒、白酒、绍兴酒，可适量少喝点红葡萄酒。

（6）避免过劳和着凉

过劳和着凉是痛风发作的重要诱因。

（7）关于黄豆

很多人都知道黄豆及其制品是高嘌呤食物，痛风患者不能吃。但有报道黄豆、绿豆和豌豆不仅不会导致痛风，反而降低痛风风险。据新加坡《联合早报》1915 年 5 月 7 日报道，新加坡国立大学研究者发现，多吃鸡、鱼和虾等肉类海鲜会增加痛风风险，但常吃豆类食品者，患痛风的概率反而下降。这项研究有 6 万名华人参加。从 20 世纪 90 年代开始进行 11 年追踪调查，先后有 2 100 多人患痛风，其中吃鸡、猪、鱼、贝类者，造成痛风患病率介于 8%~27%，而常吃黄豆等豆类者，不但没有痛风发作，反而使痛风患病率降低 14%。

第二十章

帕金森病

01 概　述

1817 年，英国内科医生詹姆斯·帕金森（James Parkinson）博士首先发现了一组以震颤为主要症状的神经系统慢性进行性疾病，并将这种病称为震颤麻痹。但随后人们对该病有更多的认知，逐渐认识到“震颤麻痹”的命名并不确切，因为该类患者除了有肢体不自主震颤、僵直和运动迟缓外，还有植物神经功能紊乱等一些复杂症状。为了给这一疾病更为科学的名字，也是为了纪念其发现者詹姆斯·帕金森博士，于 1892 年将“震颤麻痹”改名为帕金森病（Parkinson’s disease，PD）。

1996 年由欧洲帕金森病协会（EPDA）决定，将帕金森博士的生日即每年 4 月 11 日定为世界帕金森病日，以推动和引起人们对该病患者的关怀，并对该病防控的重视。

帕金森病是中老年人常见的中枢神经系统变性疾病，也是中老年人最常见的椎体外系疾病。主要病变发生在黑质和纹状体。2007 年中华医学会神经学分会指出，中国帕金森病发病率近 20 年至少增长 20

倍。65 岁以上人群患病率，男性为 1.7%，女性为 1.6%。该病是以静止性震颤、行动迟缓、肌张力增高、姿势不稳为主要特征。

发病常呈隐袭性，50 岁以上患病人数占总患者人数超过 90%。慢性进展性病程 5~8 年后，约半数患者生活不能自理。首发症状存在个体差异，以多动行为易于早期诊断。首发症状依次为震颤占 70.5%、强直或动作迟缓为 19.7%、失灵巧或写字障碍为 11.5%、肌肉痉挛和疼痛为 8.2%、精神障碍（如抑郁和紧张等）为 4.4%、语言障碍为 3.8%、全身乏力和肌无力为 2.7%、流口水和面具脸为 1.6%。通常认为从发病到确诊时间，平均 2.5 年。

02 临床表现

（1）震颤

震颤是肢体的促动肌与拮抗肌节律性交替收缩而引起，多自一侧上肢远端开始，逐渐扩展到同侧下肢及对侧上下肢。下颌、口唇、舌及头部一般最后受累。上肢常比下肢重，手指震颤常呈扭丸样动作。情绪激动时加重，睡眠时完全停止。

（2）强直

以颈、肘、腕、肩和膝、踝关节活动时肌强直更显著。由于肌肉强直，患者出现特殊姿势，头部前倾、躯干俯屈、上臂内收、肘关节屈曲、腕关节伸直、手指内收、拇指对掌、指间关节伸直、髋、膝关节略为弯曲。头部前倾，严重时下颌几乎可触胸。

（3）运动障碍

这是帕金森病致残的主要原因，主要表现：

① 运动启动困难和速度减慢：日常生活不能自理，坐下后不能起

立，卧床时不能自行翻身。不能解系鞋带和扣纽扣、不能穿脱鞋袜或裤子。剃须、洗脸、刷牙等动作都有困难。

② 多样性运动缺陷：表情缺乏、面具脸为特有面貌。咀嚼、咽下困难，大量流涎（唾液并无增加，仅因患者不能把唾液自行咽下），严重时可发生吞咽困难。

③ 运动变换困难：从一种运动转换另一种运动障碍，如行走时不能敬礼，回答问题时不能扣纽扣，书写困难，所写的字弯曲不正、字越写越小等。

（4）姿势保持与平衡障碍

起步困难，步行慢，前冲步态，步距小。行走时起步难，但一迈步即以极小步伐向前冲去，越走越快，不能及时停步或转弯。患者走路常发生不稳，甚至跌倒，尤其转弯上下楼梯更易发生。

（5）其他

顽固性便秘、大量出汗、皮脂溢出多等。少数患者排尿不畅。可有语言障碍，语音变低、咬音不准，使人难以听懂，还可有认知障碍，晚期有痴呆、抑郁症等。

03 致病因素

（1）年龄老化

帕金森病患病率的年龄统计：40 岁为 0.35%，60 岁为 1%，至 85 岁为 2%（即每 50 个正常人中将有 1 人发展为帕金森病）。高发病年龄为 61—70 岁。据流行病学研究显示，世界各地帕金森病的患病率随年龄的增长而增加，提示年龄因素是危险因素之一。例如美国明尼苏达一项调查显示，在 50 岁以下人群中，帕金森病患病率为 500/10 万，而 85 岁以上人群则高达 2 656/10 万。帕金森病的发生是以黑质纹状体系统老化为基础；但是单纯随年龄增加的多巴胺能细胞丢失，并不足以引起帕金森病的发生，提示年龄因素不是帕金森病发生的唯一重要因素，而只是为其他因素提供足够的作用时间。多项研究显示，帕金森病患病率随年龄增加而增加，但是达到高峰以后反而有所下降，其原因尚不清楚。

世界各地的患病率的性别分布，经年龄标化后显示，男女之比接近 1:1，男性略高于女性。

（2）遗传

有资料显示，10% 以上的帕金森病患者有家族史。通过对患者家属多样调查，就病因而言，已广泛认识到至少有一部分与遗传有关，同时更认识到本病可能有一个很长时间的发病前期状态，即亚临床状态。所以当家族中第一个患者出现时，而其他家庭成员中所出现的亚临床现象被忽视，造成了低家族发病率的假象。目前研究表明，20%~25% 的患者至少一级亲属患帕金森病，而遗传机制的研究尚未有最终结论，在临床上家族性病例与散发的病例很难区别。大多数研究结论，遗传性帕金森病常见的是常染色体显性遗传，个别报道是多基因传递方式。有关定量遗传学研究资料表明，单卵双胞胎的一致性发病，并非像遗传性疾病所预料那样多，其单卵双胞胎的一致率仅为 6.1%（82 对中有 5 对），双卵双胞胎一致率为 4.6%（66 对中有 3 对），两者无差别。

（3）环境因素

① 农业环境：由于 1- 甲基 -1，2，3，6 四氢吡啶（MPTP）作为致帕金森病的神经毒物的发现，人们注意到某些存在于环境中致帕金森病的物质，包括杀虫剂、除草剂以及其他工业化学品如吡啶、甲基

吡啶、4-苯基吡啶等，其化学结构与MPTP极为相似。

有研究人员以人群为基础的病例对照研究发现，农村生活、田间劳动、除草剂和杀虫剂的使用是帕金森病的危险因素，而且与田间劳动生活的时间长短呈剂量反应关系。在剔除可能的混杂因素后，杀虫剂的使用是帕金森病的唯一的危险因素。但也有相反的看法，有人提出近几十年来杀虫剂使用量剧增，而世界范围内帕金森病发病率并无显著增加，对此提出质疑。

② 工业环境：1837年库珀（Couper）等人最早观察到锰矿工人出现与帕金森病极其相似的症状，这可能是环境病因学的最早证据。此后不断有帕金森病与暴露于重金属环境有关的报道。加拿大一项病例对照研究也发现，30年前暴露于重金属（铁、锰、铝）的人群，其发生帕金森病的危险性两倍于对照组。瑞典一项研究发现，某地区大气中重金属含量高的地方，帕金森病患病率也增高。还有报道暴露于合成树脂、水泥、喷漆、石油，以及居住在钢铁厂、工业化学品厂、印刷厂、橡胶厂、采石场等附近的人群都与帕金森病发生有关。

（4）感染

有学者认为帕金森病与病毒感染有关。有报道甲型脑炎患者发生帕金森病的几率较高。研究者对帕金森病患者体内单纯疱疹病毒（HSV）和巨细胞病毒（CMV）进行检测，发现血中HSV-Ⅱ型抗体效价高于对照组数倍，认为帕金森病与某些疾病的病毒感染有关，但因脑脊液HSV-Ⅱ型抗体效价未见升高，故结论尚难肯定。

对其他疾病，如心脑血管疾病、高血压、糖尿病、恶性肿瘤、消化性溃疡、肺结核、甲状腺炎等与帕金森病之间关系的研究，均未得出一致结论。

（5）吸烟

1958年，在一项关于吸烟与健康的前瞻性研究中，意外地发现吸烟人群帕金森病死亡率低于非吸烟人群。这个发现得到多数流行病学研究的支持。有研究人员对8 006名男性进行长达26年的前瞻队列研究显示，吸烟人群帕金森病发病率减低，且与吸烟量呈明显剂量效应关系。还有研究人员综述了近40年有关吸烟与帕金森病的流行病学的研究论文，在35项文献中有34项支持吸烟是帕金森病的保护性因素，但也有少数不支持上述结论。有人认为，由于大多数吸烟与帕金森病关系的研究为回顾性研究，而帕金森病呈隐袭性起病特点，故吸烟与帕金森病因果关系很难明确，且受回顾偏倚及各种混杂因素影响。

（6）饮食习惯

有一些学者研究帕金森病与饮食结构的关系。几项病例对照研究中发现，早年的饮食习惯摄入维生素E、鱼肝油、多种维生素是帕金森病的保护性因素。对40 836名妇女进行随访6年的前瞻性队列研究显示，维生素C和锰的摄入是帕金森病的保护性因素，维生素A是危险因素，该研究未发现帕金森病与维生素E的关系。还有研究认为烟酸是帕金森病的保护性因素，而维生素D是危险因素。由于饮食习惯是一个复杂因素，又很难被量化，且易受回顾偏倚的影响，尽管多数研究显示饮食习惯与帕金森病有关，但尚未取得一致性结论。

（7）头颅外伤

头颅外伤与帕金森病关系一直存在争论，迄今尚无脑外伤引起帕金森病的病理学证据。但是一些流行病学调查研究表明，头颅外伤可能是帕金森病的危险因素之一。有研究认为，头颅外伤是仅次于家族史的危险因素。

由于帕金森病的致病因素十分复杂，虽然病因学的研究报道文献有很多，但绝大多数一致性结论很少。根据多数学者比较公认的认为，年龄老化、农业环境暴露（尤其是杀虫剂、除草剂的使用）、帕金森病家族史是较肯定的危险因素；工业中毒、饮食习惯、头颅外伤是可能的危险因素。关于帕金森病与受教育程度、社会经济地位、病毒性感染和其他合并性疾病的关系等，均有待进一步研究确定。

04 并发症与预后

（1）可伴有自主神经功能紊乱症状

主要有易出汗、皮脂腺分泌多而油腻、唾液多而黏稠、惧热怕冷、小便淋漓、大便干结，少数病例有下肢水肿。

（2）伴有神经系统紊乱症状

大部分患者伴有高级神经系统功能紊乱症状，如痴呆、抑郁、性欲减退、睡眠障碍、周身乏力、疼痛等。

（3）预后

帕金森病是进行性疾病，多数患者发病数年仍能继续工作，也可迅速发展致残。疾病晚期可因严重肌强直和全身僵硬，终至卧床不起，死因常为肺炎。

05 发病机理

帕金森病的发病机理是与大脑黑质纹状体内的多巴胺（DA）含量显著相关。目前较公认的帕金森病发病机理为多巴胺学说和氧化应激学说。

（1）多巴胺学说

帕金森病的发病是由大脑内黑质纹状体的神经细胞被破坏引起的。黑质纹状体的细胞，主要是通过多巴胺递质传递信息，当黑质细胞变性死亡时就不再能产生和释放多巴胺，因而运动信号就无法传递。大脑中另一种神经递质——乙酰胆碱与多巴胺两种递质在神经细胞之间，通常存在一种相互制约的关系。一般在正常时处于平衡状态，共同调节运动功能。当因黑质变性，多巴胺合成减少，使纹状体内多巴胺含量显著降低，造成黑质纹状体通路、多巴胺能神经功能减弱，而胆碱能神经功能相对占优势，使两者失去平衡，胆碱能神经元活性相对提高，使椎体外系功能亢进而发生震颤麻痹。

（2）氧化应激学说

帕金森病的发生是因多巴胺减少所致，多巴胺减少是因黑质变性所致，那么黑质为什么会变性呢？氧化应激学说的解释黑质细胞变性是因自由基伤害的结果。

帕金森病患者多巴胺氧化代谢过程中产生大量过氧化氢（H_2O_2）和超氧阴离子自由基，黑质部位在铁离子（Fe^{2+}）催化下，进一步生成毒性更大的羟自由基（OH^-），而此时黑质线粒体呼吸链的复合物活性下降，体内抗氧化物质如谷胱甘肽过氧化物酶（GSH-PX）、谷胱甘肽（GSH）和超氧化物岐化酶（SOD）等减少或消失，而无法清除自由基，因此自由基通过氧化神经细胞膜类脂，破坏多巴胺能神经元膜功能或直接破坏细胞 DNA，最终导致神经元变性。

（3）线粒体功能缺陷

近年有人发现线粒体功能缺陷在帕金森病发病上起重要作用。帕金森病患者存在线粒体功能缺陷可能与遗传和环境因素有关。研究提示，帕金森病患者存在线粒体 DNA 突变，并发现帕金森病患者线粒体复合物 1 活性可降低 32%~38%，复合物 1 是细胞核和线粒体两个基因组编码翻译，两组基因任何片段缺损都可影响复合物 1 的功能。

06 预　防

由于迄今帕金森病病因尚不十分清楚，因此预防措施尚缺乏精确的针对性，但许多研究已证实帕金森病的发病是由于自由基的伤害，抗氧化剂不足，使中脑黑质神经元变性，多巴胺生成减少所致。一些比较明确的致病因素，如能依据上述各项所述，提出相应的预防措施，对预防帕金森病发病和延缓病程进展肯定是有益的。

（1）高危人群的监护

老年人、有帕金森病家族史、接触有毒化学物质的人都应视为高危人群，须密切监护随访，能做到定期体检，一旦发现有上肢震颤，手抖或动作迟缓等帕金森病早期征兆，就要立即去医院就诊，以争取早诊断、早治疗。

（2）着眼于治本

根据现在的研究认为：帕金森病的产生最直接的根本原因是大脑黑质变性引起多巴胺减少。如能保护避免黑质受到伤害，就是从治本上抓住了要害。保护和避免伤害黑质可以从以下三个主要方面做起：

① 坚决杜绝有毒化学物质（除草剂、杀虫剂、锰、汞、一氧化碳等）侵害。加大工农业生产环境保护力度，对生产和使用的有毒物质浓度限制在国家允许范围内。加强个体保护措施，免受毒物直接侵害。

尤其要禁用抗精神病药物，如酚噻嗪类（氯丙嗪、奋乃静）、丁酰苯类（氟哌啶醇）以及利血平等。这些药物既能产生震颤麻痹，又是帕金森病的重要病因。

② 减少外源性与内源性自由基的产生。（请参阅第八章）

③ 抗氧化剂的应用以对抗自由基对黑质的损伤。自由基的产生和存在是不可避免的，制衡它使之不危害人体健康，抗氧化是唯一选择，而我们人体内源性抗氧化系统是非常完备的，清除体内多余的自由基主要靠内源性。外源性抗氧化剂种类繁多。（请参阅第八章）

（3）合理膳食营养

首先要多吃能促进生成内源性抗氧化剂的食物，如硒（Se）就是合成 GSH 和 GSH-PX 抗氧化剂的重要成分，锌（Zn）是超氧化物歧化酶的重要原材料，所以要多吃含硒和锌多的食物。（请参阅表 14 和表 13）

蛋白质的摄入以蛋、豆、鱼、禽类为主。如服用多巴胺药者宜限制蛋白质摄入量，因蛋白质过多会影响疗效。蛋白质摄入量应在每千克体重 1.0 g 以下。

（4）处于帕金森病早期代偿期的患者，一般不主张药物治疗

可采用理疗、医疗体育、太极拳、水疗、按摩、针灸等，以维持日常工作和生活。但也有主张早期应用小剂量左旋多巴胺以减少并发症，这要因病情而定，择优选用。

（5）重视心理疏导、安抚和精神关爱

患者日常要保证充足睡眠，避免情绪紧张和激动，以减少肌肉震颤加重的诱发因素。

（6）积极鼓励患者坚持运动训练

如关节运动，包括头颈部、双手、上下肢，活动要到位，但要注意避免过度牵拉及出现疼痛或骨折。坚持平衡训练，从开始时坐着训练，逐步过渡到直立。坚持日常生活训练，如吃饭、穿衣、洗漱、

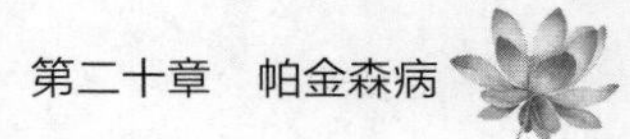

上下床、床上翻身等。

（7）长期卧床患者的日常护理

长期卧床者，应加强护理，注意清洁卫生，勤翻身擦背，防止肺炎及褥疮感染等并发症的发生。

下　篇

健康与保健

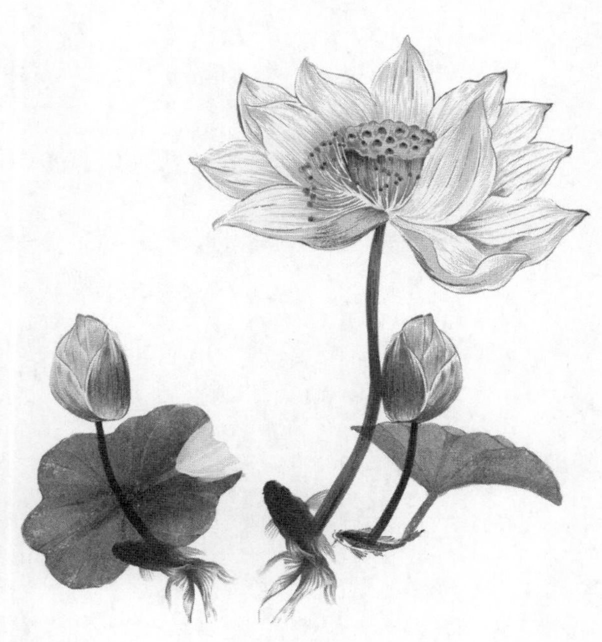

第二十一章

心情决定健康的机理

大量研究和实践证明，积极心态使人健康长寿，消极心态则相反。中老年人由于生理和心理特征更易产生消极心态，所以如何正确引导，化消极心态为积极心态尤为重要。

01 不同心态、不同结果

中国古代医书《黄帝内经》中早有记载："怒伤肝、喜伤心、悲伤脾、忧伤肺、恐伤肾"等关于精神与躯体活动之间关系的论述。

国内外大量研究调查，均表明不良心理因素是重要的致病因素。国内一些医院统计，68% 的心肌梗死患者和 92% 的身心疾病患者，病前有情绪因素。美国一家综合医院门诊资料显示，500 例胃肠病患者有明确情绪因素者占 74%，肿瘤患者占 72%。伦敦金格斯大学对乳腺癌患者存活率统计发现，斗志坚强、情绪乐观者，10 年存活率高达 80%；冷静接受者为 73%；自始至终抱绝望态度者，只有 20% 活过 10 年。

笔者的工作单位有两位同龄老同志都患有心脏病，由于心态不同，结果大不一样。其中一位心态异常消极悲观，经常哀叹说："都说老太太过年，一年不如一年，而我却感到一天不如一天”，结果不到七十岁，心肌梗死发作，住院一周便离世而去。另一位心脏病患者，已有30多年病史，病情比前者严重得多。十余年前，每年都要住院两三次救治，但由于他心态平和，从不发怒和忧伤，从容笑对人生和疾病，已八十四岁了，不仅病情稳定，且近七年来，没有一次因心脏病住院，精神状态比以前还要好。

英国人乔治·韦德（George Wade），于2003年初患严重心脏病，妻子安妮（Annie）又被确诊为乳腺癌晚期，医生预测韦德和安妮都只能活三个月，并且没有太大的治疗价值。于是他们列出死前要做的50件事，当他们生命进入一个月倒计时时，只剩下最后一个心愿，即周游世界。两个人将最后的4万英镑交给旅行社，只向旅行社提出一个要求，旅行社不得限制他们的旅游时间，直到他们中一个离开人世，旅游自行终止。旅行社通过调查，确知他们来日无多，4万英镑足以支付两人最豪华游轮周游世界一年的费用，于是欣然签下这份特殊合同。他们从2003年5月开始环游，忘记病痛、忧伤、恐惧，尽情享受大自然给他们带来的欢乐，直到2004年11月，他们依然活得好好的。返回伦敦后，经最权威的皇家医院检查，安妮体内的癌细胞全部不见了，韦德的冠心病也处于没有危险的稳定期。对此，从2004年11月10日起，英国各大报纸都以“夫妻创奇迹，环游世界癌症自愈”为题，广为宣传报道。

02 为什么消极心态使人多患病

极端不良心态（包括生活压力过大、愤怒、急躁、焦虑、紧张、恐惧等），在人体内都会产生对健康有害的物质。

（1）对免疫功能的损害

一项研究表明，长期紧张情绪，使体内免疫球蛋白 IL–6 浓度超正常值，因而导致中老年人易患心脑血管疾病、糖尿病、骨质疏松等；需要照顾家中患者的人，比家中无患者的人 IL–6 球蛋白高 4 倍；久病配偶去世后的人，其体内也会出现高浓度免疫球蛋白 IL–6。NK 细胞（自然杀伤细胞）是攻击癌细胞最好的武器，但当人们紧张、压力过大时，NK 细胞会被杀死。日本某大学实验证实，当受到压力时，NK 细胞活性是 20%，消除压力后增加到 30% 左右，结果相差 10%。大量事实证明，长期负面意念会使胸腺加速退化，影响 T 细胞发育成熟，NK 细胞、吞噬细胞功能被抑制，干扰素也减少。

（2）对激素的影响

肾上腺能分泌三种激素，即肾上腺素、皮质醇和脱氢表雄酮，前两种是加压激素，脱氢表雄酮为减压激素，通常三种激素在相互协调制约下，使体内保持平衡状态。但在长期紧张压力下，皮质醇持续上升，脱氢表雄酮持续下降，将对身体造成破坏性影响。肾上腺素类等压力激素在应激情况下对人体是有益的，但长期过量产生则会引起血管收缩、血压上升、血流不畅、血管堵塞，而且任何器官缺血时都会产生过多的自由基，这些最终必将导致功能紊乱、心脑血管病等慢性病的发生。

首尔大学癌症研究所曾做过实验，两个实验箱都放有小白鼠，其中一个箱子每隔 10 秒通一次 50 V 电流，观察 2 分钟；另一个箱子不通电，但要让该箱中的小白鼠能看到通电箱子里小白鼠受电击的样子，结果受电击的小白鼠的压力激素增加了 7 倍，随后开始逐渐降低；而没受电击的小白鼠压力激素却一直处于增加状态。这个实验证明了紧张和痛苦与压力激素的密切关联。

（3）自由基危害

人在紧张、愤怒、恐惧等不良情绪的影响下会导致交感神经过度兴奋，肾上腺释放大量去甲肾上腺素、肾上腺素等激素，引起血管突然收缩、血压上升，使大脑处于缺血状态。当缺血再恢复过程中，瞬时产生大量氧自由基。

现在比较公认，自由基是引起人体组织器官氧化的最根本原因，是人体衰老和百病之源。人体内自由基可在人体任何部位产生。细胞线粒体是产生能量的地方，也是产生氧自由基最多的地方。自由基是一把双刃剑，少量有益；过量又失控，害处极大，生命秩序遭受破坏，疾病、衰老随之而来。它的特点是无专一性，能快速传递增殖，几乎与生物体所有物质都能反应，并产生更多的自由基。其主要危害是破坏生物膜、脂质过氧化、线粒体膨胀、细胞破裂、蛋白质结构改变使之变性；损害核酸导致肿瘤；低密度脂蛋白被氧化，形成斑块致血管堵塞，引发心脑血管疾病等。

由于极端不良的消极心态，对免疫功能损害，使内分泌系统紊乱和产生大量氧自由基，因此就不难理解为什么自由基是最主要的致病因素了。

03 积极心态是人体产生“自愈”机制的源泉

美国南佛罗里达大学健康科学研究中心的首席科学家大卫·威斯里（David Wesley）教授，是专门研究心脏功能的专家，他在心脏分泌物中提取一种缩氨酸荷尔蒙，可在24小时内杀死95%的胰腺癌细胞，剩余的5%癌细胞也将不再扩散为新的癌细胞，对前列腺癌、卵巢癌、大肠癌细胞的实验也取得了同样结果。随后他找了100名志愿者，在

各种不同情绪状态下跟踪采集心脏荷尔蒙分泌情况，结果发现情绪越高昂、心情越愉悦的志愿者，心脏分泌的荷尔蒙越充沛；反之人在痛苦、担忧、抑郁的消极状态下，心脏几乎完全停止分泌这种荷尔蒙。

脱氢表雄酮的发现是20世纪医学研究的重要成果之一，现已知它有许多重要的生理功能，例如调节免疫、促进辅助性T细胞分泌细胞因子2和γ-干扰素（利于抗癌），以及防控心脏病等，而尤为重要的是它可以有效地控制和中和压力激素。当人的情绪激动、发生激烈波动时会产生压力激素，此时脱氢表雄酮则下降；当人体处于正常状态下或情绪高昂时，脱氢表雄酮在正常分泌量下，即可有效地中和过量加压激素对人体造成的危害。

人体大脑在心情愉悦时能分泌脑啡肽（ENK），当高密度分泌脑啡肽时，人体会感到非常的快乐，使疼痛减轻，充满朝气，激发创造力，更重要的是能帮助人体消除紧张、压力和不快乐，所以称它为"快乐激素""年轻激素"；反之当分泌少时则会使人产生莫名其妙的忧郁，对什么都没有兴趣，甚至对生活失去信心。

脑啡肽有非常重要的功能，研究表明，人体内免疫细胞广泛存在脑啡肽受体，当接受ENK作用后能显著提高免疫功能，特别是能增加CD2、CD4、CD8（CD是Clusters of differentiation简写，是指一组分化抗原的家族，该家族已有CD1-CD350甚至更多成员。它们分布于T细胞等免疫细胞表面，参与免疫细胞各种表达）等多类型T细胞活性、增加细胞毒性T细胞（CTC，也称杀伤性T细胞）、巨噬细胞、白介素2和肿瘤坏死因子等。尤其重要的是：它能够消除和控制在紧张压力下产生的各种过多压力激素和自由基的危害，所以人体内源性脑啡肽是防治疾病和促进健康的最好良药。

脑啡肽是在1975年由苏格兰人约翰·休斯（John Hughes）和美

国人拉比·西曼托夫（Rabi Simantov）两个研究小组同时分别在猪脑和牛脑中发现的，原来认为只有一定的镇痛作用，而长时期未被重视。近年来研究表明，它蕴藏着极大的效力。当今对脑啡肽的研究趋之若鹜，就是因为它不仅对脑细胞具有独特的作用，能激发处于沉睡状态的脑细胞，而且可以参与人体呼吸、循环、免疫系统的调节，是内分泌系统的一种兴奋剂；它还可以使许多心脑血管病、糖尿病、妇科病、癌症、精神病等得到控制和不治“自愈”。

现在已知脑啡肽大约有 20 种，是体内自己产生的内源性物质，包括 α- 内啡肽、β- 内啡肽、γ- 内啡肽、蛋氨酸脑啡肽、亮氨酸脑啡肽、强啡肽 A、强啡肽 B 等。其中活性最强者则是 β- 内啡肽，是由 31 个氨基酸组成的、脑垂体分泌的、类似吗啡的生物激素。

不论是能杀死癌细胞的缩氨酸激酶，或是中和压力激素的脱氢表雄酮，以及脑啡肽等都必须在心情愉悦、积极心态下才能产生，从而找到了那些不治“自愈”的理论根据和物质基础。

04 倡利导思维、限弊导思维

日本《脑内革命》一书的作者春山茂雄博士根据自己多年的行医经验，开了一家 260 张病床的综合医院，医院的特点是不打针、不吃药，对患者只用饮食、运动和冥想这一套方法进行调理。饮食要高蛋白、低热量；运动是为了增强肌肉、消耗脂肪；冥想就是进入冥想室，一边进行利导思维，一边测试脑电波。他用这一套方法治愈了许多用医药难以奏效的疾病，如糖尿病、肝炎、高血脂、高胆固醇、高血压、忧郁症、肥胖病、痛风等。

所谓冥想就是用利导思维方式，让你心想好事、快乐的事，诱导

你大脑产生 α 波。α 波大量产生就能分泌脑啡肽，进而刺激快感神经A10，使人体产生欣快、舒服的感觉。所以有人说利导思维是“心理优势”的灵丹、平复“心灵创伤”的妙药，是保障事业有成、健康长寿、家庭幸福的法宝。

然而，我们绝大多数人都属于弊导思维（消极心态），尤其是中老年人，由于心理特征的缘故，消极心态更甚，表现为怕死、怕孤独、常忧郁、偏激易怒、多疑多虑、无病也疑、有病更疑、丧偶失去亲人之痛不能解脱等。为了改变这种状态，必须大力提倡利导思维，限制和避免弊导思维。

（1）正面理解、换位思考、从不利事情中看到有利的因素

古时有一位老太太有两个儿子，大儿子晒盐，二儿子卖伞，一到下雨天她就愁大儿子不能晒盐，等到晴天她还是愁，担心二儿子没生意做，结果是天天为儿子发愁。有人建议她改变思路，下雨天专想二儿子卖伞生意好做；晴天专想大儿子晒盐产量高，思路一改，变天天愁为天天乐。

有一位盲人性格非常开朗，有人问他：作为盲人你不感到痛苦吗？他回答：“我痛苦什么呢？和聋子比我能听到声音，和哑巴比我会说话，和下肢瘫痪者比我能走路。”挫折是坏事，也可变成好事。

人生不如意的事十有八九，教育家、书法家于佑任老先生给自己写副对联，上联：少思八九；下联：常想一二；横批：如意。就是说要把一切不顺心、不如意和烦恼抛开，只想那些好事、乐事，就能使利导思维占据优势地位。

（2）情趣广泛、占满空间、享尽欢乐

退休以后的中老年人，根据自身条件和爱好，置身于一种或几种情趣活动之中，可享尽无穷的欢乐。活动可包括书法绘画、旅游摄影、音乐舞蹈、下棋打牌、读书看报、欣赏喜剧和相声小品、结交朋友侃谈、乐善好施、助人为乐、养花鸟鱼狗等。把其中一些能做到的情趣活动长期坚持下来，使自己每一天都沉浸在轻松愉快的欢乐中，根本无暇想什么忧愁烦恼之事。过去只知道这些活动会陶冶情操，有利于身心健康，但当你真正理解了起作用的是由于引发大脑产生 α 波促使分泌脑啡肽时，相信你今后会更加自觉地长期坚持这些活动。

（3）冥想产生 α 脑波

实验证明，大脑出现 β 波时，β- 内啡肽消失，脑啡肽分泌出来时，大脑必定出现 α 波。但是 β 脑波对维持生命必不可少，而如果仅有 β 波不仅不能长寿，也难有愉快的人生。

α 脑波和脑啡肽分泌关系是如影随形，难说谁先谁后。产生 α 脑波比较容易，只要对任何事情都采取积极乐观心态，运用利导思维，大脑就处在 α 脑波状态。冥想对 α 脑波的产生最为有效，经过训练学会善于冥想，就会随心所欲地产生 α 脑波，同时也说明脑内分泌了 β- 内啡肽等快感物质。

什么是冥想？一般认为只有坐禅、瑜伽那样才算真正冥想，其实冥想并没有一成不变的模式，也不一定脑子“必须入静”。对普通人来说，脑子可以自由想象，只要自觉心情舒畅，这也就是冥想。例如，老人想孙子，想自己喜欢的人，欣赏湖光山色，醉心于花草鱼虫，耳听小溪潺潺流水或大海涛声、风声，都可使人心旷神怡。只要心灵感觉宁静，说明冥想产生了作用。一边走路一边想高兴的事，或者习练太极拳等，都是冥想最好的“材料”。

（4）开发右脑

人的大脑左半球主要从事语言、记忆、逻辑性、条理性思维；右半球主要从事形象思维，是创造力的源泉。美国权威研究显示，爱因

斯坦、达·芬奇、居里夫人等这些世纪伟人，都有超强发达的右脑和超群的想象力和洞察力。日本教育家七田真说："左脑记忆是劣质记忆，不管记什么很快就忘了，右脑记忆让人惊叹，有过目不忘的本事，二者相差100万倍。"

医学研究已经证明，左脑产生β脑波（频率为13~35赫兹），都是在紧张、情绪激动或亢进时出现，分泌的是压力激素；右脑产生α脑波（频率为8~13赫兹）。当大脑处于α脑波状态下，右脑潜意识当中各种能力就会源源不断地引发出来，同时产生大量具有提升免疫力、抵御疾病的脑啡肽。

已知人的右脑支配左半身，控制左手运动；反过来左手、左半身的器官也刺激右脑，所以有意识地调动左手、腿、眼、耳，特别是左手和左手指运动，对大脑皮层产生良性刺激，是开发右脑的有效方法。例如用左手剥橘皮、刷牙、写字、练手球、经常活动左手五指等，以增加左手使用频率，都是简而易行的好方法。

右脑潜意识当中，各种能力就会源源不断地引发出来，同时产生大量具有提升免疫力、抵御疾病的脑啡肽；然而现实生活中，95%的人仅仅使用了自己的左脑。所以无论是为了挖掘自身聪明才智的潜能，或是为了自身健康，都有必要大力开发自己的右脑。

总之，心情决定健康，胜过任何灵丹妙药，确有科学依据。中老年人活的就是心态，谁能长期坚持利导思维，谁就掌握了健康的金钥匙。祝福中老年朋友：活得健康、活得快乐、活得潇洒。

第二十二章

中老年人心理与免疫

医学研究证明，人体 90% 的疾病与免疫系统功能失调有关，而心理状态，尤其是中老年人心理状态的好坏，对免疫功能的影响更大，因此调整心态对中老年人来说，增进健康、延缓衰老、防止疾病更有其特殊的重要意义。

01 免疫功能

（1）不可思议的免疫系统

人类最早意识到机体存在免疫是从抗感染开始的。中国古时医者早就观察到一个人一生不会得两次天花的现象。据此发明了应用天花浆预防天花（人痘）的人工免疫方法，在此基础上，英国医生爱德华·琴纳（Edward Zinner）发展了牛痘接种技术。19 世纪中后期，法国的细菌学家路易斯·巴斯德（Louis Pasteur）发明了减毒疫苗，为防治传染病开辟了广阔前景。

我们人体无时无刻都处在微生物的包围之中，细菌、病毒、支原体、真菌、螺旋体等几乎无处不在，而我们却能在这样的环境中健康地生

活，这是因为我们身体有一支强大的、捍卫生命的“长城”、全天候的武装部队——免疫系统。

免疫系统是由免疫器官、免疫细胞、免疫分子组成。免疫器官包括胸腺、骨髓、脾脏、淋巴结，其中骨髓、胸腺属于中枢免疫器官，它们像部队的大本营和训练基地，是T细胞、B细胞等免疫细胞产生、发育成熟和训练具有杀伤力、监视等专门技能的地方。脾脏和淋巴结则属于外围免疫器官，它们是免疫细胞作战的战场。

免疫细胞种类有很多，是一个大家族，其中包括巨噬细胞、肥大细胞、中性粒细胞、嗜酸和嗜碱粒细胞、天然杀伤细胞（NK）、T细胞和B细胞等，它们相当于安全保卫部队中各种功能不同的士兵，在免疫系统中抵抗“敌人”——病原微生物。不同的免疫细胞和免疫分子之间相互协助，对“敌人”发起多方位的立体进攻，限制微生物的生长、繁殖，直至将它们彻底消灭清除。

免疫系统主要功能有三，一是保护作用：免疫细胞在体内全天候的巡视侦察，若碰到外来的细菌、病毒或体内病变细胞，便会马上辨认出来，并立即攻击消灭之；二是消除作用：免疫细胞能将体内代谢的废物及免疫细胞与“敌人”作战时留下来的“尸体”予以清除；三是修补作用：免疫细胞还能及时修补受伤的细胞组织，使之修复自愈。

在保卫人体免受外侵伤害时，首先绝对不能忽视人体防御功能的第一道防线，它包括皮肤和黏膜组织。完整的皮肤可以保护机体不被外界污染源的感染侵害。呼吸道、泌尿系统的出口都有黏膜组织，这道防线坚强与否直接影响疾病的发病率。当第一道防线被突破后，体内的主动防线则展开了另一道防线的免疫战争。如果第二道防线也被突破了，就是说人体免疫功能打不过外侵的“敌人”，人体发生各种各样的疾病就是很自然的了。所以研究报告认为“人体90%的疾病和免疫功能失调有关”。

（2）中老年人的免疫功能

人体各组织器官随年龄的增长而衰退，免疫系统功能的降低也不例外。

首先，中老年人第一道防线的免疫屏障常遭损害。皮肤、黏膜，特别是呼吸道、胃肠道黏膜功能低下，例如咳嗽动作有助于排出已经入侵的病原，而中老年人由于咳嗽力度不足，甚至无法咳嗽，就等于减少了防卫能力。黏膜上的纤毛运动有助于驱除进入体内的入侵者，但是中老年人的纤毛运动不如年轻人活跃，而降低了保卫能力。还有肠道细菌，除了帮助消化外，还起着支持免疫系统的作用，可为人体击退许多病菌，然而也是由于中老年人体内的这种有用细菌活动能力减弱，防卫能力也随之降低。

其次，免疫器官：胸腺是免疫中枢器官，它的免疫功能直到20世纪60年代初才被证实。但是胸腺在成年以后就逐渐开始退化，胸腺细胞减少、腺体萎缩，到了中老年，其胸腺重量仅为青年人的30%~40%，因而胸腺素分泌减少，其调节培训T细胞能力等均相应减弱。所以中老年胸腺退化是中老年人免疫功能退化的主要特征。

其三，免疫细胞：吞噬细胞是白细胞的“巨人”，它除了能吞噬细菌、病毒等异物外，还能吞噬其他组织脱落下来的衰老细胞和其他碎屑，被美喻为身体的“清洁工”，但是中老年人的吞噬细胞的代谢活力下降而减弱了吞噬能力。

天然杀伤细胞（NK）具有直接杀伤病毒、细菌和肿瘤细胞的功能，而中老年人由骨髓和脾脏产生的NK细胞的数量却大大减少。

T细胞及其亚群（杀伤型、辅助型等）也随着胸腺细胞数的减少，其增殖力下降数量减少，成熟速度也减慢；而B细胞成熟过程也减慢，

周期延长，活力下降，产生抗体的能力、免疫应答反应亦随着年龄增长而降低。

其四，中老年人的免疫因子：包括白细胞介素、干扰素、肿瘤坏死因子、转化生长因子等。它们在介导体内肿瘤免疫、感染免疫、造血功能、自身免疫等方面的功能都受到极大的影响。

02 心理与免疫

心理免疫学是研究心理与人体免疫关系的科学，它是20世纪60年代以来形成的一门新兴学科。

丹麦心理学家约多·贝克曼（About BacRman）认为，心理因素对免疫功能会产生很大影响。他们对347名都有稳定工作，没有慢性病的人员进行观察，发现他们中间凡性格开朗、为人随和、心情乐观和对周围人充满爱心的人，对于流感、咽炎、伤风和其他毛病不是“擦肩而过”，就是很快痊愈，不会变得复杂或复发；相反，固执己见、悲观多疑、心胸狭窄、缺乏自信、精神过敏和对周围的人持否定态度的人，在很大程度上减弱了免疫系统功能，同时也降低了对季节病的抵抗力。

英国皇家医学院研究人员曾对4 750名癌症术后患者进行追踪调查，发现其中注意精神调节，相信自己能战胜疾病者，10年存活率达31%；而那些精神沮丧甚至绝望者，绝大多数在术后不久即死亡。讲究心理免疫的人之所以战胜疾病获得健康，是因为精神因素与免疫功能密切相关。积极的心理状态能增强机体免疫力。研究表明，神经系统可通过去甲肾上腺素、5-羟色胺等神经递质对免疫器官产生支配作用。积极心态能使这一支配作用增加，从而使抗体增多。另外，还可通过神经内分泌素起作用，其中主要是肾上腺皮质激素；而情绪颓废的人，可反馈性地使血液中T细胞减少，并会抑制吞噬细胞的作用，导致免疫功能降低。

还有资料证明，人类居丧期间远比平时易得病和死亡。为了弄清是否确系免疫功能失常，澳洲新南威尔士大学的巴特维帕（Bartveepa）等人曾对丧偶不久的26名试验对象进行了免疫功能测定，结果发现丧偶2个月以后，人体内淋巴细胞活性明显降低。

紧张对免疫系统也会带来影响。美国俄亥俄州立大学的格垃择等人曾对参加重要考试的75名医学生进行了调查，他们发现在考试的当天，学生们体内NK细胞的活力比一个月前大为降低。另外，在考试复习的紧张阶段，学生们唾液中所含抗体数也会减少，大多数动物实验也都得到了证实。

也有研究证明，心理应激、消极情感、创伤或人格障碍等均可影响免疫功能失调而发病。以疱疹为例，疱疹病毒感染可引起唇疱疹、生殖器损害等，此病毒感染在炎热季节较多，但大多数处于潜伏期而不活动，如果压抑了细胞免疫功能则会发病。心理障碍通过影响免疫调节导致潜伏期病毒活动增加，易使疱疹复发。

现在有人提出“嫉妒是病”的观点。嫉妒能造成人体内分泌紊乱、消化腺活动下降、胃肠功能失调，所以经常腰酸背疼、胃疼腹胀、夜间失眠、血压升高、性格多疑、情绪低沉。久而久之，高血压、冠心病、神经衰弱、抑郁、胃及十二指肠溃疡等身心疾病就形影相随了。现代身心医学研究表明，脑和人体免疫系统有密切的关系，嫉妒可使大脑皮层功能紊乱引起免疫器官功能下降，造成人体免疫细胞和免疫球蛋白生成减少，使机体抗感染的抵抗力降低。

还有人格障碍，即爱说谎的人易早衰，这是因为说谎不但使一个

人内心感到不安，而且会使整个循环系统受到影响。血压不稳，呼吸、心率减慢，情绪低落，长期下去能诱发某些精神疾病，导致神经性呕吐、胃溃疡等。为什么会致病？现代医学认为，人体下丘脑及临近部位存在着“快乐”和“痛苦”中枢，人一旦说谎就会刺激“痛苦”中枢分泌一种荷尔蒙，引起免疫机制紊乱，大脑功能失调，抗御疾病能力降低。

有关癌症一直都是所有人关注的，现在学者们有两种新观点必须加以强调，一是所有成年人几乎都有微小癌，即介于1~2 mm之间的微小癌（含几个直至100万个癌细胞）；二是癌完全可以自愈。

无数事实证明，癌症的发生与精神因素密切相关。在正常情况下，当癌细胞刚出现时，免疫活性细胞如自然杀伤细胞和吞噬细胞等就会把癌细胞作为异物将其消灭，这就是免疫系统的“免疫监视”作用，只要这种“监视”作用强大，癌细胞就不可能任意繁殖泛滥（发病）。但是当心情压抑或情绪紧张，自身健康长期受到摧残时，从而造成免疫功能低下，使癌细胞逃脱“免疫监视”而“逍遥法外”，并选择适当部位生存下来而迅速繁殖，若发展到一定程度，免疫系统就无能为力了。有资料表明，80%~90%的癌症患者，精神上都经历过压抑的历史或长期遭受过精神上的打击。

03 中老年人心理障碍的特征与标志

（1）中老年人的心理特征

心理问题，不同年龄段有不同的心理特征，而人到中老年由于身体各器官逐渐老化，生理功能逐渐减退，其心理障碍也有独有的特点。中老年人的心理特征主要表现如下：

① 脑功能趋向逐渐衰退：由于神经系统灵敏度下降，惰性增大，

智能也随着下降，对近期记忆明显衰退，远期记忆较好，因此常常迷恋往事。

② 性格变化：表现为固执己见，只信自己的经验，不接受新鲜事物，以我为中心，难以正确认识生活现状。

③ 情绪变化：表现为一方面对外界事物，对他人情感日渐淡漠，缺乏兴趣，不易被环境激发热情；另一方面情绪变得不稳定，易激怒，难自制，负面情绪占上风，经常产生抑郁，疑心病，以及离退休的失落感、孤独感、空虚感，甚至产生对死亡的恐惧心理等。

④ 其他心理变化：表现为偏激心理，对他人不信任、嫉妒、猜疑、偏见、不爱活动、兴趣索然等。

⑤ 躯体衰老对心理的影响：由于日渐老化，感觉功能减退，视物不清、听觉不灵、感觉迟钝，这些变化加重了情绪不稳定和心理烦恼。由于肌力减退而疲乏无力，体能下降；缺乏兴趣和活力，不爱活动，安于现状和过刻板生活。由于躯体功能下降更容易导致继发性情绪障碍和心理障碍。

⑥ 多种身心疾病的高发病率对心理的影响：随着日渐衰老和各系统器官功能衰退，身心疾病发病率提高，如心血管病、糖尿病、癌症等。特别是近年来各种心理疾病发病率呈上升趋势，如老年痴呆、抑郁症、偏执狂、精神障碍等。这些疾病不仅需要医疗照顾，还带来了一系列家庭和社会问题。由于照顾困难，生活不便，经济负担和身心痛苦，使原来的孤独、忧郁的心理变得更加严重和复杂。

（2）心理老化标志

美国哈佛大学著名精神病专家非列曼教授提出 15 项心理老化标志：

① 是否近年来变得很健忘。

② 是否遇到事情变得束手无策。

③ 是否把心事集中在以自己为中心的事情上。

④ 是否喜欢谈起往事。

⑤ 是否总爱发牢骚。

⑥ 是否对发生在眼前的事漠不关心。

⑦ 是否对亲人产生疏远感甚至独立生活。

⑧ 是否对接受新生事物过于困难。

⑨ 是否对与自己有关的事过于敏感。

⑩ 是否变得不愿与人交往。

⑪ 是否觉得自己跟不上时代。

⑫ 是否常常感情冲动。

⑬ 是否常常莫名其妙地伤感。

⑭ 是否觉得生活枯燥无味，没有意义。

⑮ 是否渐渐喜好搜集不适用的东西。

以上 15 条如有 7 条是肯定的，心理就有老化的可疑。

04 中老年人心理养生与保健

既然我们已经明白了心理障碍，尤其是心理障碍与免疫功能有密切关系，而免疫功能障碍又是身心疾病发生的重要原因。因此为了健康长寿，免除疾病的折磨，除了注意合理膳食，加强运动，改善不良生活习惯外；调整心态，消除心理障碍以提高免疫功能，应该成为首要的核心问题。

（1）中老年人心理健康的标准

国内外学者对中老年人的健康标准虽然说法不一，但其内容含义基本趋于一致，有人把它概括为五项：

① 有正常感觉和知觉，有正常思维，有良好记忆。

② 有健全的人格，情绪稳定，意志坚强，积极情绪多于消极情绪。

③ 有良好的人际关系，乐于助人，也乐于接受他人帮助。

④ 能正确认知社会，对社会的看法，对改革的态度，对社会道德伦理等，能与大多数人保持一致。

⑤ 能够保持正常行为，能坚持正常生活、学习、工作和娱乐等。

（2）中老年人心理保健

① 树立积极的生活观念：从主观上防止心理日渐老化，一个人本来形体上很健康，生活上也无大毛病和重大疾病，就不要总是自感“风烛残年”和“无病呻吟”。一定要有人老心不老，精神上永不服老的坚定信心。现今早就不是“人生 70 古来稀”，而是人生 90 不稀奇了。所以要做情绪的主人，遇烦恼能排除，遇挫折能顶住，遇疾病不发愁，丧失亲人能承受。只要以最大的热情去拥抱生活，永远坚持积极、热情、乐观、进取，你的生活将会无限美好和充满阳光。

② 要勤于学习，积极用脑：人脑由 120 亿 ~140 亿个神经细胞组成，人在出生以后这些细胞就开始减少，40 岁时减少 20%，70 岁减少 30%，但是如果保持人脑正常活动，让脑细胞活跃旺盛，就可以延长脑细胞寿命，保持相对多的脑细胞。这也是那些不爱用脑、思想懒惰、无所事事的人智力提早衰退、反应迟钝的原因。而有些人误认为多用脑伤脑筋，脑细胞死得多的观点是没有科学根据的。所以为了延缓大脑衰老就要勤于用脑，勤于学习。中老年人要学习的内容很多，如自我保健、社会学、心理学，用科学知识来指导养生保健。还可以了解国内外大事，了解社会变革，学习新知识，更新观念，紧跟时代步伐。

③ 丰富生活内容、培养多种兴趣爱好：多种兴趣爱好也是调适心

理障碍，驱除寂寞和惆怅的好方法。听音乐可以陶冶情操，还可以通过人们心理作用来影响身心功能，促进新陈代谢，协调人体各器官的正常活动。轻松悦耳的音乐可以转移人们的病态信念和各种不正常的消极情绪。欣赏或学唱自己年轻时最喜欢的曲子，更可减缓记忆力的衰退。

习练书法、挥笔作画可使人心情舒畅，练字前的专心研墨，凝神静思，预想字形，可使人达到入静的境界，起到类似练气功的作用。

还有养鱼种花，交友垂钓，抚琴棋牌等。只要能专心致志，有规律，力所能及地安排自己的悠闲生活就一定会从中享受到无穷的乐趣，一切忧伤烦恼必然荡然无存。

做好心理养生有如下四点：

一是要养心：要做到心广，就是心胸要开阔，“宰相肚里能行船”；要心正，心胸坦荡，心理无私天地宽；要心平和心静，就是要心绪宁静，不为名利困扰；要心安和心定，就是要踏实度日，莫为琐事烦恼。

二是淡泊养生：淡泊是一种高尚的境界，宽容、谦逊、平静、知足、不攀比、无忧无虑、无冤无仇、无怨无悔，就能保持愉快积极的情绪；相反比级别不如人，比生活不如人，越比越生气，心理不平衡，消极情绪困扰自己，必然损害健康。

三是遗忘养生：要记恩不记仇，要有容人之量，宽人之腹，要珍惜时间和精力，忘掉那些不愉快的事。

四是宣泄养生：美国心理学家詹姆斯·潘尼碧加（James Panibaker），让一组学生在四天内把过去经历的伤心事写出来；另一组只把生活琐事写出来，六个月后经检查，前一组免疫功能明显改善，且维持6周之久；而后一组没有明显改变，这说明宣泄可以得到心理解脱。所以有心事，有怨气，有痛苦，不要郁闷在心里，可找你最信任的人或知心朋友，把心里的烦恼、苦水一股脑儿倒出来，以尽抒胸怀。心理学家普遍认为，宣泄是减轻和消除忧虑的最好的方法和良药。

④要学会笑：美国心理学家史蒂夫·威尔逊（Steve Wilson）是“世界欢笑旅行”组织的创始人，他对笑进行多年的研究，号召人们大笑。笑能调动53块肌肉，笑时大脑能产生快乐激素（脑啡肽），能够消除疼痛、减轻压力、驱散消极情绪。具体做法和建议：

➢ 每日晨起对镜子给自己一个微笑；遇到同事、朋友或每个行走的路人，要尽量对他们微笑。

➢ 多交乐观的朋友，遇到快乐的事一定要和周围的人分享，也耐心听别人的快乐事情，因为笑能传染。

➢ 如果性格内向不爱笑，可以尝试看喜剧片或听相声等。

➢ 要有豁达的心，凡事往好的方面想。

➢ 强迫自己笑，慢慢笑会变成习惯。

从容、淡泊、宁静、安详，本该是中老年人应该有的精神境界，然而由于心理因素和际遇经历的不同，人世间的中老年人并非都能从容不迫，安详地应付各种局面。

当前对于养生保健、延年益寿的良方良策已有许许多多，人们普遍对合理膳食、运动锻炼、医药治疗及保健营养品等比较重视，而且很具体、很落实，也很乐于投入；但对心理因素的调适，还只停留在初浅认识上，很少有人真正具体付诸实施。固然，养生方方面面都很重要，但在同样的膳食、运动、医疗保健和健康状态下，由于人们心理状态的不同，其健康、疾病、寿命等将会是天壤之别。所以本章的宗旨就是要特别提醒中老年朋友，在合理安排其他养生之道的同时，要把心理养生提高到核心地位，落实在行动之中。

第二十三章

自愈力的认知与启动

01 概　述

几乎所有人一生中都会偶然发生小外伤，如蹭破了皮、出了血，但过了一会儿出血就会自然止住，再过几天伤口结痂，随后痂落，逐渐皮肤平整恢复如初。这是人体具有自我修复能力的最常见现象。其实人体强大的自愈能力，岂只限于小小伤口的愈合。无数的医疗实践证明，医药在防病、治病上仅起到扶持、启动人体自愈力的作用而已，真正起作用的，全靠人体自身自愈力。

古希腊医圣希波克拉底（Hppocratic）说："患者最好的医生是自己"。现代医学研究表明，人体具有以免疫系统、神经系统和内分泌系统为主的人体自愈系统，人类生命就是靠这种自然自愈力，才得以在千变万化的自然中生存、繁衍。

什么是自愈力？自愈力是一个完善的智能系统，它的内涵，除了包括通常所说的免疫能力外，还包括神经系统、排毒系统、修复系统（愈合和再生能力）、内分泌系统、抗氧化系统和抗压力的应激系统。例如，断裂骨骼的连接、黏膜的自行修复和再生、皮肤肌肉以及软组织的愈合。通过免疫系统杀灭肿瘤细胞和入侵的致病微生物；通过减食和停止进食的方式恢复消化道功能；通过发热的方式辅助杀灭致病微生物等，这些都是人类与生俱来的强大的自愈力。

当人体这种自愈力下降时，就会出现疾病和衰老，所以增强人体自愈力是战胜疾病、恢复健康的关键。临床实验证明，负氧离子可明显提高机体免疫功能，活化网状内皮系统，即单核巨噬细胞的吞噬功能；使大脑产生脑啡肽，它具有抗衰老、抗氧化、抗菌、抗肿瘤等功能，以及活化全身60万亿个组织细胞和140亿个脑细胞；参加细胞核的基因自主修复、细胞离子平衡，从而达到全面促进活化细胞的作用，提高机体自愈力。

随着现代医学的发展，所依靠的是越来越多的高、精、尖的昂贵仪器设备，数万种各类型的药物方剂，而带来的结果，常常不是“过度医疗”，就是“替代”自身的自愈能力。要知道药物在发挥作用的同时，它的副作用是以损坏患者部分机体功能，并加速老化为代价。德国医生在《无效医疗》一书中提到：WHO明列不可缺少的药品种类仅仅325项，其中有九成以上能够可靠地用来诊疗，且没有什么危险。然而德国有5万种成药充斥市场。WHO曾呼吁要摆脱对药物的过多依赖。自愈力是生命的本能，某种程度上说，医药治病只是激发和扶持人类机体的自愈力而已，最终治好疾病不是医药而是人们自己。要想真正拥有健康和防控疾病，就要维护人体各组织器官正常功能、增强人体故有的自愈力，这将成为未来医学发展的必然趋势。

02 自愈力属性

（1）遗传性

自愈力和其他一切生命系统一样，都是上一代遗传的、与生俱来的。其遗传物质存在于 DNA 的遗传基因信息之中。

（2）非依赖性

自愈力发生作用时，除维持生命的起码要素外，机体可以不依赖其他任何外在条件，自愈力单靠自身能力，发挥自愈力功效。

（3）可变性

人体自愈力的强与弱，受生物体自身生命指征强弱的直接影响，同时还受外在环境的影响以及生命体与环境物质交换状态的影响，所以自愈力既可能向正方向又可向反方向变化。

03 人体强大自愈力功效

凡生物体本身都有自愈机制，如家中饲养的宠物（如小猫、小狗）患病了，它会不吃不喝、趴在那里，用节食给自己治病。人亦如此，有病不想吃东西，其实这是自发的在调动自身的自愈力。

（1）感冒

感冒是人每年都会发生的、最常见的小病。实践经验告诉我们：感冒时找好医生医治是 7 天，不找医生医治也是 7 天，遇到不好的医生诊治，还要拖延愈期。感冒在出现症状前一天，病毒已在体内驻扎，病毒在体内潜伏 18~48 小时，然后突然发病。美国疾控中心统计，儿童每年感冒 8~10 次、上学孩子 12 次、成人 2~4 次、年过 60 岁感冒减少到年平均1次。美国威斯康星大学医学与公共卫生学院专家在《感冒白皮书》中指出，感冒其实没得治，一感冒就吃抗生素、输液等，不仅不能缩短病程，还可能延长病程。美国《健康播报网》报道：感冒时只做7件事：① 不乱吃药、不上班、不聚会、不玩乐、不运动、只休息、多睡觉（睡眠是最好的感冒药）；② 补充维生素C（制剂或水果）；③ 吃黑色巧克力，补充抗氧化剂；④ 不吃饭或只吃流食，喝热汤；⑤ 每日喝足2 000 ml白开水；⑥ 远离乳制品；⑦ 可服非处方药扑热息痛或止咳糖浆。这些措施都是在扶持、启动人体自愈力，等待自愈。

（2）发烧

人们发烧常使亲人发慌，其实发烧不一定是坏事。发烧是人体免疫细胞和外来的病原体进行抗争的过程，人体可以通过发烧促进新陈代谢。发烧原因有很多，常见的是病毒或细菌感染引起。发烧是抵抗病菌（抑制某些病菌繁殖）的正常反应。一般发烧39℃，不会引起人体内环境紊乱而造成伤害，可通过休息、多饮水来缓解。

（3）腹泻

腹泻，有时是自我防御的表现，就像异物吸入气管后引起咳嗽一样，是一种排出有害物质免被人体吸收的自我保护机制。如果误食腐败食物，人体会自动开始呕吐、腹泻，以便将毒素快速排出。所以对那些异臭的腹泻不要急于止泻或过早止泻（实际是干扰了机体自我平衡）。止泻药是腹泻严重时的一种治标疗法。一般腹泻时要空腹禁食，但要补充水、维生素和矿物质。

（4）腰间盘突出症

有资料显示，腰间盘突出症手术治疗已被证实有四成是失败的，甚至术后恶化者达12%。英国一次外科医生研讨会上，研究人员对

220 位整形外科医生进行调查，结果没有一位愿意因腰痛而接受手术治疗的。腰间盘突出这种“顽症”，其实也都可以自身慢慢恢复。中医针灸、按摩、刮痧、贴膏药……可促进自愈力治好腰间盘突出。英国柯马拉（Kemala）医生强调，脊背本身有惊人的自愈能力，免疫细胞会将腰间盘脱出的物质视为异物，通过酵素加以溶解，以便自愈，但这需要一定的时间。

（5）安慰剂的效应

2006 年，哈佛医学院一组实验发表在《新英格兰医学杂志》上，研究对象是找 270 位上臂痛的男性患者分两组，一组口服一种新药，告诉他们此药有很好的疗效，药量为每日 1 粒，一共吃 8 周；另一组每周针刺 2 次，针灸 6 周。治疗前医生向每个患者详细讲解可能会发生的副作用，如针灸引起疼痛、局部会红肿；药物组副作用包括嗜睡、口干、失眠、头晕等。

试验开始两周，接近 1/3 的患者向医生报告有不同程度的副作用。吃药组报告有失眠、无力、恶心、起皮疹等，不过令人振奋的是几乎所有受试者上臂痛症状都得到了不同程度的缓解。针灸组更优于药物组。但是实际上，药物组用的是普通玉米粉，针灸组的针是特殊制作的，一触到皮肤针尖就自动缩回去。

还有人实验发现，只服安慰剂的心血管病的患者，其死亡率就真的比未服安慰剂的对照组患者低。

为什么没有任何治疗作用的“药剂”或治疗手段能够发挥一定的医疗效果呢？不能把这种现象和事实简单归结为“心理暗示”。所谓安慰剂效应，实际上是在唤起人体所故有的自愈力，所得到医疗效果是真实的，不是精神作用。人一旦感到需要帮助，医生的关怀和抚慰，鼓励患者战胜疾病的信心，都会启动自身康复能力。

研究显示，患有慢性疼痛、抑郁、某些心脏病、胃溃疡、某些肾炎及多功能性疾病的人群中，有高达 50%~60% 的人可以仅因安慰剂得到症状缓解。2008 年《新英格兰医学杂志》发表一篇论文中报告，对 679 名美国内科医生做了调查，发现有近一半的医生，承认自己在临床上经常给患者开安慰剂。

安慰剂效应对癌症患者也有明显表现。美国，莱特（Wright）患有恶性淋巴肉瘤，病情已发展到晚期，所有医生都认为没希望了，但莱特自己没有绝望，他始终认为会有新药很快开发出来，这个信念是他顽强活下去的动力。当一种名为克力生物素（Krebiozen）的新药要在医院测试时，他强烈认为这就是他一直等待的新药，故恳求医生让他参与测试，医生同意了（按要求他没有测试资格，要求规定至少有三个月预后观察期。医生们认为他已活不了那么久了）。莱特在第 1 周接受 3 次注射后，由原来卧床不起到可在病房内四处走动了，并可以离开氧气和护士说话了，肿瘤缩小 50% 以上，仅住院 10 天就出院了，出院后感觉一切都很正常。但是其他患者的测试结果并不好，最后结论：这批新药无效。莱特听到这个消息非常沮丧，两个月来一直很健康的他又病了，肿瘤立即长了回来，他又一次濒临死亡。此刻医生给了他新的希望，告诉他又有一种比上次药物更精炼并高两倍疗效的新药，其实这不是真的，医生第二天给他注射的“高两倍疗效的新药”就是普通的蒸馏水。但这次的“新药”疗效更快，肿瘤缩小很多，莱特出院后自我感觉一直很好。又过两个月，报纸上公布了美国医药学会评估克力生物素新药治疗癌症完全无效的消息，几天后莱特又一次疾病复发住院，两天后就去世了。

莱特的事例充分说明：安慰剂可调动人体强大自愈功能，一旦明白事实真相又可产生负面效应。

（6）应激力反应

应激是指某些因素，如神经紧张、恐惧、严重焦虑、创伤、剧痛、感染、失血、休克、手术、心梗、脱水、暴冷暴热、乏氧窒息等，在这种特殊的紧急刺激情况下，使大脑皮层兴奋性提高，立即促进各种应激激素（如肾上腺皮质激素、去甲肾上腺素、糖皮质激素、血管紧张素等）分泌增多，使呼吸频率增加、心律加快、心缩力加强、心脏输出血量增加、血压升高、加快血液循环；而内脏血管收缩，肌肉血流量增多，血液重新分配，使应激时重要器官得到更多血流，生物氧化条件更好，物质代谢也相应发生变化，肝糖原分解加强，血中游离脂肪酸增多，所有这些都是有助于机体各组织器官获得充足的能量，以抗击应对各种不利的有害刺激。

应激是由一系列生理、心理反应过程组成的，是有机体在面对不良情境时的生理与心理的自我防御过程，这个过程包括三个阶段：一是保护性阶段，就是应激最初阶段。在应激源刺激下，使机体立即分泌应激激素而产生一系列生理心理方面变化，初步激活自身防御本能，使机体处于最佳警备状态，以备对抗有害因素；二是适应性阶段：此阶段使全身各组织器官全部动员起来，全力应付抗击当前应激状态，以战胜应激源的刺激，保持内环境平衡，表现出适应性状态；三是破坏性阶段：在持续而强烈刺激下，肾上腺皮质激素持续升高，但糖皮质激素受体的数量和亲和力在下降，最终导致机体内环境明显失衡，此时，应激的“副反应”开始出现，健康稳态逐渐被破坏，机体器官功能衰退，身体进入疾病状态。

要知道整个自愈系统的运转，背后都有一个极其重要的自动调节程序，这个自动调节过程，也称为代偿机制。身体一切疾病的发生，无论是什么样的疾病，对身体而言，所做的动作都只有一个，那就是身体内部库存的物质进行重新的调度分配，以确保战胜疾病的特别需要。

人体所储存的物质包括各种营养素、能量、氧气，以及各种生理活动需要的原材料。在身体健康的情况下，这些物质是以均衡的方式分配给全身各个器官、组织，各自运用，一旦外敌入侵，或者身体陷入某种危机，身体就会自动根据危机大小和损害的部位与严重程度，进行身体内部物质、养分、氧气的重新分配与调度，以满足应激需求。如此一来，某些原本正常的器官、组织因得不到充足营养、氧气、能量等，这些器官、组织出现功能减弱，一些化学物质的制造也会相应减少，进而呈现出各种症状，而这些症状恰恰是体内资源重分配的结果，所以这些症状本身显示的并非是疾病。例如，感冒时感觉身体疲乏，让人难受，但疲乏不是病，这个症状其实是身体的调度引起的，不在“战场”上的器官的能量，都用于支持外呼吸道，对抗入侵的细菌和病毒。

人体代偿机制的本质，就是当身体受到伤害时，运用最低损失的原则，身体宁可损伤次要组织器官，也要避免和阻止危害人的生命。比如，经常有压力和熬夜致头发变白，白发就是身体的一种代偿，把用于头发的养分来支持压力下的特别需求，损伤了无关紧要的头发色素，避免了内脏器官的损害。黑斑的形成、白斑的出现、青春痘满脸，都和代偿模式有关。

04 阻碍自愈力发挥的主要因素

（1）不要帮倒忙

现实中有种奇怪的现象，即现代医学越发达，疾病越多越难治。倡导自然医学整体疗法的专家们认为，这是过度依赖医生和药物的后

果，而把自体的自愈力当成摆设。所以应该尊重身体的自然规律，充分认识并发挥自愈力的潜能，医生或患者本人不要过多、过早依靠医药，整个自愈系统的运转都有一个调节程序，不要对身体呼救信号（各种状况）采取“镇压”手段，抑制身体各种反应。如感冒不要用药、腹泻不要过早止泻。美国《家庭医学鉴》刊登一项研究显示，咳嗽平均需要 17~18 天才能治愈。止咳过于心急，一咳嗽就用止咳药物，则会使加重炎症的脏东西滞留在呼吸道里，掩盖了身体存在的症状，不利于炎症的消除，还可能导致抗生素滥用，引发耐药增加副作用。大量的过度检查、过度医疗、不必要的手术等都应算作是帮倒忙之列。

《无效的医疗》一书中，揭露一项让人啼笑皆非的研究，曾有放射线科人员提供 X 光片及电脑断层摄影供整形外科医生们判断，这些医生认为其中有超过三成的病例显示若干病理变化，因此提议进行手术治疗。不过他们被“耍”了，这些照片其实是来自身体健康的学生。西雅图华盛顿大学狄欧教授对这种“尾骨诊断术”的流行，感到十分惊讶。

实际上，“缺乏效果的治疗方案”常常可能由于人体天然自愈力的被掩盖，而得到莫名的认同。

（2）组织细胞中毒

20 世纪初，俄国著名免疫学家，1908 年诺贝尔医学奖获得者伊拉·伊里奇·梅契尼科夫（Ilya Jlyich Mechnikov）教授，经过长期研究发现，人体许多传染性疾病不单是细菌和病毒入侵的结果，更重要的是由于人体内的毒素破坏了人的免疫系统，使得人体免疫力下降而导致人体感染生病。梅契尼科夫认为，健康第一要务就是及时排出人体肠道、血液、淋巴、皮肤等系统中的毒素，以提高人体自身免疫力和各系统脏器的功能，防止各种疾病的发生和发展。

人体主要排毒通道有肠道、尿道、气道、皮肤汗腺等。问题是很多人排便不畅，宿便难以清出，皮肤不出汗，饮水少、排尿少等。有资料告诉我们，人的肠道有 8~10 m 长，并且千褶百皱，平均每隔 3.5 cm 就有一个弯折，人体即使每日都排便，也总有一些食物残渣滞留在肠道褶皱内，它们在细菌作用下干结、腐败、发酵，日积月累，这些残渣最终形成厚达 5~7 mm 的黑色恶臭的有毒物质，像锈一样牢牢地粘连在肠壁上，慢慢侵蚀着我们的身体，这就是人们称之的宿便。

这些宿便牢固滞积在肠道内发酵腐败，从而不断产生的各种毒素、毒气，被肠黏膜吸收入血，并输送到身体各脏器和组织细胞，首先造成肠内环境恶化，胃肠功能紊乱，内分泌失调，新陈代谢紊乱，最终引发各种疾病，尤其是肠癌的发生。

（3）组织细胞缺氧

由于空气污染，特别是室内污染和不畅通，如居室、办公室、商场、地铁等环境，空气中含氧量均低于 21%，而多数人一天 90% 的时间是在室内度过的，加之现代人心肺功能较弱，使人体细胞经常缺氧。

1931 年，德国医学家诺贝尔医学奖获得者奥托·海因里希·瓦尔堡教授发现，当人体组织细胞中含氧量低于正常值的 65% 时，缺氧的组织细胞就容易癌变，从而创造了缺氧致病（癌）学说。

人体所需要能量的 70% 左右是由糖提供的，在氧气供应不足时，葡萄糖是在无氧酵解情况下，分解为乳酸和 ATP（三磷酸腺苷），其 1 分子的葡萄糖只能合成 2 分子的 ATP，释放能量仅为 52 kcal 热能，但是在供氧充足的情况下，1 分子葡萄糖可合成 38 分子的 ATP，能释放出 686 kcal 的热能，是前者的 19 倍。

这个事实说明，只有在氧气充足的条件下，进行糖的有氧氧化才能为人体提供充足能量，以满足肌肉收缩、神经兴奋传导、各种腺体

分泌、体温的维持和细胞的生长分裂等生命活动所需的能量；如果氧气供应不足，对食物进行无氧酵解，上述生理活动得不到足够能量，必然出现人体各系统和器官功能障碍，导致各种疾病发生。

（4）细胞营养不足

美国著名营养学家两次诺贝尔奖获得者莱纳斯·鲍林（Linus Pauling）研究发现，当正常细胞经常缺乏一定营养时，就容易患各种疾病，如蛋白质经常摄入不足会导致免疫力低下，使人容易感冒。缺乏多不饱和脂肪酸易患心脑血管疾病，缺乏维生素 A 易患眼病等。

鲍林创立了细胞分子矫正学，该理论认为，当病变细胞获取到各种均衡营养素时，病变细胞便可逐步恢复正常。现代营养学的原理也说明，组织细胞的正常新陈代谢，除了要有充分氧气外，还要有均衡的七大营养素（蛋白质、脂肪、碳水化合物、维生素、矿物质、纤维素和水）。

（5）组织细胞缺水

水是生命之源、健康之本。组织细胞一切代谢均离不开水，如果经常缺水就会使组织细胞不能获得充分的营养和及时排出细胞代谢的废物和毒素，从而导致各种疾病的发生。美国医学博士 F·巴特曼将毕生精力致力于研究水对健康、疾病的作用。他在所著《水是最好的药》一书中指出："身体缺水造成了水代谢功能紊乱、生理紊乱，最终又导致诸多疾病的发生；而治疗这些疾病的方法简单得令你难以置信，那就是喝足够多的水。"

（6）微循环不畅通

微循环是微动脉与微静脉之间毛细血管中的血液循环，是循环系统最基层结构和功能单位。人体每个器官、每个组织细胞均要由微循环提供氧气、养料、传递能量、交流信息、排除二氧化碳及代谢废物。

微循环障碍是由于血液中理化性质改变，使血管壁变厚、管腔狭窄、血液流速减慢或血栓形成，故使局部组织细胞缺血、缺氧、缺养料，引发一系列临床症状。微循环畅通，百病不生；微循环障碍是百病之源。医学研究证明，人的衰老、肿瘤的发生、糖尿病及许多心脑血管疾病，都与微循环障碍有关。因此微循环正常与否，是人体是否健康的重要标志。

现今人们的生活方式、膳食不够均衡合理、压力过大、缺少运动、饮水不足以及环境污染等，都可能成为微循环障碍的重要原因。

由于毛细血管既细又长，其长度约有 10 万 km，可绕地球两圈半，最细的血管腔只能一个单细胞通过，血流速度极慢，每秒只能流动 0.41 mm。当在血管内常有杂质混浊在血液中，如胆固醇、酒精、尼古丁、药物残渣、化学残留物等，它们使血管壁变厚，造成血流不畅，甚至堵塞，使大量血液淤积在微循环内，使回心血量减少，导致身体各组织细胞慢性缺氧，这就是所有慢性病、中老年病发生的重要原因。

05 启动和提高自愈力

自愈力虽是与生俱有的，但与人的某些潜质一样，需要被激发。由于自愈力是全身各主要的系统通力协同作战，才能发挥出最大功效，所以为了启动和提高自愈力，除了要坚持心态平衡、膳食均衡、适当运动外，特提出如下更具有针对性的办法（供参考）。

（1）提高身体温度：提高体温具有增强、提高、恢复自愈力的能力

日本著名自然疗法大师安陪常正在《警异的玉川温泉疗渗》一书中指出，当人体觉得冷时就会经不起湿气，特别是有的人千万不可

以使身体受寒，免得血液循环变差，淋巴系统活动迟钝，免疫力低下。人体正常体温为36.5~37℃。有资料提出，体温升高1℃，免疫力可提高5~6倍、自愈力提高13%；而体温降低1℃时，免疫力可降低20%~30%。如果体温降至35℃时，免疫系统最脆弱，也是癌细胞最容易繁殖的活跃期。癌细胞在43℃会死亡，正常细胞亦然。如果将身体表面温度加热到41~43℃时，体内温度会升高1℃，体温可达到37.5℃，此时的温度会刺激热休克蛋白质产热，热休克蛋白质最大功能在于能够修补已被破坏的DNA与坏死的组织，使器官活动恢复正常化，让免疫系统活性提高10%~30%。野生动物生病或受伤都是靠断食或发烧的方式自行康复。因此很多动物都是自然老化死亡，而非病死。

由于现代人的生活方式和各种压力，导致很多人低体温体质。身体在外来环境刺激和压力下，首先产生防御反应的是自律神经系统（包括交感神经和副交感神经系统）。交感神经系统会使血压升高、四肢冰冷，并大量散发身体热量；相对的副交感神经系统，为了恢复散失的过多热能，而大量储存热能。

为了提高自愈力、保持和提高体温，除了冬季保暖，夏季不吃凉食和冷饮外，每日泡10分钟热水浴和进行30分钟有氧运动，都是可行的办法。

（2）服饵辟谷激发自愈力

辟谷源于道家养生中的不食五谷，是古人常用的一种养生方式。

① 什么是服饵辟谷？“辟”就是休息的意思，“谷”是五谷杂粮。服饵辟谷就是让我们吃五谷要间断一段时间，让自己身体的各项机能有一个短暂的休息。辟谷的时间可几小时、十几小时、几天、十几天。这实际上是人人在辟谷，只不过时间长短不同而已。辟谷是人类由来

已久的生活方式。不论是古代东方还是西方，都有不吃谷麦的自然疗法，不同的是东方称服饵辟谷，西方称断食，虽然具体方法各异，但本质相同，都以节食为原则。辟谷是上天赋予生命的自然本能。

谁都知道动物界没有医院和医生，但动物为什么能生生不息呢？这是因为每个生命从一出生开始就懂得珍惜生命，学会与自然环境交流。许多动物有病时本能地不吃不喝，找个安静的地方进行自我疗愈。不少动物在冬季选择冬眠，其实就是辟谷的一种。

② 辟谷断食的理论根据。日本分子细胞生物学家大隅良典，以细胞自噬（AutopHagy）理论获得 2016 年诺贝尔生理学或医学奖。所谓细胞自噬理论，是指细胞在饥饿的时候，把自己体内无用的或有害的物质自行吃掉，以提供自己生存需要的能量。自噬理论的关键是在于“细胞饥饿”，所以“辟谷断食”就是自噬理论的主要途径。

细胞自噬作用是人体的固有本能，实际上也是一种应激机制。当细胞饥饿缺少能量供给，为了应对短暂生存压力时，细胞通过把自身代谢产生的废物、异常蛋白、有毒物质等吃掉，从而既满足维持生命所需的能量，同时也把有毒物质吞噬掉，阻止了对人体的伤害。自噬既可应激快速提供人体所需能量，还能燃烧体内毒素和有毒物质，从而对抗病原体、防控各种慢性病、抗衰老、保持年轻、延长寿命。

细胞自噬速率与循环胰岛素水平和游离氨基酸浓度有关。正常情况下凌晨 2 时到早餐前，人体血糖、胰岛素、游离氨基酸水平都处于一天的最低水平，也是细胞自噬速率最大之时。要想促进和提高自噬速率最大化，“辟谷断食”就是最好的办法。实际上自噬理论和辟谷断食的机理是一致的，虽然中国古代和西方早就采用辟谷和断食健身祛病，但是它的机理只有在大隅良典的大量实验研究得出科学结论后，才被人们真正意识到它在促进健康、防控疾病、延年益寿等方面的强

大功能是有理论根据的，是完全可信的。

③ 服饵辟谷与断食的区别：服饵辟谷和断食有相似又有不同之处。断食不提倡服气，也没有服气术的说法。断食会很饿，要坚持下来依靠的是顽强意志。服饵辟谷是一种隐性状态，要学会服气，是行气到一定阶段，人体的自然反应，并不是外界强加的，偶尔有饿的感觉，但可通过服气解决，其目的不是锻炼意志，而是强身健体。两者最大的区别在于：断食没有能量来源，有明显饥饿感，断食时间过长会出现危及生命现象；而服饵辟谷不会出现这种情况。服饵辟谷三天以后会有神清气爽、身轻如燕的感觉，甚至有灵性提升，思想顿悟之感。

④ 辟谷功效：

➢ 排毒：人体宿便有时可达 10 余千克，中西医均视宿便为百病之源，要治病首先要清除宿便。一般辟谷 5 天左右会排一次黑色略带油腻的粪便。服饵辟谷对排毒素及清理宿便是最有效、最直接的方法。

➢ 减肥：辟谷是最安全、最有效的减肥法。辟谷 2~3 天体内糖耗尽，随后会自行启动脂肪代谢，转化为能量后被消耗掉，再进一步代谢蛋白质被消耗，使体重减轻达到减肥效果。辟谷期间代谢耗能顺序是：先血糖→肝糖原→血脂→内脏脂肪→皮下脂肪→蛋白质，还包括血液及脏腑中各种垃圾，都是转换为能量的原料。辟谷减肥后，不会面容憔悴、皱纹增加，反而会肌肉结实、白里透红、明艳照人。

➢ 净化血液、软化血管：辟谷后，由于物质分解代谢相对加快，血管壁上的血栓易被溶解，而使血流畅通。沉积于动脉内膜上的脂质会分解析出，全身各脏腑均获排毒和血液滋养，动脉壁软化，对心脑血管病极为有益。

➢ 激活免疫系统：辟谷后，由于营养物质缺乏，会刺激免疫器官和组织细胞，使其代谢活跃，加快更新替换。如免疫抑制物的排出，以激活免疫机能、清除老化、弱化组织细胞，并同时利用这些老弱细胞做为原材料，合成新的蛋白质，从而使人的整体机能得到加强，出现返老还童的可喜现象。

➢ 调理脾胃：毒素排净后，不但增强了胃肠消化吸收率，各种人体所需营养素的吸收利用也随之得到加强。辟谷期间，脾胃冬眠，一方面得到充分休息；另一方面相当于脾胃归零，使之回到婴儿时的胃肠状态，这种归零包括肠道正常菌群的恢复和脾胃功能的恢复。这也是调理胃肠病最安全有效的方法，80% 的胃肠病患者，第一次辟谷便可治愈。

➢ 辟谷还有降血糖、降血脂、降尿酸、降血压等功效。

⑤ 辟谷适用人群：

➢ 需要解决失眠、痛经、便秘、脸色萎黄、内分泌失调及更年期的女性。

➢ 长期患病、不愿吃药或吃药无效的人群。

➢ 有肥胖、高血压、高血脂、低血脂、脂肪肝、糖尿病者。

➢ 有痛风、前列腺炎者。

➢ 有消化系统疾病，如肠炎、结肠炎、十二指肠溃疡、胃溃疡者。

➢ 有乳腺增生、妇科疾病者。

➢ 需要排毒、抗衰老、美容养颜、益寿延年者。

⑥ 辟谷禁忌人群：

➢ 肺结核活动期。

➢ 胃及十二指肠溃疡导致出血、黑便者。

➢ 成人体重不足 35 kg 者。

➢ 不能步行、人体机能衰弱者。

➢ 心脏病、糖尿病严重者。

➢ 肝硬化、慢性胃炎晚期者。

➢ 恶性肿瘤等重症患者。

➢ 肾脏病并发高血压者。

➢ 连续注射胰岛素 5 年以上者。

➢ 重症心脏瓣膜病者。

⑦ 辟谷应注意的问题：

➢ 想要辟谷者，首先要有充分思想准备，辟谷能否成功关键在于能否调动自身的潜在能力。每个人的生理活动都是由潜在意识自行调节，潜意识最受人的情绪影响。因此，在辟谷过程中，保持愉快的心情，避免恐惧的产生极为重要，恐惧是破坏潜意识最主要的因素。要记住："你相信什么，潜意识就会给你带来什么。"如果在不相信的情况下辟谷，那么饥饿必然让你恐惧，而恐惧就会让人体潜意识地执行危害身体的指令。所以你是否选择辟谷，必须慎重考虑。

➢ 辟谷的方法很多，而且不受时间限制。譬如，主张每餐七分饱、每日两餐制（不吃晚餐），或每周断食 1~2 天，都可自行参考选择。

➢ 需要长时间辟谷者，建议去专业辟谷机构咨询或参加学习，经专业人员培训指导，不可贸然自行其是，以免效果不好或出现意外。

第二十四章

白藜芦醇的奇妙功能

01 白藜芦醇与葡萄酒

1992 年，WHO 在《维多利亚宣言》中提出的健康四大基石中的第三大基石是“戒烟限酒”，因为过量饮酒对心脑血管健康极为不利。可是法国人并不在乎这个限令。

有资料显示，法国葡萄酒产量居全球之最，每年人均耗酒量约为 80 L，然而奇怪的是法国人冠心病发病率却非常低。2002 年美国农业部统计证实，法国人每日比美国人多吃 32 g 脂肪、4 倍的黄油、60% 的奶酪和 3 倍的猪肉。在比较两国因冠心病导致死亡时，法国为 83/10 万，而美国则高达 230/10 万，美国人因冠心病死亡率高于法国人 2.77 倍。

法国著名流行病学家塞尔吉·雷诺德（Serge Renaud）教授对上述有悖常理现象提出，经常饮葡萄酒是法国人心脏病患病率低的主要原因。特别是白藜芦醇被发现，科学家们找到了红葡萄酒预防心脑血管病的秘密。研究显示，葡萄酒中含有大量多酚类抗氧化物质，白藜芦醇为其中之最。

诸多研究发现白藜芦醇对抗动脉粥样硬化、保护心脑血管具有强大功能，如调节血脂、抑制血小板凝集、促进纤维蛋白溶解、抗血栓形成、保护血管内皮抑制内皮细胞增殖、保护血管平滑肌细胞抑制其增殖、拮抗内皮素作用以及抑制低密度脂蛋白（LDL）氧化作用等，有效地防控心脑血管病发生。所以，现今建议每日喝适量红葡萄酒已成为普遍共识。

20 世纪 90 年代以来，由于国内外大批科学家对白藜芦醇的广泛深入研究，它的神奇功能何止仅限于心脑血管系统疾病，实际上它对人体各个系统、器官、多种中老年病、慢性病都有良好的功效。

02 白藜芦醇功效

（1）抗氧化抗自由基

美国哈佛大学医学院与国家老化研究所、英国帝国科学院研究证实，白藜芦醇是 21 世纪最具有抗老化、抗氧化的有效成分，也是自抗生素物质长期研究以来，医学界的最大突破。

作为有效的抗氧化剂的白藜芦醇与自由基作用的机理，一是清除自由基，二是抑制自由基产生。白藜芦醇通过与自由基反应来降低自由基活性，阻止自由基链式反应，从而达到清除自由基效应，同时白藜芦醇通过抑制二硫化谷胱甘肽的形成，使谷胱甘肽处于还原状态，从而达到抑制自由基的形成。

白藜芦醇可有效地抑制脂质过氧化，从而免除和减少动脉粥样硬化以及抑制致突变、致癌物丙二醛（MDA）的产生。

大量研究表明，白藜芦醇在微量浓度便可有效激活机体抗氧化酶或阻止自由基的氧化对机体的损伤。

一般可通过体内和体外途径测定抗氧化能力。体外试验主要是对具体的自由基或氧化物的清除能力；体内试验则是通过服用抗氧化剂一段时间后，测试血液中脂质过氧化物丙二醛以及肝脏匀浆中超氧化物歧化酶（SOD）等酶的活性变化。

有人测定白藜芦醇和维生素 C 对血小板氧化应激反应损伤抑制作用的比较，结果显示，白藜芦醇浓度为 0.05~2 μmol/L，便能很好地抑制活性氧自由基（ROS）的产生和脂质过氧化能力，但是抑制效果不如浓度为 750~3 000 μmol/L 的维生素 C。

实际上白藜芦醇对 ROS、活性氮自由基（RNS）、羟自由基（·OH）、超氧阴离子自由基（$\cdot O_2^-$）等都具有较强的清除效果。

（2）抗衰老

1998 年，美国人艾尔·敏德尔（Eyer Mindell）编撰《抗衰老圣典》一书中，将白藜芦醇列为 100 种热门抗衰老物质之一，认为白藜芦醇将成为 21 世纪营养健康新时尚。

衰老是不可抗拒的渐进式过程。随着年龄的增长，自由基增多，清除自由基相关酶活性下降，致机体自由基生成和抗氧化失去平衡，故使细胞变性、坏死或凋亡，细胞功能丧失，最终出现机体衰老。自由基及其代谢产物引起脂质过氧化，是导致衰老的重要因素，而大量研究证实，白藜芦醇是抗衰老最好的高手。

2006 年，意大利神经研究所亚力山德罗·切莱里诺（Alexandro Cellerino）等人，以原产于津巴布韦寿命仅有 9 个星期的小鱼做实验，用三种不同剂量的白藜芦醇喂养小鱼，结果发现，最低剂量组对非洲齿鲤没有效果；中等剂量组寿命延长 1/3；高剂量组寿命延长 50% 以上。这个研究结果发表在《当代生物学》杂志上。发现喂食白藜芦醇的鱼，生命越长，游水速度越快，即使已达到 10 周高龄者，仍然表

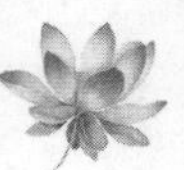

现出旺盛的生命力。

美国哈佛大学医学院与美国国家卫生研究院研究人员将12只1岁大的老鼠分3组，第1组正常饮食、第2组高热量食物、第3组在摄取高热量食物的同时每日摄入规定量的白藜芦醇，6个月后结果发现：第2组（高热量）小鼠全胖了，1年后第3组（服白藜芦醇者）比第2组要健康得多，同时显示降低糖尿病、心脏病、肝损伤疾病概率，死亡率也降低了30%。

那么白藜芦醇延缓衰老的机理是什么呢?

抗衰老的"热量限制"（CR）学说是美国康奈尔大学的研究人员克莱夫·麦凯（Clive Mclay）在美国处于大萧条的1934年首先最早提出的。随后数十年来很多科学家，分别进行酵母菌、果蝇、蠕虫、鼠类、恒河猴以及人类等实验，均观察到节食可以延寿。

2010年11月，中国赴美博士余巍，在美国威斯康星大学分子生物学的丹奴（Danu）教授指导下，在顶尖刊物《细胞》上发表了一篇论文，第一次证明有一种名为Sirt3的酶可以延长哺乳动物衰老过程，并且发现节食抗衰老的秘密就在于激活了哺乳动物体内包括Sirt3在内的名为Sirtuin的酶（其家族有7种去乙酰化酶即Sirt1~7）。主要机理是这种酶能提高生物体利用能量的效率，使热量的消耗刚好处在维持生命的最佳水平。

而哈佛大学医学院生物化学教授大卫·辛克莱尔（David Sinclair）早在2003年就曾向媒体宣布说，红葡萄酒中的白藜芦醇可延长酵母菌的寿命，其原理就是能够激活去乙酰化酶。

（3）抗癌

白藜芦醇在癌症中研究最活跃。白藜芦醇是第一种有可靠证据显示对抗各个时期癌症的天然药物，不仅可预防癌症，还可以作为辅助疗法。近 10 年来，白藜芦醇防癌、抗癌有大量文献报道。

1997 年，美国《科学》杂志发表了 Jang 等人的文章，对白藜芦醇在肿瘤发生发展各阶段的抑制作用进行了系列报道，从而开创了白藜芦醇作为肿瘤化学预防和治疗领域的研究热点。2001 年木村（Kimura）等人发表文章阐述：白藜芦醇抑制癌变过程中的三个阶段都抑制肿瘤生长。

研究结果表明白藜芦醇作为天然多酚类化合物，显示出多种抗肿瘤生物活性，能有效地抑制自由基产生的氧化损伤，预防细胞恶变。通过激活 P53 蛋白诱导肿瘤细胞凋亡，干预细胞周期，抑制增殖，抑制激酶活化，拮抗环磷酸腺苷（cAMP）、蛋白激酶 A（PKA）等，从而达到防癌、抑癌作用。

许多动物试验与人体外试验结果表明，白藜芦醇对肝癌、肺癌、胃癌、鼻咽癌、前列腺癌、乳腺癌、宫颈癌、白血病等均具有明显诱导癌细胞凋亡作用。

（4）其他多种功能

白藜芦醇具有类似胰岛素的降血糖作用，2011 年河南大学淮河医院薛磊等在《白藜芦醇治疗 2 型糖尿病合并高脂血症的临床观察》中发现，白藜芦醇可有效控制 2 型糖尿病合并高脂血症患者血脂水平，并能增强降糖药物疗效。

具有保肝护肝作用，1999 年第一军医大学莫志贤等人在《白藜芦醇苷对肝细胞损伤的保护作用》中研究得出，白藜芦醇苷对邻苯三酚所致肝细胞氧化损伤具有一定保护作用。2005 年广州中医药大学唐明增博士论文《白藜芦醇抗实验性肝损伤和抗乙型肝炎病毒的药效学研究》中，认为白藜芦醇对免疫性肝损伤具有显著保护作用；大剂量的白藜芦醇可以显著抵抗乙型肝炎病毒。

保护神经系统。1997 年法国波尔多大学中央医院的一些学者曾对年龄 65 岁以上的 3 777 名人群进行为期 3 年跟踪调查，结果发现，经常饮红葡萄酒的老年人罹患老年痴呆病的概率显著下降，其痴呆症的发病风险约为非饮酒人群的 1/5，而死亡率约下降 30%。白藜芦醇防治帕金森病的研究也有很大进展。

抗炎抗菌作用，对金黄色葡萄球菌、卡他球菌、大肠杆菌、绿脓杆菌等均有抑制作用，并对弧儿病毒、单纯疱疹病毒及肠道病毒等都有较强抑制作用。

防护眼病、过敏性鼻炎、过敏性皮肤炎以及防治骨质疏松症等都有研究报道，取得很好效果。

03 白藜芦醇的今生

（1）白藜芦醇发现始末

白藜芦醇首次发现在 1939 年，日本人高冈道夫从藜芦植物根茎中提取了这种物质，这也是白藜芦醇这个名称的由来。

1940 年，米勒（Muller）等人提出白藜芦醇是“植物杀菌素”。

1944 年，珀泽（Pezet）等人发现葡萄酒中含有白藜芦醇成分。

1963 年，诺莫拉（Nonomura）等提出白藜芦醇是中草药治疗心脏病和炎症的有效成分。

1988 年，克雷西（Creasy）等发现白藜芦醇主要分布在葡萄皮中，而且是受到病原菌或紫外线刺激而诱导生成。

1990 年，美国康奈尔大学学者再次从葡萄酒中测定有丰富的白藜芦醇，开始引起科学家们的普遍关注。

1991 年，法国塞尔吉・雷诺德，提出常饮葡萄酒是法国人心脏病死亡率偏低的主要原因。

1992 年，雷诺德博士将研究成果发表于英国《柳叶刀》杂志，立刻传遍欧美，引起轰动。

（2）白藜芦醇的化学结构与特性

白藜芦醇化学名称为三羟基二苯乙烯，是非黄酮类的多酚类化合物。分子式为 $C_{14}H_{12}O_3$，相对分子量为 228.24，其化学结构有顺式和反式两种异构体，植物中提取的主要以反式形式存在，其生理活性强于顺式异构体。白色、无味、针状结晶，熔点为 253~255℃，难溶于水，易溶于乙醚、氯仿、甲醇、乙醇、丙酮、乙酸等。在紫外线照射下产生荧光，pH＞10时稳定较差，遇氨水等碱性溶液显红色，与三氯化铁—铁氰化钾发生显色反应。

植物中的白藜芦醇通常以游离态和糖苷结合态两种形式存在，白藜芦醇苷的含量一般高于苷元——白藜芦醇，白藜芦醇苷在人体中很快被水解为苷元。因此在人体内直接发挥生理作用的是白藜芦醇。

（3）白藜芦醇在天然植物中分布与含量

自白藜芦醇于 1939 年从藜芦植物中发现以来，20 世纪 70 年代在葡萄中又发现这种物质，后来陆续在虎杖、花生、桑葚植物中也有这种成分。由于白藜芦醇这种天然活性物质具有强大防病功能，科学家们对这种珍贵资源进行了广泛研究，目前至少在 21 科 31 属 72 种植物中发现了白藜芦醇，如葡萄科（山葡萄属、蛇葡萄属）、豆科（落花生属、决明属、槐属）、百合科（藜芦属）、伞形科（棱子芹属）、棕榈科（海藻属）等。含有白藜芦醇的许多植物是常见的药用植物，如虎杖、藜芦、何首乌、决明子等；也有常见的食物，如葡萄、花生、核桃、桑葚、芦荟、蓝莓、覆盆子、大豆、蔓越莓等。

总体来说，白藜芦醇含量在各种植物中均较低，而且差别较大，

含量不一，目前资料以在虎杖、葡萄、花生中含量较高。其具体含量，葡萄皮中 50~100 mg/kg，红葡萄酒中平均 4.37 mg/L、白葡萄酒中平均 0.68 mg/L、花生仁中 1.7~3.7 mg/kg、花生皮中 15 mg/kg、花生根、茎中 80~100 mg/kg，而虎杖中是植物中含量最高，可达 1 100 mg/kg。

04 如何摄取白藜芦醇

由于从天然植物中提取的白藜芦醇具有多种生物活性，已广泛应用于食品、医药、保健品、化妆品等领域。美国已把白藜芦醇作为膳食补充剂，日本将植物中提取的白藜芦醇作为食品添加剂，中国已将白藜芦醇提取物制成降脂美容的天然保健品。

作为每个人，尤其是中老年人，随着岁月增长，日渐衰老，体弱多病，有谁不想健康地多活十年，二十年。白藜芦醇可以帮助我们实现这个美好愿望。现提出几点建议，供选择参考。

（1）中老年人每日最好吃点葡萄及其制品

吃紫葡萄干，可以连皮带籽全吃掉，果皮含白藜芦醇，籽中除少量白藜芦醇，更含多酚类强抗氧化的原花青素，如用米醋泡更好，每日吃 20 g 为好。吃鲜葡萄最好连皮吃。

喝红葡萄酒，根据个人健康状况和酒精耐受程度，酌情适量，一般每日 100 ml 为好。

（2）中老年人可适量食用花生

中国台湾嘉义大学生命科学院院长邱义源教授研究发现，花生发芽后白藜芦醇含量超过红葡萄酒中的10~100倍。花生发芽方法很简单，与一般黄豆发芽一样，先把新鲜花生仁用食用开水浸泡 4~6 小时，去掉多余的水后用湿布覆盖，两三天后食用（刚发的嫩芽白藜芦醇量最高，而且没有苦味，不要过度发芽）。特别要注意的是，一般人认为花生发芽代表受黄曲霉菌污染，这是指花生在存储过程中受潮发芽，这确实不能食用。

（3）膳食补充剂的应用

现今以葡萄皮和虎杖为原料提取的白藜芦醇广泛应用于医药、膳食补充剂，国内外已有各种产品上市可供选择。由于千万种保健品充斥市场，良莠不齐，真假难辨，加之为了追求最大利润而夸大宣传，使保健品名声不佳。所以建议在选择产品时，千万注意产品公司是否合法，是否有国家和食监部门批号，有否注明产品的有效成分及其含量，最好能亲自看到使用产品者的真实效果，以便参考。

第二十五章

高龄老年人血清胆固醇指标多少合适

10年前，笔者在北京参加同学聚会，早餐每个人都有一个鸡蛋。一位来自太原的女同学却把一个不太大的鸡蛋黄丢掉了，只吃蛋白。笔者当时既惊又可惜地说，美国有人曾对患有动脉粥样硬化的80岁左右的老人们，做每日吃两个鸡蛋的实验，两个月后测定血浆胆固醇含量和实验前对比，没有任何差别。但同学不相信笔者的说法，可见她惧怕胆固醇的心理多么严重。

01 胆固醇的真相

人们惧怕胆固醇，主要有两方面的原因，其一，是既往宣传胆固醇对人体健康是把双刃剑，存在片面性，过多强调它是死亡率最高的心脑血管疾病的罪魁，对它的好处（即对人体生命活动是不可缺的营养物质）却轻描淡写，所以长期给人只留下了胆固醇是坏东西的印象；其二，从1977年发表的《美国膳食指南》至今，近40年来，限制膳食中胆固醇摄入量不得超过300 mg（中国从2000年开始限制）。这一禁令使许多老百姓不敢越雷池一步。

人体胆固醇总量占体重 0.2%，一名体重 70 kg 的成年人体内约有 140 g 胆固醇。人体每日大约需更新 1 000 mg，其中 70%~80% 由体内肝脏合成，20%~30% 由膳食补充，这 1 000 mg 胆固醇是人体正常代谢、维持生命活动所必需。

胆固醇在血液中存在脂蛋白中，有高密度脂蛋白胆固醇（HDL）、低密度脂蛋白胆固醇（LDL）和极低密度脂蛋白胆固醇（VLDL）三种。HDL 有助于清除细胞中胆固醇，而 LDL 和 VLDL 过多会引起心脑血管动脉粥样硬化、高脂血症。这正是数十年来人们惧怕、讨厌、回避胆固醇的缘由。这说明人们对胆固醇的真相并不清楚。

世界上所有生物都有大量胆固醇类物质存在，可以说没有胆固醇就没有生命。它的主要功能：

① 胆固醇是人体组织细胞的重要成分，细胞膜必须有磷脂、胆固醇及糖脂共同组成类脂层，使细胞膜富有流动性，便于发挥各种生理功能。

② 胆固醇是胆汁酸的主要成分，胆汁酸能帮助脂肪消化吸收。当摄入的脂肪进入消化道后，遇到胆汁酸，将不溶于水的脂肪乳化，为胰脂肪酶分解脂肪提供便利条件。

③ 7- 脱氢胆固醇的前体是胆固醇，存在于人体皮肤下，经太阳紫外线照射产生维生素 D_3，维生素 D_3 不仅是体内钙、磷代谢及骨骼健康的绝对必需的营养素，还是具有强大防病功能的重要物质。

④ 胆固醇是类固醇激素的前体，包括肾上腺皮质激素和性激素（雄性激素、雌激素、孕激素等）。

2016 年 2 月，美国发布新版《美国膳食指南》的科学报告，宣布取消膳食中胆固醇摄入量 300 mg 的限制。取消理由是，依据近 10 余

年大量研究表明，膳食胆固醇和心脏病没有明显相关性，或者说膳食胆固醇对血液中胆固醇的量影响很少。这一结论明确说明，血液中的胆固醇和膳食中的胆固醇是两码事。

中国某省医院总结8年几十万人的体检报告单，发现近3年来占首位的疾病都是高脂血症，这个常见疾病的标志就是血液中胆固醇偏高。多数心血管病专家指出，对绝大多数高脂血症患者来说，坏胆固醇偏高是内源性胆固醇合成酶升高所致，靠减少膳食中胆固醇的摄入量无济于事。实际上早有许多研究数据得出结论，膳食中胆固醇对血液胆固醇影响很小。

不限制膳食胆固醇摄入量，不等于可以任意乱吃，因为新版指南依然对饱和脂肪酸的摄入量限制在总能量的10%以内（饱和脂肪酸和胆固醇是共存的），同时提出要减少红肉（猪、牛、羊肉）、反式脂肪酸及其制品的摄入量；但却放宽鸡蛋和白肉（鱼、禽类肉）的限制。

02 胆固醇对高龄老年人健康影响的问题

近年来，胆固醇对高龄老年人健康的影响有许多研究。法国对一组85岁高龄老年人的5年观察，其总胆固醇在4 mmol/L以下者，比总胆固醇在7 mmol/L者死亡增加5.7倍。美国也发现总胆固醇水平接近5.2 mmol/L的心脏病患者，比总胆固醇3.6 mmol/L的心脏病患者生存率高4倍。

荷兰莱顿大学医疗中心研究人员，对平均年龄89岁的724名老年人进行10年研究，发现总胆固醇水平增高者与水平低者比较，前者死于心脏病、癌症和感染者，其可能性显著低于后者。

某省医院干部病房对1996—2001年平均年龄74.6岁（60—89岁）

的79名肺癌住院病例，进行老年人肺癌与胆固醇关系的回顾性分析，并选平均年龄73.4岁的40名非癌症住院病例作对照组。两组病例均排除冠心病、高血压、糖尿病、高脂血症、肝肾功能损伤者。两组病例选择符合对照均衡原则（见表24—表26）。

表24　两组患者胆固醇、甘油三酯检测水平

组别	人数	胆固醇（mmol/L）	甘油三酯（mmol/L）
对照组	40	4.91 ± 0.59	1.23 ± 0.39
肺癌组	79	4.12 ± .82	1.13 ± 0.49
P 值		<0.01	> 0.05

表24表明：肺癌组比对照组胆固醇水平低，两组相差非常显著，而甘油三脂两组相差不显著。

表25　肺癌组死亡前比对照组胆固醇下降率（%）

组别	人数	胆固醇（mmol/L）	下降（%）
对照组	40	4.91 ± 0.59	
死亡前半年	14	4.33 ± 0.79	11.9
死亡前1个月	14	3.53 ± 0.82	28.11
死亡前2周	14	3.17 ± 0.9	35.4
死亡前1周	14	3.01 ± 0.37	38.7

从表25可见：14例肺癌死亡前半年胆固醇比对照组下降11.9%，死亡前1周下降到38.7%。

表26　两组病例和不同时间死亡病例低于胆固醇正常值低限（<3.35 mmol/dl）例数（*n*）和下降率（%）

组别	人数	例数（*n*）	下降（%）
对照组	40	1	3.5
肺癌组	79	10	12.5

（续表）

组别	人数	例数（n）	下降（%）
死亡前半年	14	3	21.4
死亡前1个月	14	5	35.7
死亡前2周	14	7	50
死亡前1周	14	11	78.6

从表 26 可见：胆固醇低于正常值低限者，对照组仅 1 例占 3.5%、肺癌组有 10 例占 12.5%，而随着肺癌病情恶化，越接近死亡，其胆固醇含量越低，死亡前 1 周低于正常值低限竟达到 78.6%。

这项病例分析雄辩地说明：胆固醇偏低是肺癌致死的一个重要因素，至少也是判断肺癌病情恶化的重要指标。

有报道称，机体内胆固醇过低的人患结肠癌的机会是胆固醇正常人的 3 倍，患其他癌症的机会也大大提高。

日本学者田博教授 4 年来跟踪 195 名 65 岁以上老年人的健康状况，得出结论，胆固醇越高的人越不易陷于抑郁状态。美加州大学黄学美教授指出，总胆固醇和 LDL 过低的人易患帕金森病，男性更明显。

有学者认为，胆固醇太低者其血管脆弱易破裂出血而中风。血液中胆固醇浓度很重要，血液压力能让血管穿孔，但机体会修补这些小孔。如果血液中胆固醇浓度适中，小孔会被修复；如果血液浓度过低，血管脆性增高，很易发生破裂出血；如果浓度过高又易发生心肌梗死。

中国各地区医院对人体血浆胆固醇没有统一正常标准，有的最高上限规定为 5.98~6.1 mmol/L，下限最高规定为 3.5 mmol/L，比较多的采用 3~5.2 mmol/L；而还有的医院只规定上限，没有下限，如胆固醇检测报告单的参考范围为＜5.2 mmol/L，下限为 0。这是一种严重误导，无形中告诉人们胆固醇越少越好，就算是零也误认为是正常。

对高龄老年人来说，血清胆固醇多少指标算正常?

美国一项研究建议，80 岁以上的老年人血清胆固醇若含量虽然超过 5.9 mmol/L，但仍在 7.0 mmol/L 以内，无需用调脂药物，只要加强饮食控制便可。

国内专家建议，高龄老年人血清胆固醇在不高于 5.2 mmol/L 者为佳。可供读者参考。

03 影响人体合成胆固醇和膳食胆固醇吸收的主要因素

人体合成胆固醇有一套精细自我调节机制，其个体差异很大。有些人可能不管你吃多少胆固醇也不会升高，这是因为机体调节吃得多，合成少；另外有的人可能吃得多，合成也多，这是调节机制出了问题。

体内各组织细胞都能合成胆固醇，以肝脏合成能力最强，可占 3/4 以上，其次是小肠。肾上腺和脑组织含量虽然高，但合成速度较慢。

影响人体合成胆固醇的因素：

① 胆固醇合成酶体系（存在于微粒体和细胞液中），与其活性高低有关。

② 食物中胆固醇和植物谷固醇能抑制肝脏合成胆固醇，起到负反馈调节过程，使合成酶活性降低。

③ 胆汁引流能促进胆固醇合成。

④ 胆固醇合成还受昼夜、季节变化影响。

⑤ 饥饿降低胆固醇合成速度十分明显。

⑥ 胰岛素或甲状腺素可使合成酶活性增加；而高血糖素和糖皮质激素则使之降低。

⑦ 体外实验证明：胆固醇合成受环腺苷酸抑制，说明激素类可能直接调节胆固醇代谢。

膳食中胆固醇对机体的补充，理论上只占 20%~30%，其吸收多与少，除受人体内源性调节调控外，还与影响食物中胆固醇吸收的因素有关：

➢ 食物中胆固醇含量与吸收成反比。

➢ 食物中的脂肪能促进胆汁分泌，其水解产物有促进胆固醇吸收的作用，如食物中缺乏脂肪，几乎不可能被吸收。

➢ 凡能减少或消除胆汁酸盐的物质，均可减少胆固醇吸收。

➢ 各种植物固醇（如豆固醇等），能抑制胆固醇吸收。

➢ 纤维素、果胶与胆汁酸盐结合，促进从粪便排出，间接减少吸收。

➢ 肠内细菌可使胆固醇结构变成难消化的粪固醇，促进排出体外；长期服用抗生素，使肠道菌减少，可增加胆固醇吸收。

04 高龄老年人调控胆固醇的几个问题

（1）转变观念、积极应对

首先请你把历年体检表找出来，按年记录总胆固醇、甘油三酯的检查结果，看看总胆固醇处于什么水平。如果水平过低，过去你会认为是好事，现在要转变观念，可能是坏事，不仅不要再惧怕、拒绝胆固醇，还要多补充；如果胆固醇处于正常高限值上下，应该认为对你是好事，要保持下去；假如胆固醇处于 220~230 mg/dl 水平，基本上仍在正常范围；如果超过正常上限值很多，就应采取措施加以防控。

（2）鸡蛋问题

鸡蛋每百克中含胆固醇 600 mg 左右，故以前专家建议吃一个鸡蛋（胆固醇 300 mg 左右）。其实早有许多研究报道，鸡蛋不会引起胆固醇升高，其原因是鸡蛋黄中含有丰富的卵磷脂，它是一种乳化剂，能使胆固醇颗粒变小并悬浮在血液中，阻止其在血管壁上沉积。对胆固醇处于低水平的高龄老年人来说，每日吃 2 个鸡蛋比较合适。虽然不必担心胆固醇超标，但蛋白质过多会对老年人肾脏带来伤害。

（3）饱和脂肪酸问题

虽然新版《美国膳食指南》解禁了膳食中胆固醇摄入量，但对饱和脂肪酸却依然限制摄入量，不得超过总能量的 10%。由于饱和脂肪酸中胆固醇含量最高，所以过去许多人不食猪油和肥肉。其实无论饱和脂肪酸还是单不饱和脂肪酸以及多不饱和脂肪酸，对人体都是不可缺少的物质，故营养学家早就提出这三种脂肪酸要按 1∶1∶1 的比例同时摄入。

有关脂肪酸对心脑血管动脉粥样硬化的伤害，不要认为饱和脂肪酸是唯一罪魁，从而误以为植物油（主要含单不饱和及多不饱和脂肪酸）可以多多益善，事实上吃过多的植物油同样是患心脑血管病的重要因素。因为多不饱和脂肪酸的碳原子之间有 2~7 个不饱和双键，很容易打开被自由基氧化，产生脂质过氧化物，成为疾病的根源。相对来说，饱和脂肪酸碳链上没有双键，比较稳定反而不易氧化。

所以高龄老年人如果胆固醇偏低，适当多吃一点（如每周 1~2 次）肥肉或红烧肉，并不是什么坏事。

（4）不要害怕吃胆固醇含量高的食品

过去老年人都害怕过多食用胆固醇含量高的食品，现在正好相反，尤其是胆固醇偏低者，更该多吃一些胆固醇含量高的食品。现把一些

常见的胆固醇含量高的食品介绍如下：

每百克食品中含胆固醇量：蟹肉（985 mg）、虾子（896 mg）、黄花鱼子（817 mg）、虾米（525 mg）、淡菜（493 mg）、蟹黄（466 mg）、虾皮（428 mg）、鸡肝（356 mg）；而各种蛋类，如鹅蛋、鸭蛋、松花蛋、鹌鹑蛋、咸鸭蛋等胆固醇含量都在 530 mg 以上，鹅蛋更高达到 704 mg。各种蛋黄胆固醇在 1 500 mg 左右。

（5）高龄老人胆固醇水平超过正常值上限很多，并有严重冠心病、动脉粥样化者，就应控制胆固醇的含量

① 限制高胆固醇、高动物脂肪、反式脂肪酸及其制品等食品的摄入。

② 多吃洋葱，它能升高高密度脂蛋白，降低低密度脂蛋白。含有前列腺素 A，能软化血管、降低血黏度、增加冠状动脉血量、改善动脉硬化。

③ 多吃苹果，苹果中含大量果胶，是水溶性纤维素，可吸收多余的胆固醇，能与胆汁酸结合，促进排出体外；果胶还与其他降醇物质，如维生素 C、果糖等结合，而增强降脂功效。

④ 多吃花生，花生中含有丰富植物固醇，可与胆固醇产生竞争作用，从而抑制胆固醇吸收，降低血液中含量。花生还富含不饱和脂防酸、胆碱、卵磷脂，可使胆固醇分解为胆汁酸排出体外。

⑤ 坚果类，如核桃、芝麻、杏仁、榛子等，也是适合血脂异常人群食用的零食。

⑥ 运动可使高密度脂蛋白升高，降低低密度脂蛋白。走路是最合适老年人的运动。

第二十六章

中老年人不可缺的 ω–3 和 α– 亚麻酸

近年来新开发的 α– 亚麻酸产品，对防控心脑血管病、糖尿病等慢性病的功效，取得了很大进展。

01 ω–3 的由来

1975 年，WHO 的科学家在加拿大北部格陵兰岛上考察，发现岛上很多爱斯基摩人活到百岁以上。为了揭开长寿之谜，班格（Bangor）等三名丹麦科学家留下来，进行长时间跟踪观察。他们惊奇地发现当地老年人的血液和青年人的一样，血脂不高，血压正常，几乎无心脑血管疾病和肥胖者。多次化验检查，发现血液中含有大量多不饱和脂肪酸（ω–6 和 ω–3）。原来他们是以捕鱼为生，主要食物是鱼类、海豹、鲸鱼等，证明了不饱和脂肪酸来源于他们的主食，从而揭开了长寿之谜。

此后，对海洋鱼类动物中所含 ω–3 系的功效研究，受到各国科学家的关注。从 90 年代始至今，各国学者对 ω–3 系的研究取得了累累

硕果。

02 什么是 ω-3

脂肪酸是以碳原子间含有双键数目多少，将脂肪酸分为三类：

① 饱和脂肪酸：在碳链上没有双键，全部饱和，多存在于动物油中（深海鱼油除外）。

② 单不饱和脂肪酸：在碳链上有一个不饱和双键，在棕榈油、花生油、菜籽油中较多。

③ 多不饱和脂肪酸：在碳链上有 2~7 个不饱和双键。2~3 个双键多为植物油，4~7 个双键只存于海洋动物脂肪酸中。

多不饱和脂肪酸也称必需脂肪酸，是指其在生命活动中具有重要生理功能，不能在人体内自行合成，必须从食物中摄取。多不饱和脂肪酸包括亚油酸（ω-6 系）和 α- 亚麻酸（ω-3 系）。

α- 亚麻酸进入人体后，在酶的催化下转化为 EPA（二十碳五烯酸）、DPA（二十二碳五烯酸）和 DHA（二十二碳六烯酸）。实际上，上述三种脂肪酸中，除多不饱和脂肪酸中的 α- 亚麻酸外，其他脂肪酸在大多数食用油中都不缺，而恰恰是具有强大防控疾病功能的 α- 亚麻酸摄入量极为不足。

03 α- 亚麻酸的强大功能

爱斯基摩人不得心脑血管病的真正秘密就是鱼油中的 α- 亚麻酸。它是人类进化的基础物质之一，是生命之本，对我们整个人体，尤其是人体血液、血管和心脑起着保护作用。

α- 亚麻酸是 EPA、DPA、DHA 的母体，它们的功效分别是：

EPA：被誉为“血脂管家”，调节血脂，降低血液黏稠度，抑制血小板凝结，防止血栓形成，降血压，保护心脑血管健康及肾脏功能正常。

DPA：被誉为“血管清道夫”，功效高出 EPA10~20 倍，能清除血液中低密度脂蛋白，具有防止动脉粥样硬化、降脂、软化血管，提高免疫力的作用。

DHA：被誉为“脑黄金”，是脑细胞维持生命的主要元素，是大脑和视网膜的主要构成部分。能增加细胞膜的流动性，保护心脑细胞，提高记忆力，改善老年痴呆症状，改善视力，缓解眼、脑疲劳。

WHO 曾权威发布 α- 亚麻酸具有 12 大功效：

① 预防和治疗心血管疾病，有效改善心脏供血功能，清除血液中有害物质，防治冠心病，抑制血栓形成，从根本上达到控制血栓性疾病。

② 降低低密度脂蛋白，升高高密度脂蛋白，双向调节血脂，防止动脉粥样硬化。抑制血小板凝聚，稳定心肌膜电位，降低心肌兴奋性，具有明显抗心律失常作用。

③ 可扩张、软化血管，增强血管弹性，从根本上调节临界性高血压，起到降压作用。

④ 降血糖，防治糖尿病，彻底抑制并发症。

⑤ 抑制二烯前列腺素的生成，恢复及提高免疫力，有效防止癌症形成并抑制其转移。

⑥ 为大脑提供营养，保护、活化脑细胞，预防脑萎缩、老年痴呆症的发生。

⑦ 辅助治疗类风湿性关节炎、皮肤病和湿疹。

⑧ 抑制肿瘤，防治癌细胞扩散、转移。

⑨ 对延缓衰老，抑制机体老化，祛除老年斑等具有非常显著的效果。

⑩ 预防和治疗便秘、腹泻和胃肠综合征。

⑪ 提高智力、改善视力、促进思维敏捷，并能提升对外界环境和日常事务的反应速度。

⑫ 全面改善中老年人的失眠多梦、体虚多汗、腰膝酸软及手足无力等症状。

04 中国中老年人为什么更需要 α-亚麻酸

WHO 规定饱和脂肪酸、单不饱和脂肪酸和多不饱和脂肪酸摄取比例为 1:1:1，多不饱和脂肪酸中的亚油酸与 α-亚麻酸的比例是 4:1。

然而，中国人的饮食结构与 30 年前相比发生了巨大变化。最大变化是多了太多的肉类和油类，这是导致血脂升高、心脑血管病高发的直接原因。这种情况也曾在美国、日本等发达国家发生过，但是问题的关键不在于体内摄取多少脂肪，而是 α-亚麻酸摄入量是否足够。

WHO 对几个国家人群摄取亚油酸与 α-亚麻酸比例有过统计（见表 27）：

表 27　不同人群摄取 ω-6 系和 ω-3 系之比值

人群	亚油酸（ω-6 系）:α-亚麻酸（ω-3 系）
爱斯基摩人	0.33:1
丹麦人	3.5:1
日本人	3.3:1
美国人	15:1
中国人	20~30:1

从上述各国亚油酸与 α- 亚麻酸之比可以看出：爱斯基摩人之所以没有心脑血管病且长寿的原因，恰恰是食用 ω-3 系远远超过 ω-6 系，美国人虽然比例仍然很高（15:1），但心脑血管病发病率也呈下降趋势，唯有中国却呈逐年上升的局面。

中国人群膳食中普遍缺乏 α- 亚麻酸，日摄入量不到 WHO 推荐的 1/6。所以中国医学界与营养学界专家呼吁向发达国家学习，由国家立法专项补充 α- 亚麻酸。

此外，随着年龄的增长，人体吸收能力减退，体内的 α- 亚麻酸越来越少。30 岁时 α- 亚麻酸快速减少，人体开始老化，45 岁时减少更快，更年期来临。60—70 岁时 α- 亚麻酸所剩无几，人体快速衰老，各种慢性病缠身，这就是老年人更需要 α- 亚麻酸的理由。

05 如何选用和补充 α- 亚麻酸

（1）选用 α- 亚麻酸含量高的食用油（见表 28）

表 28　常见的食用油脂肪酸组成含量（%）比较表

种类	饱和脂肪酸	单不饱和脂肪酸 ω-9 油酸	多不饱和脂肪酸	
			亚油酸（ω-6 系）	α- 亚麻酸（ω-3 系）
紫苏油	4.1	17.2	15.8	60.8 ~ 67
亚麻油	10	23.2	15.2	51.7
深海鱼油	20~30	20~45	1~7	20~26
沙棘油	5~8	27~38	16~32	25~32
大豆油	10~13	20~25	50~55	5~9
核桃油	8	24	60	7.9
花生油	17.5	50~68	22~28	0~1

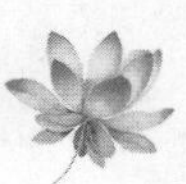

（续表）

种类	饱和脂肪酸	单不饱和脂肪酸 ω-9 油酸	多不饱和脂肪酸	
			亚油酸（ω-6 系）	α- 亚麻酸（ω-3 系）
橄榄油	9~11	84~86	4~7	1~0
菜籽油	5~10	70~80	5~10	0~1
玉米油	10~13	20~30	56~60	1.0
山茶油	10.5	76.8	11.6	0.7
杏仁油	8.2	69.4	17.4	0
红花籽油	8.5	11.7	78.6	0.3
葡萄籽油	10.7	19	70	0
猪油	30~40	23~30	56	0
葵花油	21	19	59	0
棉籽油	23	43	50~55	0

从表 28 中所见，紫苏油和亚麻油含 α- 亚麻酸最高，现在市场上已敞开供应，普通市民均能承受其价格。按 WHO 建议，α- 亚麻酸每人每日摄入量为 2 g，笔者建议，每人每日摄入 8~10 g 紫苏油或亚麻油，相当于 α- 亚麻酸 4~5 g，完全可以满足需要。食用方法：可以随意，放在稀饭、面条、汤菜中或直接饮用皆可。笔者每日早餐在芝麻糊中放一羹匙亚麻油一起食用，也很方便。

第二十七章

酸碱性体质之争

01 酸碱性体质之争的由来

有关酸碱性体质之争已有10余年，至今还在争论中。从总的趋势看，由于国内一些有影响的媒体参与批判、讨伐酸性体质之说，大有一边倒之势。说酸性体质之说根本就是一个伪学说，是偷换概念，成千上万人被“忽悠”。有人认为，人体有一套强大碱储备缓冲系统，使体液pH值永远保持稳定。认为酸碱性食物毫无意义，根本无法改变体液的酸碱度；说酸性体质乃百病之源毫无科学依据……实际上，在国内外知名度相当高、主张认同酸性体质学说者大有人在，而于1993年明确提出这个学说者，是日本爱媛大学医学院奥田拓道教授。

酸碱性体质之争本是个学术问题，有不同观点和看法很正常，完全可以平心静气地研究探讨，不必扣上“伪科学”“骗人的”“大忽悠”等帽子。

 人体有没有酸碱性体质之分？

持否定观点者的主要理论根据是，体内有一套完整的缓冲系统，可自动调节体液酸碱度永远处于动态平衡状态，使 pH 值稳定在 7.35~7.45 之间，并认为这种平衡不受食物影响，不能使体液变酸或碱。

概括此观点：

① 承认体内产酸。

② 需要动用体内碱储备缓冲系统来平衡。

③ pH 值永远稳定与食物无关。

④ 把血液等同于体液。

其实人体的强大自动调节机制何止仅有血液的酸碱平衡，体温、血糖、水盐代谢、免疫、激素等都有自动调节机制，那为什么人体还有“感冒”发烧，血糖、血脂、血压、尿酸升高而患病呢？否定者承认有“酸中毒”，却不承认有“酸性体质”。“酸中毒”和“酸性体质”的本质是一致的，它们的定义是身体内氢离子浓度升高，碳酸氢根下降，二者只是严重程度和出现时间不同而已，是一个从量变到质变的过程，即由弱碱性（健康）→酸性体质（亚健康）→酸中毒（病态）的过程。

血液不完全等同于体液，体液却包含血液。成人的体液约占体重的 60%，其中细胞内液占体重的 40%、细胞外液占体重的 20%（其中血浆和淋巴液占体重 4%~5%、组织液占体重的 15%）。血浆和淋巴液流动在管腔中，生活着血和淋巴细胞；组织液是在组织细胞间隙中，是组织细胞生活的外环境，是血液与组织细胞间物质交换的媒介，呈胶凝状态。

人体各种体液pH值是不一样的，其中血液pH值最稳定（7.35~7.45），其次是细胞内液（pH值7.2~7.45），组织液不太稳定（pH值7~7.45）。血液pH值非常敏感，资料显示，pH值只要下降0.1，胰岛素分泌活性就能降30%；pH值下降0.2，血液输氧量就会减少。如果血液pH值处于7.35以下至7.0就已在病态之中，而此时的组织液却在正常范围。所以不能单纯以血液pH值来代替其他体液的pH值，血液只占体重的4%~5%；组织液占15%，除血液细胞外，全身所有组织细胞都生活在组织液中。由于缓冲系统对组织液pH值影响不如对血液的影响明显，所以血液pH值稳定不等于组织液也稳定，一般所谓酸性体质主要是以组织液为依据。

表29　人体各种体液pH正常参考值表

血浆	细胞内液	组织液	淋巴液	唾液	胃液
7.35~7.45	7.2~7.45	7.0~7.5	7.2~7.35	6.5~7.5	1~2
胆汁	胰液	尿液	肠液	阴道液	精液
7.1~8.5	8~8.3	6.5~7.8	8.4	4~5	7.8~9.2

从表29中所见，人体各种体液，除胃液和阴道液是酸性，唾液和尿液趋于中性，其余皆为弱碱性。这种强酸性的胃液，主要是为了消化难以消化的蛋白质，但在各餐之间是不分泌的（酸性降低）。阴道液的酸性环境是一种自我保护的天然屏障，可阻止有害病菌入侵。至于其他多种体液，虽然具有消化、促进代谢、排出废物等功能，但这些体液多属于匆匆过客，在体内存留时间较短，在决定体质酸碱性时不如血液、淋巴液和组织液重要。特别是组织液，它是所有组织细胞的生存环境，所以组织液的酸碱度对健康影响尤为重要。

03 酸性体质是不是百病之源

人体是由 60 万亿 ~70 万亿个细胞组成，每个细胞健康与否是决定人体健康、疾病及寿命的基础，而细胞健康与否，首先取决于它的生存环境。

南开大学生物化学与分子生物学的李建民教授在年青出国留学期间，与他的老师（基因调控专家）进行细胞培养试验过程中发现，当培养液中 pH 值从 7 点多降到 6 点多，细胞不长了、萎缩了；当把培养液 pH 值再调过来，细胞又长起来了。回国后又重复做了以往的实验，得到同样的结果，并发表论文《弱碱性是基因调节的最适条件》。退休后担任中华酸碱平衡与人类健康学会理事长，2003 年和 2008 年先后出版了《酸性体质乃百病之源》《弱碱性体质乃健美之本》两本著作，从分子生物学和生物化学水平论证了许多代谢综合征的病因，并认为它们均与酸性体质有密切关系。

细胞的组成：细胞干燥后蛋白质占 70%、脂类占 12%、核酸占 7%、糖类占 5%。蛋白质和核酸合计占细胞总量的 77%，可见其在生命中的主体地位。而推动生命体内生化快速反应的酶也是蛋白质。恩格斯论断“生命是蛋白质存在形式”，蛋白质的存在形式是由酸碱变化来决定的，即人体内环境酸碱度的变化可改变蛋白质存在形式，蛋白质形式的改变则会引起人体各种生命现象的变化，甚至由生理转化为病理，引发各种疾病。不同酸碱度对蛋白质的影响表现为：带电、溶解与沉淀；解离与聚合，空间结构的有序与无序以及一系列的生物结构与功能的变化。

那么酸碱度改变蛋白质形式的机理是什么呢？蛋白质是两性分

子，在酸性环境下带正电荷、在碱性环境下带负电荷，由于同性电相斥的原理，它们都处于悬浮状态。如果电荷为零（正负电荷相等），此时的 pH 值是蛋白质的等电点（PL），因无电荷，分子间没有相互排斥力量，因而很容易结絮沉淀，使蛋白质结构改变导致生理病理变化。如血红蛋白 PL=pH6.7，肌红蛋白 PL=pH7.0，而酸性体质的人极易由正常弱碱性（pH7.35~7.45）向 pH7.0 或 pH6.7 靠拢，在此条件下血红蛋白和肌红蛋白都将发生沉淀，使血红蛋白不能正常供氧，肌红蛋白影响运动系统。再如大多数酶类的最适合的 pH 值都靠近中性，唾液淀粉酶 pH6.8、胰脂肪酶 pH7.0、胰蛋白酶 pH7.7 等。如在酸性体质中，肯定偏离了最适合的 pH 值，其酶的活力、催化效率也必将大大降低。催化糖类的酶活力下降，造成糖堆积致血糖升高；脂类酶活力下降造成高脂肪肥胖症；催化尿酸酶活力下降引发高尿酸血症等。这就是所说的酸性体质是百病之源的理论根据。

04 癌症与酸性体质有关系吗

有人说酸性体质能引发癌症没有科学依据，但却承认肿瘤细胞周围微循环的体液变酸，解释变酸的原因是肿瘤细胞生长快、氧气供应不足，其代谢过程产生过多乳酸造成的。结论是：不是体液“变酸”引发肿瘤，而是肿瘤造成的酸性环境。

上述说法有点因果逻辑关系倒置，事实上不是肿瘤产生酸，而是缺氧导致无氧代谢产生了乳酸。在无氧和酸性环境下正常细胞难以存活，而癌细胞却可以旺盛地活着。

癌症发病尚无公认的机理，但却有许多学说，其中就有缺氧学说和酸性体质学说。诺贝尔奖获得者德国瓦伯格博士首先提出癌症只有

一个主要原因，就是身体细胞有氧呼吸被细胞无氧呼吸取代了。《癌症不是病》的作者安德烈·莫瑞兹阐明：癌细胞是由正常需氧细胞为了适应在无氧环境中生存，通过基因突变而生成的，基因突变只会在没有氧气或氧气极少环境中发生。正常细胞与癌细胞最主要不同点是：前者是利用氧分解葡萄糖获取能量，1 个分子葡萄糖氧化可产生 38 个分子三磷酸腺苷（ATP），产生的废物是无害的 CO_2 和 H_2O；后者是无氧酵解，1 个分子葡萄糖只产生 2 个分子 ATP，其废物是大量有害的乳酸。这就不难理解为什么癌症晚期，癌细胞像恶狼一样疯狂抢夺正常细胞能量和癌肿剧痛的原因所在（参阅本书第十六章）。

李建民教授指出“血红蛋白的氧饱和度随 pH 值升高而升高。pH 值对氧血红蛋白平衡的影响称波尔效应（Bohr effect）：在肺氧分压高（约 13 kPa）、pH 值较高（7.6）时，有利于血红蛋白与氧结合，使氧的饱和度达到最大值（约 96%）。”那么 pH 值下降而趋向酸性体质时，其血红蛋白与氧结合率降低就不奇怪了。正因为先有体液 pH 值降低，才使血红蛋白与氧的结合率降低，最终导致无氧酵解产生更多的乳酸，这种因果关系是十分清楚的。还要说明，在无氧、少氧及酸性体液包围的如此恶劣环境中，癌细胞却能无限地狂长，就足以说明酸性环境（pH6.86~6.95）才是癌细胞的最佳生存环境。

05 酸碱性食物毫无意义吗

反对“酸性体质”者的观点：

① 不承认食物有酸碱性之分。

② 虽有酸碱性之分，也无法改变体液酸碱度。

③ 从营养学观点，看酸碱性食物之分，无科学根据。

④ 蔬果等对慢性病预防作用是因含维生素、矿物质，而非碱性。

1978 年，北京大学医学部主编出版的《生物化学》中记载："体液中的酸碱性物质，主要是细胞内代谢过程中产生的。在普通膳食条件下，正常人体内酸性物质的产量，远远超过碱性物质。此外，部分酸碱性物质也直接来自饮食。"这段描述，清楚地肯定了食物有酸碱性之分。

营养学中食物的酸碱性分为化学酸碱性和生理酸碱性，前者是指食物直接表现出来的酸碱性，将食物切碎榨汁后用 pH 试纸就可测知；后者是指食物消化吸收后，进入代谢途径，最后残留物给体液带来的酸碱性。测定方法：取 100 g 食物燃烧，剩下的灰（其中残留矿物质钾、钠、钙、镁、氮、硫、磷、氯等元素），经水解后中和滴定法测得酸碱度。用这种方法测得的结果发现，生理性酸性食物中，以氯、硫、磷、氟离子含量高，多存在于肉禽类、鱼类、米面、白糖、啤酒等食物中；生理性碱性食物中，以钾、钠、钙、镁离子含量高，多存在于蔬菜、水果、豆类、薯类、海带等植物性食物中。

生理性酸碱食物不以口味判断，如山楂、草莓、橘子等口味是酸的，未食用前测 pH 值均小于 7，而烧成灰（相当于食后代谢残留物）测得 pH 值却均大于 7。醋在食用前是不折不扣的酸性食品，当食入人体后就变成了碱性，这是什么原因？英国生物学家汉斯·阿道夫·克雷布斯（Hans Adolf Krebs）发现的"克氏循环"（获诺贝尔生理学医学奖）理论：在循环中醋酸与乳酸、柠檬酸、焦性葡萄糖酸结合（反应），放出 CO_2 和 H_2O，CO_2 由肺排出体外，因此降低了碳酸和焦性葡萄糖酸的含量，使体液呈弱碱性。日本学者长田三松自 1991 年就致力于醋的医疗功能研究，他认为，在所有药物和食品中，醋是唯一直接使人体液呈正常弱碱性的食品。

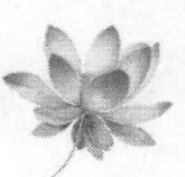

有人说，酸碱性食物无法改变体液的酸碱度。那么，请看：

【例 1】美国病理学会和加拿大皇家医师协会资深会员、美国印第安大学医学院荣誉退休教授、美籍华人道良哲医学博士在 20 世纪 90 年代后期颇受健康困扰：高血压、失眠、痛风、频发疱疹、便秘、痔疮、贫血、陈旧性心梗等病症缠身。1990 年退休后，凭借着对生物化学、生理学、病理学的深厚学术基础，他开始查找抗衰老的有关资料，研究衰老机制，尤其对体液 pH 值和酸碱性体质对健康的影响有非常透彻的研究，并以自身为实验品与疾病抗争，终于 10 年后，近 80 岁时，上述疾病几乎全部消失。他相信恢复健康是体液由酸性变为弱碱性的结果，他在试验前唾液 pH 值为 6.5，经过两年的时间，使唾液 pH 值升到 7.4。

【例 2】方某共有 7 年体检尿 pH 值记录（见表 30）。

表 30　方某 7 年体检尿 pH 值记录

年份	2005	2006	2010	2011	2012	2013	2014
pH 值	5.5	5.5	6.0	7	6.5	6.5	6.5

2015 年 6—10 月，方某连续用 pH 试纸自测晨尿 75 天，其中 pH 值 7.0 共 36 天、pH 值 7.5 为 17 天、pH 值 8~8.5 为 22 天，平均晨尿 pH 值为 7.44，这完全符合他近 8 年来以素食为主反映出的真实结果。

06 体液 pH 值检测

（1）医院检测

① 测静脉血 CO_2 结合率，正常范围 22~28 mmol/L。

② 测血液碱储备总量，正常范围 45~55 mmol/L。

③ 测股动脉血 pH 值，正常范围 7.35~7.45。

以上三种检测多半是住院危重患者，不适于正常人群。

（2）简易检测法

即在清晨起床后不进食、不饮水情况下，可用精密 pH 试纸自测唾液或尿液，以间接判知体液酸碱度，如尿液或唾液 pH 值均小于 6.5 即为偏酸。

07 人体体质变酸的因素及其防控

（1）人体体质变酸的因素

① 人体代谢产生大量酸性废物。

② 饮食结构不合理，食用动物性食品过多，蔬菜、水果过少。

③ 运动不足。

④ 压力过大，高度紧张会使人体严重酸化。

⑤ 烟酒过度（典型酸性物质）。

⑥ 睡眠不足。

⑦ 环境污染：空气中 NO、CO_2、SO_2、Cl 等吸入体内，与 H_2O 结合，都能生成酸性物质。

⑧ 胡乱用药（化学药多数为酸性）。

（2）防控体质变酸，维持弱碱性体质

① 首先应多食钾、钙、镁碱性离子含量高的植物性食品。

② 少吃氯、硫、磷等酸性离子含量多的动物性食品。

③ 坚持有氧运动，以防产生过多乳酸。

④ 始终坚持积极愉悦的心态。

⑤ 保证 7 小时有效睡眠，不熬夜。

⑥ 严格戒烟限酒。

⑦ 不要过多依赖化学药品。

第二十八章 牛奶的是与非

国内对牛奶是与非的争论始于2007年上半年，由于中国台湾某学者提出“牛奶是牛吃的，不是人吃的”观点，而国内又正在倡导从婴儿到老年人终生都应喝牛奶，因而引起很大争论。牛奶到底是有益还是有害，众说纷纭，笔者在此把争论的焦点加以说明，以供读者参考。

01 喝牛奶的历史

有研究表明，距今7 000年前的新石器时代，人类的祖先还无法消化牛奶，如果喝了牛奶就会生病。据考古发现和推论以及遗传学研究发现，均认为人类食用牛奶不到7 000年。伦敦大学马克·托马斯（Mark Thomas）博士的研究小组指出：“生活在欧洲的人类祖先，通过饲养奶牛，使牛奶成为他们重要的营养来源，久而久之才获得了成年后消化牛奶中乳糖的能力，并且遗传给后代……”白种人多分布在欧洲，而美洲和澳洲的先民也都是欧洲白种人移民。至于中国西北直至罗马帝国一直都是白种游牧民族的天下，他们的祖先终日在马背上驰骋，周围除了草原就是牛羊，其食品必然是牛奶、羊奶和肉。喝牛奶、吃奶酪、吃羊排，这是维持生命和繁衍后代的需要，同时也是他们历经数千年来培养、训练和长期适应的结果。

进入20世纪以来，很多国家把牛奶作为提高民族身体素质的法宝。美国30年代就开展了“三杯奶运动”；1996年又颁布了《国家学生午餐法》，牛奶是其中硬指标。日本1954年先通过立法推行学生午餐加奶计划，60年代进而开展了“一杯奶强壮一个民族的运动”，日本人从早先人均年饮12 kg牛奶到现在增加到91 kg牛奶。印度近年来也掀起了“白色革命”，即在学生中推行饮牛奶计划。

中国人（除北方游牧区）大多为农耕民族的后代，其食物以谷物、蔬菜为主。解放前别说农村，就是大城市喝牛奶也仅限于少数有钱人。中国人开始普及喝牛奶还是生活逐渐富裕后的事，真正在城市普及喝牛奶是在近二十年，特别是提倡“一袋牛奶强壮一个民族”以后，喝牛奶之风渐为盛行。中国为了学习外国经验，在2000年开始启动了《学生饮用牛奶计划》，2006年又启动了《学生饮用牛奶升级计划》，目前国内奶业发展迅猛，喝奶已成为普通百姓日常饮食中的重要习惯。

02 如何评价“一袋奶强壮一个民族”

有人以日本为例，“1937年侵略中国时，日本人被称为小日本，个子矮……二战后，日本政府给中小学生每人每日一袋牛奶，结果日本人一代比一代高，一代比一代壮，现在超过了中国人。”牛奶中含钙量高，是补钙、防止骨质疏松、预防骨折的最佳选择；还有牛奶中含蛋白质都是优质蛋白，对人体生长发育、促进健康、防治疾病有益。

有人引用英国孤儿院的专门研究资料，把孩子分为两组，甲组每日加一袋牛奶，乙组不给牛奶，其他饮食两组都一样，结果到了15岁，

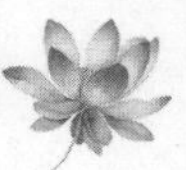

发现甲组孩子身高比不喝牛奶的乙组平均高出 2.8 cm；而每日喝两袋牛奶的比不喝奶的高出 4.8 cm。总之喝牛奶对所有的人都有很多好处。

对此潘朝曦教授在《大颠覆》专著中提出严重质疑，他认为“身材高矮除与钙的适量摄入有关外，还与遗传、生长激素及全身营养状况有关。日本人高于中国人的资料显示，49 岁以下的中国人普遍比日本人矮，49 岁以下的人是在 1958 年以后出生的；而 1960—1980 年是日本经济腾飞时期，此时生活水准随之提高，除鱼消费量占世界之首外（人均年吃 70 kg），还大量进口禽、肉类。日本人喜欢吃寿司（即紫菜卷饭），紫菜含钙量是牛奶的 20 倍，鱼、虾、蟹含钙也很高。因此怎么能说日本人身高所需钙和蛋白质只是由于喝奶这一个因素所致，而与鱼、禽、肉、紫菜等摄入无关呢？”其实 55 岁以上的人都会有深刻记忆，1958 年后出生的中国人正处在“三年自然灾害”时期，辽宁省正处在“每人每月三两油、四个蛋”的情况下，接着又经过“十年文革”，经济濒临崩溃，连温饱都难解决还谈什么喝牛奶！科学研究要有原则，即随机、对照和重复，这个对照要有可比性。试想一个是经济腾飞、营养丰富的日本人，一个是经济困难、吃不饱肚子的中国人，把两者拿来相比身高，这种对比是不科学的、不准确的，当然没有说服力。

03 大多数的中国人不能消化牛奶

牛奶中有两种主要成分，一是酪蛋白，占牛奶蛋白质中的 87%；二是牛奶中的碳水化合物主要是乳糖。这两种成分，前者需要凝乳酶，后者需要乳糖酶，牛奶才能被分解消化吸收。然而这两种酶在婴儿长到 3—4 岁以后，就不再继续分泌了。

德国吉森大学营养学教授米夏埃尔·克拉温克尔（Michael Crawinkel）说："实际上人类有3/4的人口主要是非洲人、亚洲人或印第安人，他们都因体内没有足够的乳糖酶而无法消化牛奶。就是北欧也有10%、南欧有30%的人也不能喝牛奶。"有资料表明，牛奶中的酪蛋白是凝胶块状、坚硬的大分子物，在遇到pH值4.6以下的胃液时会发生凝胶沉淀，在缺少凝乳酶的条件下更难消化。

2005年5月27日，新华网曾公布中国疾病控制中心营养研究所对北京、上海、广州和哈尔滨四大城市的1 168名健康儿童进行乳糖酶缺乏率和乳糖不耐受率的调查，发现乳糖酶缺乏率：3—5岁组为38.5%、7—8岁组为87.6%、11—13岁组为87.8%；乳糖不耐受率分别为：12.2%、32.2%和29%。所谓乳糖不耐受是因缺少酶，乳糖不能分解为葡萄糖和半乳糖，乳糖随之进入结肠被细菌发酵产生短链脂肪酸和甲烷、二氧化碳等气体，而引起腹痛、腹胀、渗透性腹泻，这种症状所占比率也随着年龄的增长而增多。乳糖酶缺乏因种族和地区不同而异，欧洲白种人为5%~30%、亚洲黄种人为76%~100%、非洲黑人为95%~100%。《中国经济时报》于2007年1月26日报道说"由于人体容易出现乳糖不耐受的不良反应，中国有80%的人不宜饮用牛奶。"

04 关于酸奶的问题

很多人说一喝牛奶就腹泻，那怎么办呢？你可以试试喝酸奶，要是不爱喝酸奶怎么办？喝豆浆。那么还有人说："我牛奶不喝、酸奶不喝、豆浆我也不喝。"怎么办？那你就应该从其他方面补充营养素了！

喝酸奶的利弊如何？酸奶是以鲜牛奶或奶粉为原料，种入乳酸杆菌和嗜热链球菌作为发酵剂，并保温一定时间而制得。目前市场上有四个品种：① 奶或奶粉种入发酵剂后，将菌灭活；② 奶或奶粉种入发酵剂后，不灭活菌，在低温下保存；③ 在酸奶中加糖、蜂蜜、酸味剂；④ 牛奶中加水、糖、酸味剂。酸奶的优点是：由于奶在发酵过程中将 20% 左右的糖和蛋白质分解为小分子，使之较容易消化吸收，对乳糖不耐受者有好处；还有双歧杆菌是有益菌，维持肠道正常菌群有一定好处。

有学者认为，酸奶没有从根本上改变乳糖酶缺乏的问题，不耐受性也没有解决。他还提出以下几个值得注意的问题：其一，乳酸杆菌在 pH 值 5.4 以上的环境中，生长繁殖良好，而在空腹时，胃液 pH 值为 2~3，乳酸菌入胃即被杀死，所以酸奶必须饭后 2 小时才能喝，空腹喝无益；其二，由全脂奶粉或奶粉制成的酸奶，其脂肪含量较高，热量增加。100 g 牛奶的热量为 47 kcal、酸奶为 72 kcal，如加蜂蜜、糖则热量更高；其三，胃炎、胃溃疡患者不宜喝，因它刺激胃酸分泌；其四，加糖则糖尿病患者不宜喝；其五，如人体有益菌群正常时，乳酸杆菌补充太过，必然抢夺其他有益菌的生存空间，反而会引起菌群失调。

为了解决乳糖酶缺乏和乳糖不耐受的问题已开发出“舒化奶”，它是将牛奶中 90% 以上的乳糖，预先分解成易于吸收的葡萄糖和半乳糖，市场上已经有厂家销售。

05 牛奶到底是牛喝的还是人喝的

“牛奶是牛吃的，不是人吃的”，此话其实不够确切，我们已经知道全世界的白种人三餐离不开奶和奶制品，3 岁以下的黄种人婴儿还是可以消化牛奶的，没有母乳吃的婴儿选用牛奶以及配方奶粉是很普遍的；成人也不是不能喝。至于牛奶还有其他害处，那是另外的问题。

但是从历史来看，说牛奶是小牛吃的没有错，因为西方白种人能喝牛奶，也是数千年来逐渐适应的结果；而东方人不适合喝牛奶，也是“造物主”的安排。任何生命体摄入的食品均与其消化系统相适应而配套，如有的吃草、有的吃肉、小鸡能吃小石头、熊猫吃竹子。

以牛和人为例，牛奶中蛋白质含量高，是人奶的 3 倍；含钙量是人奶的 3.5 倍；牛奶中缺乏碘和镁，人奶中则丰富；而人奶中含有的卵磷脂和牛磺酸，牛奶中含量则很少。从小牛和婴儿生长发育阶段来看，牛奶和人奶各为其主。小牛出生后，前 3 个月每月其骨骼和体重约增加 1 倍，而婴儿其体重除第一个月增长 34.34% 外，以后要 6 个月才能增加到出生时的 1 倍。体重增长快需要大量蛋白质，骨骼增长快需要更多的钙，这就是为什么“造物主”为牛设计了牛奶蛋白质高于人奶 3 倍、钙高于 3.5 倍的原因。小牛肢体发育虽快，但脑部发育缓慢。婴儿脑部发育特快，至 6 个月龄时脑重量增至出生时的 2 倍（600~700 g），至 1 岁时可达 900~1 000 g，接近成人脑重量的 2/3。婴儿大脑发育成熟和影响其一生智力的至关重要物质，就是人奶中的卵磷脂（人奶比牛奶多 1 倍）和牛磺酸（人奶比牛奶多 30 倍）。

至于消化问题，牛奶中的酪蛋白是难消化的大分子凝乳，只适合于有四个胃的牛；而人奶中的蛋白质是白蛋白，分子小，性质温和，即使消化系统尚在发育中的婴儿也很易消化。

06 补钙之争

大力提倡牛奶补钙者的唯一根据是认为牛奶中含钙高。那么含钙高就能补钙吗？美国《洛杉矶时报》曾报道“一项为期 12 年，涉及 78 000 名妇女的哈佛大学护士的健康研究表明，大量饮用牛奶的妇女比少量饮用或不饮用牛奶妇女的骨折比例高 2 倍。”哈佛大学营养系主任魏勒特指出“含硫的动物性蛋白质进入人体内会使血液呈酸性反应，迫使从“骨银行”中提取钙质来平衡酸性血液，因此动物性蛋白质越多，钙质排除的机会相对增加。”

1992 年，耶鲁大学医学院的研究者曾对 16 个国家、50 岁以上的妇女进行 34 项关于蛋白质摄入与骨折发生率的独立调查，发现大约有 70% 的骨折是由于动物性蛋白质的摄入过多造成的。坎贝尔指出“动物性蛋白质造成体内代谢出过多的代谢酸，并从骨骼中析出钙时，尿液中钙水平就会升高。”对这个现象，从 20 世纪 70 年代起，某些研究人员进行了深入的研究，其研究简报分别发表于 1974 年、1981 年和 1990 年，每份报告均清楚证明：我们每日摄入的动物性蛋白质量足以导致尿钙水平大幅度升高。如果蛋白质摄入量（主要是动物性）增加 1 倍（从 35 g/d 到 78 g/d），尿钙将增加 50% 左右。

钙能否被人体吸收利用的机制非常复杂，不是单纯含钙多少的问题。负责钙在体内分配、吸收和排泄受很多因素影响，如甲状旁腺素（PTH）、降钙素（CT）和 1，25- 羟基维生素 D_3 三者相互协调才能完成。此外还受生长激素、性激素、肾上腺皮质激素等影响，以及钙与磷、钙与镁的比例也有关。例如钙与镁比例为 2:1 为最佳，可牛奶中钙与镁比例为 10:1，故亦影响钙的吸收。

其实那种认为牛奶含钙量高者是只知其一不知其二。查一查食物营养成分表就可知道，含钙量比牛奶高者不下数十种。请见表 10 所列 35 种常见食物含钙量超过牛奶者有 34 种，其中最高者是虾皮（991 mg/100 g），最低者是牛奶（104 mg/100 g）。

07 牛奶致癌的问题

关于多喝牛奶能够引发癌症之说令许多人大为不解，认为不可思议，但通过大量实验和流行病学调查，证实是有根据的。瑞典卡洛林斯卡医学院的一个研究所，对 6 万名 38—72 岁妇女连续追踪 13 年发现：每日喝 4 杯（1 杯 200~250 ml）以上乳制品的妇女，患卵巢癌的机会比每日喝 2 杯的人多 2 倍，一天喝 2 杯比少喝或不喝牛奶的人多 1 倍。2001 年哈佛大学 11 年追踪研究发现：每日食用超过 2.5 份乳制品（1 份 =240 ml）比每日食入少于或等于 0.5 份的人，患前列腺癌的机会要多 34%。日本战后饮食西方化，牛奶和奶制品大幅增加，使日本女性身高明显增高，但同时乳腺癌发病率也随之增加 1 倍。研究认为，大量饮用牛奶会增加人体中类胰岛素 1 号生长因子（IGF–1）的水平，而它却与增高身材有关；还证明，几乎每一种癌症都与 IGF–1 有关联，它是促使癌症细胞生长繁殖的关键性因素。

柯林·坎贝尔博士在其所著《中国健康调查报告》中披露，他在历时 27 年的一系列动物实验中，得出了惊人的结论：“酪蛋白（牛奶中占 87%）具有极强的促癌效果。”他于 1982 年为美国国家科学院撰写的报告《膳食营养与癌症》发表后震惊了全美国。他的“蛋白质致癌研究”课题得到了美国癌症研究协会等部门大力资助，27 年的实验研究先后发表在顶级科学杂志上的论文达 100 多篇。

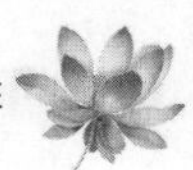

柯林·坎贝尔博士的实验研究之一：选两组大白鼠，甲组饲以含20%酪蛋白饲料，乙组为5%酪蛋白饲料，两组同时给予黄曲霉毒素诱癌物，结果甲组癌病灶细胞团的增长速度比乙组快2.2倍。

实验之二：即给两组大白鼠不同剂量黄曲霉毒素诱发癌实验，设计甲组接触高剂量致癌物，饲以5%酪蛋白质饲料，结果病灶细胞团增长11%；而乙组使之接触低剂量致癌物，饲以20%酪蛋白质饲料，其病灶细胞团却增长95%以上。这一令人吃惊的结果说明：酪蛋白质摄入量产生的作用远远超过致癌物对病灶的影响。

还有许多实验都证明，高剂量酪蛋白质对癌细胞的发育具有非常强的促进作用；癌病灶细胞的生长可以通过给予不同量的蛋白质进行调节并实现逆转。

以上实验都是用的酪蛋白质（牛奶中占87%），那么植物性蛋白质质会怎样呢？他们又进行两次大鼠实验，一次用20%谷蛋白质饲料，一次用20%大豆蛋白质做饲料，结果两次实验均没有促进癌的生长。

但上述实验中发现低水平（5%）酪蛋白质对癌有抑制作用，那么到底多大量对人体不会造成损害呢？为此又设计了从4%~24%（8个剂量组）酪蛋白质饲料对病灶细胞影响的实验。结果发现：10%以下酪蛋白质饲料组的癌病灶细胞不会发展，超过10%的就会急剧增多。这项研究的一个重要发现是：当摄入的蛋白质水平达到或超过动物生长所需水平，就会导致癌的发生。坎贝尔指出："尽管这项研究结论是来自动物实验，但对人类也有重要的意义，因为在成长期的大鼠和人类对蛋白质需求量，以及成年大鼠和成年人维持身体健康所需蛋白质的量是非常接近的。"

很多人对某种食品、营养品的有益或有害的观点不理解，无所适从，其实不同观点和意见是很正常的。例如，原来都认为牛奶对人体是最有营养价值的，现在有人认为并非如此，甚至在某种情况下还可能有害；原来认为没有什么营养价值的红薯（地瓜），现在WHO却将它列为蔬菜类第一号抗癌食品。这都是通过实验研究及实践观察得出的科学结论。

不同学者从不同角度，采取不同的手段和方法对同一个问题进行研究，得出了截然不同的结论也是常有的事。我们不仅不要害怕、拒绝不同的观点和意见，在学术上更要鼓励“百家争鸣”，真理越辩越明，只有这样，事物才能发展、前进。社会在进步，科学要发展，陈旧的观点、老的习惯必然要被新的科学实践所替代；尤其是关系到广大人民群众生命健康的大事，更必须以科学的态度，实事求是地把牛奶的是与非、利和弊，说清楚、讲明白，让群众根据自己的具体情况去思考、辨别和选择。

总之，牛奶的是与非还会继续争论下去，人们怎么办？鉴于现有的科研资料，建议：第一，对牛奶不耐受、没有消化能力者，对牛奶过敏者或单纯为了补钙者，可放弃喝牛奶；第二，对牛奶有消化能力、没有不耐受症状、不过敏、自我感觉喝牛奶后对健康有益者，可以酌情定量少喝，每日以不超过1杯（250 ml）为宜；第三，有条件者，每日可喝1杯“舒化奶”（250 ml）。

第二十九章 为什么要以素食为主

01 肉食与素食发展的趋势和现状

有资料表明，早期人类除在危急情况下只吃蔬菜、干果之类，不吃肉类，直到后来冰河时期，他们平时所需蔬菜、干果不敷所需，为了活命才开始吃肉。过了冰河时期，吃肉习惯也随之延续下来。由于环境所迫和出于需求，北极爱斯基摩人的食物主要是鱼类。

以肉食为主，原本是西欧发达国家为了摄取优质蛋白质而被普遍采用的，当然也与经济发达有关。历史上中国和印度是大范围吃素食国家，然而中国随着经济发展，生活水平的提高，特别是近 30 年来引入西方优质蛋白质观念，开始逐渐抛弃素食传统，肉食量惊人地大幅度提升。

WHO 资料，中国人食肉量 1988—1998 年的 10 年间增加 1 倍，即人均每年达到 46 kg，2002 年增加到 52 kg。英国素食总会主席、素食专家马克斯韦尔（Maxwell）在国际素食组织中声望很高，他说："素食者极少患癌症、心脏病、高血压，我是众人皆荤我独素。"他感慨地说："世界难以预计，现在东方人都以西方人的生活方式为学习对象。

素食原在东方，当西方人已开始意识到吃荤的祸害，拼命要改掉这一饮食习惯的今天，东方人却反而以荤食为时尚。”

德国有家饮食店叫“雷福毛土”，专卖素食，全国有2 500家连锁店，个个生意兴隆。美国素食或生机饮食运动正在各大学快速兴起，素食医院也迅速建立起来。中国的饮食习惯正与国际总趋势背向而驰。笔者从网上查询，在15种报刊中查阅100篇有关荤素食文章，从标题上看，坚决主张素食者占25%、反对者占50%、模棱两可者占25%。如果作社会人群调查的话，估计反对素食的人数要占绝大多数。看来在中国目前主张素食或以素食为主者，还是一个少数群体。

02 人类为什么不适合肉食

科学家们认为，任何动物的饮食都必须与生理构造相适应。素食动物的生理构造、身体机能和消化系统与肉食动物完全不同。肉食动物常是性情凶暴，尖牙利爪，喜食血腥；草食动物则性情温和，牙齿平齐，厌恶血腥。肉食动物的消化系统比较短，小肠长度只有身长的3倍，这是因为肉食纤维少，营养浓缩，没必要慢慢吸收。若肉类在肠子中存留过久，就会产生毒素增加肝脏负担。肉食动物的胃液pH值为1，草食动物胃液pH值为4~5，而且胃液分泌量，肉食动物比草食动物高20倍，以利于消化生肉和骨骼。草食动物的肠子都比较长，这是因为植物类食物纤维多，营养素不集中，需要慢慢消化吸收。猪和鹿的肠子是身长的15倍、牛是20倍、羊是22倍、马是20倍、人类是5倍。

其实不同物种选择何种饮食习惯，除与遗传和生理特征等先天因素有关外，还与营养、环境和生态特征有关。饮食多样性（杂食）对

于个体的生存和物种的繁衍都具有积极意义。但是应该看到，有些动物之所以会选择那些并不适合于自己生理特点的食物，往往主要是生态环境的变迁，是无可奈何而为之。与动物相比，人类更有智慧和灵性，我们已经有能力创造出各种各样的食物，更有理由选择适合自己生理结构特点的食物，不必像动物那样被迫有什么就得吃什么。综观素食本是上天给人类的自然安排，如果人类放弃肉食而回归素食，不仅是非常合理的，也是科学明智的。人们所担心的营养缺乏问题，实是一种莫大的误导。

03 肉食与素食的利弊

主张肉食者给素食列出 10 多项危害，主要有蛋白质不足质量低、身体弱没有劲、热量低爱生病；缺维生素 A、维生素 D、维生素 B_{12}；缺锌、铁、钙等。下面就几个主要问题看肉食与素食的利与弊。

（1）肉食者更加强壮吗

肉食者的一个重要论点是肉食有劲，素食文弱，然而大量事实并非如此。体育营养专家丽莎·多芙曼（Lisa Dorfman）是《素食运动手册》的作者，她说："素食者也能像肉食者一样有爆发力，但爆发力之后，素食者开始显现耐久的长处，素食者的耐力是肉食者远远比不上的，就像猎豹一样，一扑之下抓不住羚羊的话，就再也追不上了。"她又说："奥运级运动员吃素照样可以让你成为彪悍的运动机器。"她在书中列举出 17 名顶尖运动员的训练秘诀和三餐食谱，这些人吃全素或基本吃素（不吃肉只吃点鱼）。世界著名中长跑之王，卡尔·刘易斯（Carl Lewis）就是一个严格素食者。

美国耶鲁大学的欧文·菲希尔（Owen Fischer）博士曾进行一项耐

力试验。试验对象有该大学运动员、讲师、医师、护士等，项目简单，将手臂平举，看谁举的时间长，其中肉食组15人中，只有2人超过15分钟，没有超过30分钟者；素食组32人中22人超过15分钟、15人超过30分钟、9人超过60分钟、4人超过2小时、1人超过3小时。布鲁塞尔大学爱特克（Aiteke）博士等也做了类似试验，也证实了菲希尔博士的结论。

我们从《动物世界》中所看到的狮、虎、豹的强悍凶猛，扑杀素食动物，实际上它们攻击的对象常常是老幼病残者，或是靠群体多数取胜。

（2）食肉营养价值高吗

肉食者认为动物性蛋白质是优质蛋白质，所以动物性比植物性营养价值高。所谓优质蛋白质是指人体不能合成的，必须从食物中摄取（含有8种必需氨基酸）的食品。应该说动物性蛋白质确实是含必需氨基酸比较齐全，但这并非动物性食品所独有。从第二章表2中所列几种动植物食品中的蛋白质、必需氨基酸含量比较，不难看出植物性蛋白质质的质和量，完全不亚于动物性蛋白质。

有关蛋白质的需求存在许多误导。一味过度强调所谓高蛋白质饮食不仅无益，而且可能会有害。氨基酸的需求模式和比例关系，其不同年龄段、不同个体和健康状况的差异是不一样的。实际上现在所公布的蛋白质推荐摄入量（RNI），更多是从宏观指导而设，并不完全针对个体。事实上过量高蛋白质的摄取是无益的。蛋白质的功能主要是人体进行新陈代谢后去补充修复组织，只要够修复的就可以了，多余的蛋白质在体内不能储存，只能被当作燃料“烧掉”；而蛋白质在燃烧过程中一方面也要消耗很多能量（热效应高），同时它分解后还会产生大量的有害废物，如尿素、尿酸等，其对人体器官造成伤害。

美国有科学家对素食与肉食者的尿液分析发现：从排出的氮化合物来看，肉食者肾负荷是素食者的3倍。若肾脏无力排出集存在体内，则是痛风、风湿症、关节痛、神经炎等病的重要致病因素。

柯林·坎贝尔博士说："人体有一个复杂的代谢系统，可以从植物来源的蛋白质中获得所有的必需氨基酸，而不需要摄入大量所谓高品质蛋白质，或精心计算每日吃什么东西，但不幸的是，长期以来流行的这种蛋白质观念蒙蔽了我们的眼睛。"

目前以大豆植物性蛋白质质替代肉类蛋白质，已成为新世纪食品工业发展的一种趋势。可以预见，在不久的将来，衡量一个国家人民蛋白质营养状况的指标，将不再是动物性蛋白质的消费水平。

除蛋白质外，还有其他营养素，如脂肪酸共有13种，而动物脂肪中只有6种，植物脂肪中却全部都有。还有12种维生素和10多种矿物质，其中在植物性食物中根本不存在的只有胆固醇、维生素A和维生素D以及含量比较少的或难吸收的维生素B_{12}、锌和铁。但是，胆固醇可以自身合成，维生素A可由植物中的β胡萝卜素转化，维生素D只要每日晒太阳就可以补充。维生素B_{12}在植物性食品中确实比较少。研究证明，维持人体正常活动的维生素B_{12}，其最低需要量每日只需要0.1 μg，FAO和WHO推荐量为每日1 μg，美国的推荐量为2.4 μg，中国的推荐量也是2.4 μg。植物性食品中的螺旋藻和腐乳中含有非常丰富的维生素B_{12}。

至于锌，中国推荐量每日每人为11.5 mg。如表13所示，在动物性食品中含锌最高的是海蛎肉，每100 g中含47.5 mg，猪肉中仅含2.99 mg，牛肉中含3.71 mg。而在植物性食品中，锌的种类和数量都不少，如每百克大麦中含锌4.36 mg，香大米中含3.29 mg，山核桃中含12.59 mg，松子中含9.02 mg，香菇（干）中含8.5 mg；海蛎含锌再高，一年中能吃几次。以猪肉和粮谷相比，假如每日吃猪肉 100 g，摄锌量仅为 2.99 mg，而每日进食粮谷类 250~400 g，以谷类平均锌含量 2.5 mg/100 g 计，则每日摄锌量为 6.25~10.0 mg，这远高于肉类。

铁元素在植物类中含量并不少，虽然吸收率不如动物性食品，但完全可以量取胜，如瘦猪肉中含铁每百克仅有 2.4 mg、瘦牛肉中含 3.2 mg；而在海带中为 99.3 mg、黑木耳中含 97.4 mg、豆腐丝中含 36.8 mg、豆腐干中含 23.3 mg、红薯粉中含 10.7 mg，其含铁量远高于肉类 3~33 倍。可见认为动物性食品比素食营养价值更好，只是一种错觉。

（3）肉食与富贵病

大量事实证明，所谓现代的富贵病，其根源均在于肉食。声称最先进的美国不仅乳癌，甚至直肠癌、肺癌都名列世界第三位，有 50% 的人死于心脑血管疾病。美国 50 岁以上的妇女髋骨骨折的发生率居全球最高。坎贝尔教授列举美国 2001 年有 2 300 万人患心脏病，2000 年至少有 70 万人死于心肌梗死、55 万人死于癌症、至少 28 万人死于脑血管病。中国 2006 年第三次全国居民死因调查与 20 世纪 70 年代初期相比，中国城乡癌症死亡率分别上升了 83.1% 和 22.5%，其中肺癌、乳癌与 30 年前相比，分别上升 465% 和 96%。而与饮食习惯相关的非传染性疾病的死亡率高达 82.5%，其中癌症和心脑血管病的死亡构成就占非传染性疾病死亡的 80%。

心脑血管疾病的发生与血脂、胆固醇高绝对相关，恰恰肉食类食物是主要根源；而植物性食物却不存在胆固醇。早在 1961 年《美国医学协会会刊》就提出，吃素可预防 90%~97% 的心脏病。美国心脏病协会也主张限制心脏病患者食肉量，并告诫他们停止吃肉。美国牛

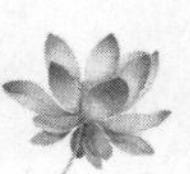

津大学医学院在对 6 000 名素食者和 5 000 名肉食者对照研究发现，其冠心病发病率，素食者和严格素食者分别比肉食者低 24% 和 57%。

动物性蛋白质是致癌的重要因素。坎贝尔教授做过大量实验证实，他用饲料中加入 20% 动物性酪蛋白喂养大鼠，结果引发癌症，而同样在饲料中加入 20% 的植物性谷蛋白质，和另一次加大豆蛋白质，结果两次实验均没有促进癌的生长。

亚硝酸盐、氮氧化物、胺等广泛存在于肉类、鱼类中，在食品加工过程中极易转化为 N- 亚硝基化合物。熏制或腌制鱼、肉中以及鱼露、虾酱、咸蛋、腊肠、火腿中均含较多的胺类和亚硝酸盐，它们是广谱烈性致癌物。

在烹调或高温加热肉、鱼时，氨基酸和肌酸会形成 17 种杂环胺，喂食这些杂环胺可使啮齿类动物患多种癌症（肠癌、乳腺癌、前列腺癌、肝癌等）。

明火熏烤或高温烹调肉、鱼会产生热解或热聚反应，而产生多环芳烃化合物，目前已鉴定出数百种的一类强致癌物，其中苯并芘系是多环芳烃中的典型代表，它可进入体内含有脂肪的任何器官。在熏鱼、肉、香肠、烤羊肉串中，苯并芘含量比普通肉中高 60 倍。

（4）肉中的内源与外源性毒素

美国华盛顿心理实验室曾做过试验，正常人往玻璃管里吹气，凝结的水和一般水一样；而受试者在生气、害怕、嫉妒时呼出的气所凝结的水则出现不同颜色。化学分析其含有致命毒素，将它们给老鼠喝，几分钟就会毒死。同理，当动物被屠宰时，因痛楚、恐惧、愤恨、挣扎在其体内也会产生大量毒素，这种毒素叫“皮毒”，吃了这种含“皮毒”的肉同样会伤害人体。

还有“尸毒”是尸体腐败引起的，时间越长越厉害。若鱼在半年前就死在船上，这种缓慢腐败尸体中的尸毒量高得也很惊人，而且尸毒是任何烹调、蒸煮都无法消除的，它是消化系统癌症的祸首。

人吃肉是“食物链的末端”，植物吸取的是阳光、空气和水，动物吃植物，大动物吃小动物。小动物吃了被农药、化肥、生长剂等严重污染的植物后，毒物留在体内。美国调查肉类中杀虫剂含量比蔬菜、水果、青草中高13倍。畜牧业者为了加快动物生长而大量使用抗生素、荷尔蒙、镇静剂、开胃药、生长剂、瘦肉精、化学饲料等。若肉类当天卖不出去而往其中添加各种防腐剂，致大量化学物质存留在肉类中，再加上动物本身多种疾病及寄生虫等，故有人说：“肉类是最不卫生、最不洁净的食品。”

动物被杀后体内的细胞即刻停止工作，所有这些外源和内源性产生的毒素都无法通过自身解毒排出体外，而人类通过吃肉就把上述所有毒物通通全部都吸收到自己的体内，这怎能不患病。

（5）从自然生态看肉食

2002年丹麦人均吃肉量为145.9 kg、新西兰人均吃142.1 kg、卢森堡和塞布路斯人均吃130 kg。美国1961年人均吃肉量为90 kg；2002年增加到人均吃120 kg。中国1961年人均吃肉量为3.8 kg，2000年增加到50 kg，40年间增加13倍。

为了满足肉食需求，猪、牛、羊、鸡等越养越多，从而给地球带来严重后果，水源枯竭、粮食短缺、土地匮乏、森林被砍、大气污染等灾难。斯德哥尔摩国际水资源研究所报告，生产同是1磅（1磅约为0.45 kg）的不同食物所需水量为：生菜需23加仑（1加仑约为3.79 L）、小麦25加仑、苹果49加仑、鸡815加仑、猪1 630加仑、牛肉5 214加仑。1亩优质土地可生产4万磅土豆、1万磅大豆，而只能生产250磅牛肉。全球80%大豆用作饲料，畜牧业消耗近一半的谷物。在中南

美洲每生产 1 磅牛肉要毁掉 20 平方米的雨林。所有证据说明，畜牧业是产生温室气体的头号凶手。2006 年联合国发表报告指“畜牧业所排放的温室气体量较全球所有交通工具、飞机、轮船、汽车、火车等总排放量还多”。世界观察研究所最新研究报告指出，牲畜及其副产品排放的温室气体占世界总排放量的 51%。中国畜牧业每年排放废物 27 亿吨，比工业多 34 倍。

所以有人强烈呼吁，为了拯救地球也必须吃素食。

04 怎样做到以素食为主

什么叫以素食为主？笔者主张的以素食为主是：“每日可吃 1 个鸡蛋和每周吃 1~2 次鱼类（每次 50~100 g）为基准”，其目的是严格限制动物性蛋白质和动物性脂肪。鸡蛋虽然是动物性食品；但因其所含蛋白质是优质的，且必需氨基酸齐全，而所含高胆固醇并不会引起人体血胆固醇升高，这是因为在蛋黄中有卵磷脂，它是强乳化剂，可把中性脂肪、胆固醇分解为微粒子，溶于水经代谢排出体外，因而对防治动脉粥样硬化有重要作用。

为了做到以素食为主，提出以下几条原则（供参考）：

① 严格控制动物性食品：不吃或少吃猪、牛、羊肉、牛奶和奶制品。动物性蛋白质限制在摄入蛋白质总量的 10%~20%。摄入脂肪提供的热量，应限制在总热量的 30% 以下。适量限食动物性脂肪及禁食反式脂肪酸。植物油每人每日限制在 25 g 以内。

② 每日要吃豆类及豆制品和花生，或经常吃蘑菇类食品，以获取足够的优质植物性蛋白质质。

③ 主食应粗、细粮搭配，米、面、小米、玉米、糙米或混以红豆、

绿豆、小豆及各种菜豆等。

④ 每日吃薯类，如红薯、土豆、山药等。

⑤ 每日吃各类当季盛产的新鲜蔬菜、水果等。

⑥ 把嘴管好，每餐七、八分饱就得严格控制“食欲”；抵制肉食、海鲜美味的诱惑就得严格控制“馋欲”。

对于素食之利、肉食之害的认识，并想要改变长期形成的饮食习惯，还要有一个逐步适应和实践的过程，只要你真正认识了和实践体验了，习惯的改变才会是自觉的、坚定的。请看被誉为“世界营养学界的爱因斯坦”——坎贝尔博士饮食习惯的改变吧！他从事 40 年生物医学研究，进行过 27 年实验科研项目，特别是他对中国为期 5 年的《中国健康调查》提供的大量数据和科研成果，使他改变了日常饮食习惯。他说：“15 年前（2006 年说的）我停止了肉食，在过去的 6~8 年中逐渐停止了包括奶制品在内的所有动物性食物的摄入……但我的胆固醇一直保持在较低水平，体形比 25 岁时还好，与 30 岁时比体重减轻了 20 kg……从小时候每日至少喝两夸脱（近 2 L）牛奶，到早期对素食者的冷嘲热讽，再到今天我的饮食观经历了天翻地覆的转变”。他说：“促成这一转变不仅仅是我的研究成果，也关注其他学者对膳食与健康的研究……”

一位国际知名的、严谨的科学家，以其一生的精力，用大量亲身经历和科学实践得出了“以植物性食物为主的膳食、最有利于健康”的理论，很值得我们认真思考，以便自己做出正确选择。

第三十章

失眠与嗜睡对中老年人的伤害

睡眠是人体最重要的生理需求，良好的睡眠质量可以消除疲劳，恢复体力，保护大脑，恢复精力，增强免疫力；可以防病、保护心理健康；有利于皮肤养护、延缓衰老；有助长寿，等等。

01 中老年人睡眠时间多少合适

对中老年人来说，良好的睡眠质量非常重要。很多中老年人知道睡眠过少有害，却不知道睡眠过多同样有害。那么，所谓睡眠过多与过少有没有标准？传统看法认为：成年人以 8 小时为准。不同年龄段的睡眠时间差异很大，同年龄段中老年人之间的睡眠时间，也有很大差异。判断中老年人的最佳睡眠时间，是以对健康有否影响为依据。近年来大量研究证实：中老年人睡眠少于 6 小时和多于 8 小时者，都对健康不利。英国华威大学一项研究发表在《Plosone》学术期刊上，他们对 9 000 名年龄在 50—89 岁的中老年人跟踪研究，发现：每日睡眠少于 6 小时和多于 8 小时者，对脑力、记忆力、决策力产生不良影响。

美国《多维生活》期刊报道一项调查，每晚睡眠不足 6 小时持续一周，就会导致体内 700 个基因发生改变，即使仅一个晚上睡眠不足，也会产生危害。美国《赫芬顿邮报》报道，短期缺觉者，睡眠少于 6 小时，比睡眠 6~8 小时者，发生车祸者多 3 倍；且易变丑、面色暗淡、加速皮肤衰老；易感冒，注意力减退；易激动和健忘等。《美国人类生物学杂志》刊载多项长期缺觉的研究成果：如长期缺觉会改变常规食欲，导致过量饮食，引起肥胖。一项对 1 240 名接受肠镜检查者，发现：睡眠少于 6 小时者，发生肠息肉（癌前）的危险增加 50%。2012 年的一项研究认为：缺觉可增加乳腺癌的风险。2013 年美国疾控中心研究认为：睡眠太多和过少都会增加糖尿病的风险。《哈佛健康通讯》刊登一项研究，长期缺觉与高血压、动脉硬化和心脏病的发生关系极大。《睡眠杂志》刊登了涉及 1 741 名男女受试者，为期 10~14 年的跟踪调查，发现：男性每晚睡眠少于 6 小时者会明显导致死亡率升高。

西班牙马德里大学医学院和纽约哥伦比亚大学的研究人员，对 2 700 名 60—70 岁者进行 3 年跟踪研究，其中一天睡 6~8 小时者占 49%，睡眠多于 9 小时者占 40%，睡眠少于 5 小时者占 11%，结果发现：睡眠时间超过 9 小时者比睡眠 6~8 小时者，其认知衰退幅度增加了近 1 倍。美国还有一项研究表明：睡眠超过 10 小时比睡眠不足的危害更大。西班牙马德里大学专家对 3 286 名 65 岁以上的老人进行研究，显示：每日睡眠超过 8 小时与喜欢早上睡觉和午睡的人，其患早老性痴呆概率比睡眠 6~8 小时的人高出 1 倍。

02 失眠与嗜睡的主要因素和危害

中老年人睡眠少与正常生理功能减退有关。人体大脑中有豌豆大

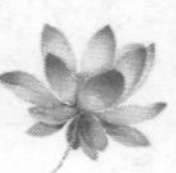

的腺体叫松果体，能分泌松果体激素，也叫褪黑激素，其主要功能是主管睡眠。人体一生中分泌褪黑激素的量，以婴幼儿、童年最多，以后随着年龄的增长而逐年降低，30 岁时已下降到最高值的 30%，50 岁只有最高值的 1/6，60 岁只有 1/10，所以老年人如能有良好的睡眠质量，其每日睡眠时间能达到 5.5 小时，也是正常现象。如果长期每日睡眠少于 5.5 小时，就必然对健康产生危害。

影响失眠的因素有很多：

① 夜尿次数过多是影响睡眠的重要原因。一般夜尿次数不应超过 2 次。影响夜尿次数增多的原因有：晚餐或睡前进水量过多、前列腺肥大或服利尿类药物等。

② 心理因素：各种心理社会因素均可引起中老年人过度思虑、不安、怀念、忧愁、烦脑、焦虑、痛苦等，均可导致失眠，表现为入睡困难。最佳入睡时间应在 15 分钟以内。

③ 躯体因素：患有心脏病、肾病、哮喘、溃疡病、关节炎、高血压、抑郁症等，都会影响睡眠质量。

④ 环境因素：如临街、喧哗、强光、噪声、室温过冷或过热等。

⑤ 药物因素：睡前服用兴奋剂、镇静剂、甲状腺素、抗心律失常药，或饮用浓茶、咖啡、可乐等。

很多中老年人只担心睡不着，不害怕睡得多，还以为能多睡是好事。实际上对中老年人来说，“睡不醒”是对你的健康发出的“警报”，很可能是许多中老年病、慢性病的先兆。例如，若患有慢性肾炎、糖尿病、慢性肝病、甲状腺功能亢进等，其新陈代谢会逐渐降低，使体内有毒的代谢物不能顺利排出，进而影响其植物神经紊乱，出现整天“睡不醒”。

一般情况下，中老年人心脏收缩功能减退时，其大脑出现缺氧现象，而中老年人大脑缺氧，在神经系统表现就是经常“睡不醒”，说明心脏收缩可能出现问题，或患心脏病。老年人脑动脉硬化、脑萎缩和脂质沉积，使血脑屏障通透性降低，导致脑组织缺氧缺血现象，都会导致“睡不醒”。

此外，影响睡眠过多的因素还有孤独症、环境单调、寂寞、体力不佳、心情不好、关节炎活动受限，以及安眠药的副作用等。

03 防控失眠、嗜睡的措施

（1）防控入睡难的方法

① 睡眠前心情绝对放松，控制过度喜、怒、哀、乐，排除一切烦恼忧伤。躺在床上后，不想任何乱七八糟的问题。

② 腹式呼吸法：一呼一吸必须达到下腹部。吸气时闭上嘴，用鼻孔吸气入肺，使肺部舒张、肺底部浊气外散无余。反复多次做这种腹式深呼吸时，大脑迅速清除一切杂念，促进很快入眠，并提高睡眠质量。

③ 60 秒快速入睡法（4—7—8 呼吸法）：

这种方法是美国亚利桑那州医生安德鲁·威尔（Andrew Will）博士创立推广的方法。方法简单易行。

操作步骤：

a）用口呼的一下大呼气；

b）闭嘴用鼻子吸气，在心中默数 4 个数（1、2、3、4）；

c）停止呼吸，屏住呼吸，默数 7 个数（1、2、3、4、5、6、7）；

d）用口呼的一下大呼气，同时数 8 个数（1、2、3、4、5、6、7、8）；

每四次这样“一呼一吸”为一遍，需要重复 3 遍。吸气时不出声，

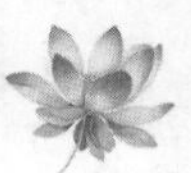

呼气时用口，要有呼声，舌要抵上颚。

原理：让肺吸入更多氧气，则能调节副交感神经系统功能，让人不胡思乱想，就能很快入睡。

（2）防夜尿次数过多

理想的夜尿，最好只 1 次，最多 2 次，3 次以上必然影响睡眠。因病理性多次夜尿，应治疗疾病，以消除根源。生理性原因则完全可以自我控制。

没有肾脏疾病的中老年人，每日进水量应为 1 800~2 000 ml，最好能在下午 17 时前喝完，以便给晚睡前（如设定晚 22 时就寝）留出充分排尿时间。晚餐尽量不多喝汤、不喝啤酒、咖啡、可乐等饮料。

① 建立每晚 8 小时睡眠制度，要严格遵守准时上床睡觉，准时起床，不受双休日、节假日影响，以防打乱正常睡眠规律。

② 卧室环境：a. 要隔音、防噪音，或带耳塞防噪；b. 避光，窗帘严密不透光或带眼罩睡眠；c. 室温不能太冷和过热，适宜室温保持在 20~23℃；d. 床垫、枕头适宜，不软不硬；e. 睡时不要穿太多、被不宜太厚太沉。

③ 加强体育锻炼，进行户外活动。

④ 避免嗜睡的方法：中老年人睡眠时间长期超过 8~9 小时，就应想到是否是许多慢性病的先兆，应尽快找医生就诊，查明病因以便治疗。避免孤独，广交朋友；常下棋、打扑克、读书、看报、看电视、玩电脑、微信手机等。养成不睡懒觉、睡午觉的习惯。多参加户外活动。

⑤ 食用有利睡眠的食物：如含有色氨酸、镁、钙、锌、B 族维生素的食物。

色氨酸是 8 种必需氨基酸的一种，人体不能合成，必须从食物中摄取。大脑利用色氨酸合成一种神经递质—血清素（5- 羟色胺），它能抑制中枢神经兴奋而产生困倦感；而 5– 羟色胺在松果体内进一步转化生成褪黑素，其更具有确切宁神助眠作用。钙具有镇定精神，诱导人体进入安稳睡眠状态。钙与镁 2∶1 的比例吸收率最高，催眠效果更好。同时镁也有安定情绪、消除焦虑、助眠作用。B 族维生素（如维生素 B_3、维生素 B_6、维生素 B_{12} 等）和钙、镁、锌等都是色氨酸合成血清素过程中不可缺的物质，况且它们本身也有一定安神助眠功能。

含有上述营养素较多的并具有明显助眠功效的食物有：小米、燕麦、核桃、黑芝麻、葵花籽、南瓜籽、大枣、香蕉、蜂蜜、醋等。这些食物可自行选择、调配食用。如核桃配黑芝麻，捣成糊状，睡前服用 15 克；睡前喝一杯蜂蜜水；或一杯醋配冷白开水；或睡前嗑一把葵花籽，都对睡眠有很好效果。

第三十一章

浅析中老年人“五快”“三良”的健康标准

世界卫生组织（WHO）在20世纪80年代初曾提出人体健康的10大标准（即：① 精力充沛；② 处事乐观；③ 睡眠好；④ 应变能力强；⑤ 能抵抗一般性感冒；⑥ 体重适当；⑦ 眼睛明亮；⑧ 牙齿清洁；⑨ 头发有光泽；⑩ 肌肉丰满）。

1999年，WHO又提出可以自测的“五快”和“三良”的健康标准。

所谓“五快”是指：吃得快、便得快、睡得快、说得快、走得快。

所谓“三良”是指：有良好的个性、良好的处世能力、良好的人际关系。

如何按年龄的增长，生理功能变化的特点去认识、理解和实践“五快”和“三良”的要求，现作一浅析，以供参考。

01 “五快”

（1）吃得快

吃得快指的是胃口好，有食欲，不挑食，吃什么都香。表明胃肠系统消化吸收功能良好，是判断健康标志之一；但必须说明，这个“快”不是单纯指吃饭速度，不是狼吞虎咽。吃饭速度“快”与“慢”，应因年龄而异。对多数老年人，由于牙齿稀松、消化功能减退、消化酶分泌减少，加之肠道蠕动减缓，因此不能要求老年人和青壮年人一样进食快，还是应强调以“细嚼慢咽”为好。

对老年人吃饭的建议：

① 吃慢不吃快，每口饭能嚼上 20 次左右比较合适。

② 吃早不吃晚。这是指晚饭不要吃得太晚。一般吃一顿饭完全消化需要 5 个小时（与食量、运动量大小有关），如晚上 17~18 时吃完，不等彻底消化完就睡，必然有腹胀、不舒服感。最好傍晚 17 时至 17 时 30 分吃完，饭后散步 30 分钟。

③ 每顿饭七八分饱。

④ 吃得清淡，不要过于油腻。

⑤ 低盐、低脂（包括植物油）、低糖；但不能只吃蔬果，要注意营养均衡（多吃蛋、豆、鱼类）。

⑥ 吃温不吃冷、吃软不吃硬。

（2）便得快（要求 3~10 分钟完成）

大小便与排毒有关，如果排得不够快，代谢产生的废物毒素会重新吸收入血，对机体造成伤害。易患肠癌者多与便秘有关。

建议：

① 早晨起床就喝水（200~500 ml），患有心肾功能障碍者不可多喝水。

② 每日多吃蔬菜（500 g）和水果（200~300 g）。

③ 吃膳食纤维含量多的食物，如黑米、燕麦片、黑豆、青豆、黑芝麻、花生等。而麸皮中含纤维高达 31%。笔者将两羹匙麸皮放入黑

芝麻糊或稀粥中一起食用，排便效果好。

（3）睡得快（15 分钟入睡）

睡眠质量好的标准：

① 睡觉不被噩梦惊醒。

② 夜尿不超过两次。

③ 睡足 6.5~7.5 小时。

④ 第 2 天精神焕发。

睡眠又快又好，说明中枢神经系统的兴奋和抑制功能正常，也是提高免疫力的保证。

建议：

① 要建立自己的生物钟，要按时上床睡觉和按时起床。

② 睡前要心情宁静、不要兴奋和胡思乱想。

③ 晚饭不要吃得太晚、太饱。

④ 睡前不要喝咖啡和浓茶以及剧烈运动。

（4）说得快

说话流利、表达清楚、符合逻辑，表明头脑清醒，精力充沛，反映大脑健康状态良好。

若老年人突然说话不流利、语无伦次、反应迟钝或者不愿说话了，很可能有脑梗、脑萎缩、认知障碍，或痴呆等神经系统问题，应尽早去医院确诊。

建议：

① 坚持读书看报。

② 练习书法、绘画、背诗。

③ 交友、聊天。

（5）走得快

老年人走路是最好的运动。走得快说明身体综合素质好，表明身体各个关节（特别是膝、髋关节）和腿部肌肉好。步行时人体60%~70% 的肌肉群参与活动，消耗大量能量。同时包括呼吸系统、神经系统和肌肉骨骼系统相互支持配合，使心、肺功能得到加强和锻炼。人体因直立或坐位受地心引力作用，使血液多滞留下肢而影响静脉血回流至心脏；但是由于走路时小腿肌肉伸展收缩，挤压推动血液回流至心脏，促进血液循环，故小腿肚有谓第二心脏之称。

美国匹兹堡大学一项研究表明：走路快慢可以预测寿命长短，75岁以上人群相对更准确。研究表明：走路速度每增加 0.1 m/s，死亡危险就会下降 12%。以 75—85 岁老年女性为例，走得最快（1.4 m/s）的老人，再活 10 年的概率为 92%；而走得最慢（0.4 m/s），再活 10 年的概率为 35%。该大学医学院艾恩·纽曼教授，对 2 700 名 70—79 岁老人（全部为健康者）进行测验，让其步行 400 m，最终只有 86% 的人走完了全程，随后进行 6 年跟踪观察，结果：没有走完全程者患病和死亡危险非常高，那些虽然走完全程者；但处于最慢的 25% 人群中，其死亡危险度比快行者高 3 倍。

美国医学专家推荐用走路自测老年人健康程度：10 分钟走 1 km者为健康良好；20 分钟走 2 km 者为优秀；30 分钟走 3 km 者，说明你的身体与青壮年小伙子一样棒。

走路快慢没有官方公认的标准，一般认为健康成年人快速为9~10 min/km；健康老年人快速为 11~12 min/km。

建议：

① 老年人走路可根据自身条件，量力而行，循序渐进。

② 设定目标，贵在坚持：每日最低走 500 m，至少坚持 30 分钟，

每周坚持 5 次。

③ 速度尽量由慢到快。

02 “三良”

要有良好的个性、良好的处事能力和良好的人际关系，实际上这都属于心理健康范畴。只要有“五快”和“三良”都达标才能说明一个人真正的身心健康。2009 年，诺贝尔生理学奖得主，伊丽莎白·布莱克本（Elizabeth Blachburn）总结人活百岁秘诀：合理膳食占 25%、其他占 25%、心态占 50%。可见心态对健康和寿命的影响，是占有举足轻重的分量（心情决定健康、性格决定命运）。

一个人的性格，对人和事的态度和行为方式上所表现出来的心理特点，与其成长环境和遗传基因的影响有关，也与人的健康密切相关。

心理专家把人的性格分为 A、B、C、D、E 五种类型：

A 型：以强烈竞争心理，快节奏，脾气急躁为特征。易患心脑血管疾病、消化道溃疡等。

B 型：以从容不迫、条理性强、轻松愉快、积极乐观为特征。此类型很少有心理疾患，即或患病也较易痊愈。上海对 90 岁以上老人调查发现：长寿老人 B 型占 83%。

C 型：以性格内向、长期抑郁、沉默不语、逆来顺受、暗生闷气为特征。由于抑郁心理，打乱了体内环境平衡，干扰免疫监控系统的功能，不能及时消除异常突变细胞，故极易引发癌症。C 型性格致癌风险比其他型高 3 倍。

D 型：“先天领袖型”，具有强烈欲望，在任何环境下总想掌握一切。此型易患心脏病或癌症。

E 型：大多感情丰富，善于思考，很少攻击性，不易与人沟通，也很少找人麻烦，情绪偏于消极。

每个老年人都可以对号入座地判断一下自己是属于哪种性格。

实际上每一种类型都有其长处和短处，只不过是长处多少而已。从健康角度来衡量，B 型多属积极心态型，更有利于健康，C 型多属消极心态，对健康极为不利。

有人说，人的个性是有生以来几十年形成的，已经无法改变。或者说什么“江山易改、本性难移”，这种观点是不正确的。遗传基因决定论是没有根据的，这是因为先天基因对个性形成虽然很重要；但不起决定性作用，后天环境因素的影响才是起主要作用的。笔者判断自己可能属于 A 型，急性子，好发脾气，离休前与老伴常为琐事闹矛盾、发脾气。离休后二十多年，由于环境变了，从医学道理上懂得了生气、发脾气是健康大敌，因而我的性格完全改变了，过去三两天就闹矛盾，现在这种情况基本上没有了，即使偶尔生气也不超过 10 分钟。所以我相信个性是后天环境影响为主，是可以改变的。老年人个性不管属于何种类型，都要坚持发扬自己个性的长处，坚决改掉和克服短处，要向别人的长处学习。

第三十二章

中老年人最重要的健康指标——同型半胱氨酸

中老年人现在都比较重视体检，以便了解自己的健康状态，特别是对体重、血压、胆固醇等指标更加关注。但是有一项指标可以评估你的健康状态、预测你可能发生某种重要的疾病，甚至可告知你衰老的程度和速度，可绝大多数中老年人对它还不了解，当然也就不可能去进行检测。这项极其重要的指标就是同型半胱氨酸（Homocystine，Hcy）。

01 什么是同型半胱氨酸

同型半胱氨酸在人体处于理想状态下时，血液中含量很低，如果身体健康状态不佳时，则会在血液中蓄积，从而增加患病的风险。相关疾病有 50 多种，包括心脏病、中风、糖尿病、癌症等。

体内同型半胱氨酸是如何形成的？同型半胱氨酸也可称高半胱氨酸，是由蛋氨酸（8 种必需氨基酸的一种）转化而成。它在体内一种酶的催化下又被转化为两种有益的物质：一种是谷胱甘肽，它是体内重要的抗氧化剂；另一种是甲基供体，称为 SAMe（S- 腺苷蛋氨酸），它是对大脑和身体有益的“智力”营养素。然而问题在于：若饮食中缺乏一些必要的营养素（如维生素 B_2、维生素 B_6、维生素 B_{12}、叶酸、锌等），催化同型半胱氨酸的酶就无法合成，同型半胱氨酸也就无法转化，从而会上升到危险水平。

02 同型半胱氨酸对人体的损害

同型半胱氨酸与很多疾病有密切关系。《英国医学杂志》曾刊登一项大型研究报告的结论是：对 2 万多名患者研究其同型半胱氨酸水平与患心血管病可能性之间存在的因果关系。

同型半胱氨酸正常参考值与测定方法，因种族人群不同而有所不同。一般正常空腹血浆总同型半胱氨酸水平为 5~15 μmol/L。有学者认为同型半胱氨酸理想水平应在 6 单位（1 单位 =1 μmol/L）以下，有心血管病史者往往在 15 个单位以上；如能从 16 个单位降到 6 个单位，就可使患病风险降低 75%；而同型半胱氨酸每升高 5 个单位，则脑卒中风险升高 59%、缺血性心脏病风险升高 32%。

DNA 受损可引发癌症，而同型半胱氨酸水平高者易使 DNA 受损，且一旦受损很难修复。同型半胱氨酸还可显示癌症治疗是否有效：肿瘤长大时同型半胱氨酸升高，萎缩时同型半胱氨酸会降低。有一些癌症与同型半胱氨酸水平的相关性很明显，如乳腺癌、结肠癌和血癌，降低同型半胱氨酸水平就可把患癌风险降低 1/3。

2 型糖尿病患者体内同型半胱氨酸水平也常常过高，因为大多数糖尿病患者体内胰岛素会反常地升高，使人体无法保持健康的同型半胱氨酸水平。采用降同型半胱氨酸水平的饮食，并服用营养补充剂，可降低患糖尿病的风险；对已患病者，这种措施也可帮助控制病情，

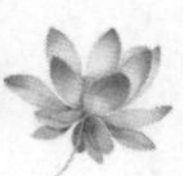

并有降低并发症的可能性。

同型半胱氨酸虽然不能影响骨密度；但它可妨碍胶原纤维与组织连合，从而增加中老年人骨折率。

日本东北大学松信文博士等对153位老人做了脑扫描，同时检测了同型半胱氨酸水平，结果十分明显：同型半胱氨酸水平越高者，脑损伤越严重。《新英格兰医学杂志》刊登一项研究报告，研究者对1 092名没有智力衰退的老人体检，并检测同型半胱氨酸水平，随后在8年内有111位老人被诊断为痴呆。而血液中同型半胱氨酸水平高者（超过14单位），患早老性痴呆症的可能性几乎加倍。

与同型半胱氨酸相关的疾病还包括各种炎症、贫血、牛皮癣、精神分裂症、帕金森病、甲状腺功能亢进、肾病、胃溃疡、消化系统紊乱及衰老过快等。

挪威卑尔根大学一项综合性研究报告，发表在2001年的《美国临床营养学杂志》上。该研究是对4 766名65—67岁受试者进行同型半胱氨酸水平测试，并记录他们5年内死亡的情况。结果：有259名（男性162、女性97）死亡，随后对其同型半胱氨酸水平与死亡可能性之间关系进行分析，得出结论是：同型半胱氨酸水平每升高5个单位就会：

① 因各种原因导致死亡的风险增加49%。

② 死于心血管疾病的风险增加50%。

③ 死于癌症的风险增加26%。

④ 死于非癌症或心脏病等其他疾病的风险增加104%。

上述结论不仅再次证明高水平同型半胱氨酸与心脏病和中风的密切关系，还发现同型半胱氨酸的水平与各种导致死亡者的病因之间都有很大关联，即无论最终导致死亡的原因是什么，同型半胱氨酸的水平都可预测到寿命的情况，并且很准确。

03 同型半胱氨酸是检测中老年人健康状况的最佳指标

同型半胱氨酸作为一分最好的，检测健康状况的指标，系从20世纪90年代后才逐渐被公认。西方国家定期检测同型半胱氨酸已很普及，将它与血糖、血压、胆固醇等并列检测。大连市已有三甲医院开展同型半胱氨酸检测。它不仅可以预测50多种疾病的风险，还包括所有会导致早亡的原因，甚至可以告诉你：衰老的速度。

有鉴于此，假如你有如下升高同型半胱氨酸的危险因素，就应定期检测同型半胱氨酸：

① 基因遗传缺陷：如心脏病、中风、癌症、早老性痴呆、精神分裂症、糖尿病等具有遗传家族史阳性者。

② 叶酸每日摄入量小于900 μg或维生素B_6、维生素B_{12}摄入不足者。

③ 患肾功衰竭、血液透析者。

④ 年龄较大者。

⑤ 缺乏雌激素者。

⑥ 过量饮酒、咖啡或茶者。

⑦ 吸烟者。

⑧ 缺乏运动者。

⑨ 经常压抑自己的怒气者。

⑩ 肠内炎症（乳糜泻、节段性回肠炎、胃肠溃疡）者。

⑪ 幽门螺旋杆菌感染导致溃疡者。

⑫ 高脂肪饮食（包括吃过量红肉）者。

04 降低同型半胱氨酸水平的措施

不管同型半胱氨酸水平有多高，只要采取正确方法，改变饮食习惯和生活方式，都可以有效地降低同型半胱氨酸水平。

（1）改变饮食习惯

① 少吃脂肪含量高的肉，多吃鱼类和植物性蛋白质质。每周最多吃 3 次肉、最少吃 3 次鱼（不要煎炸）、至少吃 5 次豆腐、豆豉或豆类。

② 多吃蔬菜、水果，每日至少 2 份水果、3 份蔬菜。

③ 每日吃一瓣大蒜，或大蒜油胶囊，或大蒜粉补充剂。

④ 少吃盐，最好吃低钠盐，不吃腌制品。

⑤ 限酒：每日不超过 300 ml 啤酒或葡萄酒 1 杯。理想酒量：每周 1 200 ml 啤酒或 4 杯葡萄酒。

⑥ 少喝茶或咖啡，每日最多喝 2 杯茶或 1 杯咖啡。

（2）保持良好的生活习惯

① 心情永远保持乐观，排除一切烦恼和压力。

② 绝对禁烟。

（3）改善缺乏雌激素状况

绝经或有绝经症状、月经不调的女性，请查雌激素和黄体酮水平，如缺乏，可选用天然黄体酮激素来改善（不会有相关风险）或找专科医生诊治。

（4）每日服用高效复合补充剂

复合补充剂中维生素和矿物质要求达到的标准：主要 B 族维生素至少每日摄入 25 mg、叶酸 200 μg、维生素 B_{12} 为 10 μg、维生素 B_6 至少 10 mg，还要含有维生素 A、维生素 C、维生素 D、维生素 E 及镁、硒、铬和锌等。

（5）关注同型半胱氨酸水平

不同的同型半胱氨酸水平应补充的营养素量，参见表 31。

表 31　不同的同型半胱氨酸水平应补充营养素需要量表

Hcy（单位）	无风险（低于 6）	低风险（6~9）	高风险（9~15）	极高风险（高于 15）
叶酸	200 μg	400 μg	1 200 μg	2 000 μg
维生素 B_{12}	10 μg	500 μg	1 000 μg	1 500 μg
维生素 B_6	25 mg	50 mg	75 mg	100 mg
维生素 B_2	10 mg	15 mg	20 mg	50 mg
锌	5 mg	10 mg	15 mg	20 mg
TMG*	500 mg	750 mg	1.5~3 g	2~6 g

此表摘自：［英］帕特里克·霍尔福德著、范志红等译《营养圣经》、最新修订版、南海出版公司、2008 年 137 页。

* TMG（三甲基甘氨酸）是比 SAMe（S- 腺苷蛋氨酸）还要理想的甲基供体，在降 Hcy 水平方面，前者比后者更有效。

附 录

中国居民膳食营养素参考摄入量表（DRIs）

来自：grumpyme 2014-10-28 14:11:44

中国居民膳食营养素参考摄入量表（DRIs）

来源：《中国居民膳食指南》

一、DRIs

DRIs 是在 RDAs 基础上发展起来的一组每日平均膳食营养素摄入量的参考值，包括 4 项内容：平均需要量（EAR）、推荐摄入量（RNI）、适宜摄入量（AI）和可耐受最高摄入量（UL）。

二、有关 DRIs 的基本概念

1. 平均需要量（EAR，Estimated Average Requirement）

EAR 是根据个体需要量的研究资料制订的；是根据某些指标判断可以满足某一特定性别，年龄及生理状况群体中 50% 个体需要量的摄入水平，这一摄入水平不能满足群体中另外 50% 个体对该营养素的需要。EAR 是制定 RDA 的基础。

2. 推荐摄入量（RNI，Recommended Nutrient Intake）

RNI 相当于传统使用的 RDA，是可以满足某一特定性别，年龄及生理状况群体中绝大多数（97%~98%）个体需要量的摄入水平。长期摄入 RNI 水平，可以满足身体对该营养素的需要，保持健康和维持组织中有适当的储备。RNI 的主要用途是作为个体每日摄入该营养素的目标值。RNI 是以 EAR 为基础制订的。如果已知 EAR 的标准差，则 RNI 定为 EAR 加两个标准差，即 RNI=EAR+2SD。如果关于需要量变异的资料不够充分，不能计算 SD 时，一般设 EAR 的变异系数为 10%，这样 RNI=1.2 × EAR。

3. **适宜摄入量（AI，Adequate Intakes）**

在个体需要量的研究资料不足不能计算 EAR，因而不能求得 RNI 时，可设定适宜摄入量（AI）来代替 RNI。AI 是通过观察或实验获得的健康人群某种营养素的摄入量。例如纯母乳喂养的足月产健康婴儿，从出生到 4~6 个月，他们的营养素全部来自母乳。母乳中供给的营养素量就是他们的 AI 值，AI 的主要用途是作为个体营养素摄入量的目标。AI 与 RNI 相似之处是二者都用作个体摄入的目标，能满足目标人群中几乎所有个体的需要。AI 和 RNI 的区别在于 AI 的准确性远不如 RNI，可能显著高于 RNI。因此使用 AI 时要比使用 RNI 更加小心。

4. **可耐受最高摄入量（UL，Tolerable Upper Intake Level）**

UL 是平均每日可以摄入某营养素的最高量，这个量对一般人群中的几乎所有个体都不至于损害健康。如果某营养素的毒副作用与摄入总量有关，则该营养素的 UL 是依据食物，饮水及补充剂提供的总量而定，如毒副作用仅与强化食物和补充剂有关，则 UL 依据这些来源来制定。

附表 1　能量和蛋白质的每日推荐摄入量（RNIs）及脂肪供能比

年龄 / 岁	能量的 RNIs/（MJ/kg · d）#				蛋白质的 RNIs/（g）*		脂肪占能量百分比 /（%）
	男		女		男	女	
0~		0.4（95）*					45~50
0.5~		0.4（95）*			1.5~3.0（g/kg · d）		35~40
1~	4.60	（1 100）	4.40	（1 050）	35	35	
2~	5.02	（1 200）	4.81	（1 150）	40	40	30~35
3~	5.64	（1 350）	5.43	（1 300）	45	45	
4~	6.06	（1 450）	5.83	（1 400）	50	50	
5~	6.70	（1 600）	6.27	（1 500）	55	55	
6~	7.10	（1 700）	6.67	（1 600）	55	55	
7~	7.53	（1 800）	7.10	（1 700）	60	60	25~30
8~	7.94	（1 900）	7.53	（1 800）	65	65	
9~	8.36	（2 000）	7.94	（1 900）	65	65	
10~	8.80	（2 100）	8.36	（2 000）	70	65	
11~	10.04	（2 400）	9.20	（2 200）	75	75	

（续表）

年龄 / 岁	能量的 RNIs/（MJ/kg · d）[#]		蛋白质的 RNIs/（g）[*]		脂肪占能量百分比 /（%）
	男	女	男	女	
14~	12.00（2 900）	9.62（2 400）	85	80	25~30
18					20~30
体力活动 PAL▲					
轻	10.03（2 400）	8.80（2 100）	75	65	
中	11.29（2 700）	9.62（2 300）	80	70	
重	13.38（3 200）	11.30（2 700）	90	80	
孕妇		+0.84（+200）		+5，+15，+20△	
乳母		+2.09（+500）		+20	
50~					20~30
体力活动 PAL▲					
轻	9.62（2 300）	8.00（1 900）			
中	10.87（2 600）	8.36（2 000）			
重	13.00（3 100）	9.20（2 200）			

（续表）

年龄 / 岁	能量的 RNIs/（MJ/kg · d）#				蛋白质的 RNIs/（g）*		脂肪占能量百分比/（%）
	男		女		男	女	
60~					75	65	20~30
体力活动 PAL▲							
轻	7.94	（1 900）	7.53	（1 800）			
中	9.20	（2 200）	8.36	（2 000）			
70~					75	65	20~30
体力活动 PAL▲							
轻	7.94	（1 900）	7.10	（1 700）			
中	8.80	（2 100）	8.00	（1 900）			
80~	7.74	（1 900）	7.10	（1 700）	75	65	20~30

注：#各年龄组的能量的 RNI 与其 EAR 相同，( ) 内为 RNI/kcal 值；*为 AI，非母乳喂养应增加 20%；▲PAL，体力活动水平；△表示孕早、中、晚期分别增加 5、15、20。（凡表中数字缺如之处表示未制定该参考值）。

附表 2　常量和微量元素的每日推荐摄入量或适宜摄入量

年龄/岁	适宜摄入量（AI）					推荐摄入量（RNI）						适宜摄入量（AI）				
	钙Ca（mg）	磷P（mg）	钾K（mg）	钠Na（mg）	镁Mg（mg）	铁Fe（mg）		碘I（mg）	锌Zn（mg）		硒Se（mg）	铜Cu（mg）	氟F（mg）	铬Cr（mg）	锰Mn（mg）	钼Mo（mg）
0~	300	150	500	200	30	0.3		50	1.5		15（AI）	0.4	0.1	10		
0.5~	400	300	700	500	70	10		50	8.0		20（AI）	0.6	0.4	15		
1~	600	450	1 000	650	100	12		50	9.0		20	0.8	0.6	20		15
4~	800	500	1 500	900	150	12		90	12.0		25	1.0	0.8	30		20
7~	800	700	1 500	1 000	250	12		90	13.5		35	1.2	1.0	30		30
						男	女		男	女						
11~	1 000	1 000	1 500	1 200	350	16	18	120	18.0	15.0	45	1.8	1.2	40		50
14~	1 000	1 000	2 000	1 800	350	20	25	150	19.0	15.5	50	2.0	1.4	40		50
18~	800	700	2 000	2 200	350	15	20	150	15.0	11.5	50	2.0	1.5	50	3.5	60
50~	1 000	700	2 000	2 200	350	15		150	11.5		50	2.0	1.5	50	3.5	60
孕妇																
早期	800	700	2 500	2 200	400	15		200	11.5		50					

（续表）

年龄/岁	适宜摄入量(AI)						推荐摄入量(RNI)			适宜摄入量(AI)				
	钙Ca (mg)	磷P (mg)	钾K (mg)	钠Na (mg)	镁Mg (mg)	铁Fe (mg)	碘I (mg)	锌Zn (mg)	硒Se (mg)	铜Cu (mg)	氟F (mg)	铬Cr (mg)	锰Mn (mg)	钼Mo (mg)
中期	1 000	700	2 500	2 200	400	25	200	16.5	50					
晚期	1 200	700	2 500	2 200	400	35	200	16.5	50					
乳母	1 200	700	2 500	2 200	400	25	200	21.5	65					

注：凡表中数字缺如之处表示未制定该参考值

附表 3　脂溶性和水溶性维生素的每日推荐摄入量或适宜摄入量

年龄/岁	推荐摄入量(RNI)		适宜摄入量(AI)	推荐摄入量(RNI)			适宜摄入量(AI)		推荐摄入量(RNI)		适宜摄入量(AI)		
	维生素A (μgRe)	维生素D (μg)	维生素E (mg)	维生素B_1 (mg)	维生素B_2 (mg)	烟酸 (mgNE)	维生素B_6 (mg)	维生素B_{12} (mg)	叶酸 (μgDFE)	维生素C (mg)	泛酸 (mg)	生物素 (μg)	胆碱 (mg)
0~	400(AI)	10	3	0.2(AI)	0.4(AI)	2(AI)	0.1	0.4	65(AI)	40	1.7	5	100
0.5~	400(AI)	10	3	0.3(AI)	0.5(AI)	3(AI)	0.3	0.5	80(AI)	50	1.8	6	150
1~	500	10	4	0.6	0.6	6	0.5	0.9	150	60	2.0	8	200
4~	600	10	5	0.7	0.7	7	0.6	1.2	200	70	3.0	12	250
7~	700	10	7	0.9	1.0	9	0.7	1.2	200	80	4.0	16	300
11~	700	5	10	1.2	1.2	12	0.9	1.8	300	90	5.0	20	350
	男　女			男　女	男　女	男　女							
14~	800　700	5	14	1.5　1.2	1.5　1.2	15　12	1.1	2.4	400	100	5.0	25	450
18~	800　700	5	14	1.4　1.3	1.4　1.2	14　13	1.2	2.4	400	100	5.0	30	500
50~	800　700	10	14	1.3	1.4	13	1.5	2.4	400	100	5.0	30	500
孕妇													

（续表）

年龄/岁	推荐摄入量（RNI）		适宜摄入量（AI）	推荐摄入量（RNI）			适宜摄入量（AI）		推荐摄入量（RNI）		适宜摄入量（AI）		
	维生素A（μgRe）	维生素D（μg）	维生素E（mg）	维生素B_1（mg）	维生素B_2（mg）	烟酸（mgNE）	维生素B_6（mg）	维生素B_{12}（mg）	叶酸（μgDFE）	维生素C（mg）	泛酸（mg）	生物素（μg）	胆碱（mg）
早期	800	5	14	1.5	1.7	15	1.9	2.6	600	100	6.0	30	500
中期	900	10	14	1.5	1.7	15	1.9	2.6	600	130	6.0	30	500
晚期	900	10	14	1.5	1.7	15	1.9	2.6	600	130	6.0	30	500
乳母	1 200	10	14	1.8	1.7	18	1.9	2.8	500	130	7.0	35	500

注：DFE 为膳食叶酸当量；凡表中数字缺如之处表示未制定该参考值。

附表 4　某些营养素的每日可耐受最高摄入量（ULs）

年龄/岁	钙Ca (mg)	磷P (mg)	镁Mg (mg)	铁Fe (mg)	碘I (μg)	锌Zn (mg)		硒Se (μg)	铜Cu (mg)	氟F (mg)	铬Cr (μg)	锰Mn (mg)	钼Mo (μg)
0~				10				55		0.4			
0.5~				30		13		80		0.8			
1~	2 000	3 000	200	30		23		120	1.5	1.2	200		80
4~	2 000	3 000	300	30		23		180	2.0	1.6	300		110
7~	2 000	3 000	500	30	800	28		240	3.5	2.0	300		160
						男	女						
11~	2 000	3 500	700	50	800	37	34	300	5.0	2.4	400		280
14~	2 000	3 500	700	50	800	42	35	360	7.0	2.8	400		280
18~	2 000	3 500	700	50	1 000	45	37	400	8.0	3.0	500	10	350
50~	2 000	3 500▲	700	50	1 000	37	37	400	8.0	3.0	500	10	350
孕妇	2 000	3 000	700	60	1 000		35	400					
乳母	2 000	3 500	700	50	1 000		35	400					

（续表）

年龄/岁	维生素A（μgRE）	维生素D（μg）	维生素B_1（mg）	维生素C（mg）	叶酸（μgDFE[#]）	烟酸（mgNE[*]）	胆碱（mg）
0~				400			600
0.5~				500			800
1~			50	600	300	10	1 000
4~	2 000	20	50	700	400	15	1 500
7~	2 000	20	50	800	400	20	2 000
11~	2 000	20	50	900	600	30	2 500
14~	2 000	20	50	1 000	800	30	3 000
18~	3 000	20	50	1 000	1 000	35	3 500
50~	3 000	20	50	1 000	1 000	35	3 500
孕妇	2 400	20		1 000	1 000		3 500
乳母		20		1 000	1 000		3 500

注：[*]NE为烟酸当量；[#]DEF为膳食叶酸当量；▲60岁以上磷的UL为3 000 mg（表中数字缺如之处表示未制定该参考值）。

参考文献

[1]（美）T. 柯林·坎贝尔博士，（美）托马斯·M. 坎贝尔Ⅱ著. 中国健康调查报告[R]. 张宇晖译. 长春：吉林文史出版社，2006.

[2]（英）帕特里克·霍尔福德著. 营养圣经[M]. 最新修订版. 范志红等译. 海口：南海出版公司，2008.

[3]（美）艾尔·敏德尔著. 维生素圣典[M]. 方勤译，呼和浩特：内蒙古人民出版社，1999.

[4] 郁维仁编著. 体内平衡[M]. 沈阳：辽宁科学技术出版社，2011.

[5] 于康主编. 营养与健康[M]. 北京：科学出版社，2010.

[6]（美）布莱恩·克莱门特著. 营养品的真相[M]. 肖雄译. 北京：现代出版社，2010.

[7]（美）F. 巴特曼医学博士著. 水是最好的药[M]. 刘晓梅译. 长春：吉林文史出版社，2007.

[8] 潘朝曦著. 健康圣经大颠覆[M]. 上海：复旦大学出版社，2008.

[9]（韩）洪惠杰著. 生老病死的密码全集[M]. 车南颖译. 西安：陕西师范大学出版社，2008.

[10] 彼德编著. 水改变生命[M]. 香港：圣邦出版社，2007.

[11] 安其罗著. 你是水盲吗[M]. 香港：圣邦出版社，2007.

[12]（美）安德烈·莫瑞兹著. 癌症不是病[M]. 皮海蒂译. 长沙：湖南人民出版社，2010.

[13] 何裕民编著. 癌症只是慢性病[M]. 上海：上海科学技术出版社，

2008.

[14] 杜传书，刘祖洞主编．医学遗传学 [M]．北京：人民卫生出版社，1983.

[15] 白玄，柳郁编著．基因的革命 [M]．北京：中央文献出版社，2000.

[16] 周德编著．破解人类基因之谜 [M]．西安：西安出版社，2000.

[17] 陈宜张主编．大脑黑匣解密 [M]．北京：北京教育出版社，2002.

[18] 杨焕明主编．破解遗传密码 [M]．北京：北京教育出版社，2002.

[19] 陈学存，赵法伋编．营养调查手册 [M]．北京：人民卫生出版社，1959.

[20] 上海第一医学院主编．实用内科学 [M]．北京：人民卫生出版社，1979.

[21] 北京医学院主编．生物化学 [M]．北京：人民卫生出版社，1978.

[22] 林光常著．无毒一身轻 [M]．北京：知识出版社，2006.

[23] 洪昭光著．心脑养生智慧 [M]．长春：吉林科学技术出版社，2009.

[24]（美）雷·斯丹博士著．别让不懂营养学的医生害了你 [Z]．卢晟晔译．北京：中国青年出版社，2009.

[25] 陈昭妃著．营养免疫学 [Z]．丞燕国际股份有限公司，2004.

[26] 李建民，许先编著．酸体乃百病之源 [M]．天津：天津科技翻译出版公司，2005.

[27] 李建民编著．弱碱体质乃健康之本 [M]．天津：天津科技翻译出版公司，2008.

[28] 牛满江著．世纪奇人牛满江让你多活三十年 [M]．武汉：湖北科学技术出版社，2014.

[29] 陈瑾，周玫编著．自由基与衰老[M]．北京：人民卫生出版社，2004．
[30] 刘建文，贾伟主编．生物资源中活性物质的开发与利用[M]．北京：化学工业出版社，2005．
[31] 余君培，韩耀辉主编．现代科学养生[M]．北京：中国书籍出版社，2006．
[32] 李茹清，宋苏芹．4P营养学新概念与慢性病防治[R]．卫生软科学，4．
[33] 中国预防医学科学院编著，王光亚主编．食物成分表[M]．北京：人民卫生出版社，1991．
[34] 中国疾病预防控制中心营养与食品安全所编著，杨月欣主编．中国食物成分表（第二册）[M]．北京：北京大学医学出版社，2004．
[35] 中国慢性病现状分析[R]．中国报告网，2015-07-24．
[36] 谢英彪，吴文智编著．神奇的白藜芦醇[M]．南京：江苏凤凰科技出版社，2013．
[37] 陈志刚编著．解读天书：人类基因组[M]．北京：企业管理出版社，2000．